W0464445

Mosaik bei
GOLDMANN

Buch

Jeder Mann kann bei Frauen gut ankommen, selbst bei den scheinbar unerreichbaren Superbabes, so das Credo von Dr. Z, ihres Zeichens Playmate und promovierte Psychologin. Sie lässt tief in Seele und Ausschnitt der Superfrauen blicken und verrät, wo man(n) diese Traumfrauen findet, wie die Anmache nicht in einem Fiasko endet, wie man sie zu einem ersten Date einlädt, um sich dann Schritt für Schritt weiter vorzuarbeiten – entweder ohne Umwege ins Bett oder direkt ins Herz.

Autorin

Dr. Victoria Zdrok ist Beziehungsexpertin und regelmäßige Kolumnistin für das amerikanische Penthouse-Magazin. Sie war sowohl »Playmate des Monats« als auch Penthouse »Pet of the Year« und besitzt zudem einen Doktortitel in Klinischer Psychologie als auch einen Abschluss in Jura. Außerdem moderiert sie eine eigene Radioshow, »The Sex Connection«.

Victoria Zdrok

Dr. Z
Verbotene Tipps für Aufreißer

Wie Sie bei den
tollsten Frauen landen

Aus dem Amerikanischen
von Wibke Kuhn

Mosaik bei
GOLDMANN

Alle Ratschläge in diesem Buch wurden von der Autorin und vom Verlag sorgfältig erwogen und geprüft. Eine Garantie kann dennoch nicht übernommen werden. Eine Haftung der Autorin beziehungsweise des Verlags und seiner Beauftragten für Personen-, Sach- und Vermögensschäden ist daher ausgeschlossen.

FSC
Mix
Produktgruppe aus vorbildlich bewirtschafteten Wäldern und anderen kontrollierten Herkünften
Zert.-Nr. SGS-COC-1940
www.fsc.org
© 1996 Forest Stewardship Council

Verlagsgruppe Random House FSC-DEU-0100
Das für dieses Buch verwendete FSC-zertifizierte Papier *Pamo Sky* liefert Arctic Paper Mochenwangen GmbH.

1. Auflage
Deutsche Erstausgabe Februar 2010
Wilhelm Goldmann Verlag, München,
in der Verlagsgruppe Random House GmbH

Originaltitel: Dr. Z on Scoring
Originalverlag: Fireside, New York
Published by arrangement with the original publisher, Fireside, an imprint of Simon & Schuster, Inc.
Umschlaggestaltung: Uno Werbeagentur, München
Umschlagillustration: Getty Images/Digital Vision/New Vision Technologies
Redaktion: Manuela Knetsch
Satz: Buch-Werkstatt GmbH, Bad Aibling
Druck und Bindung: GGP Media GmbH, Pößneck
FK · Herstellung: IH
Printed in Germany
ISBN 978-3-442-17091-3

www.mosaik-goldmann.de

Inhalt

Einführung

Aufreißen – das uralte Spiel

»Fasse zuerst im Geist das Vertrauen, du könntest sie alle fangen; dann fängst du sie auch, wenn du die Fallen nur stellst. Eher ja schweigen die Vögel im Lenz, im Sommer die Grillen, und vor dem Häslein flieht eher des Mänalus Hund, eh ein Weib sich sträubt, wenn der Jüngling schmeichelnd ihr nachstellt. Sie auch, von welcher du nicht dachtest, sie wolle, – sie will.«

OVID, *Liebeskunst*

»Männer spielen das Spiel, Frauen wissen, wie viel es steht.«

ROGER WODDIS

Sie kommen auf eine Party, betreten einen Club, fangen einen neuen Job an oder was auch immer, und auf einmal steht sie da: eine umwerfend schöne Frau, von der Sie kaum den Blick wenden können. Ob blond oder brünett, vollbusig oder sportlich, sie sieht so aus, dass Ihr Herz schneller schlägt und Ihre Hose enger wird. Was tun Sie in einem solchen Fall?

Sagen Sie sich: »Was soll's, ich bin der absolute 08/15-Typ und dämlich obendrein, bei so einer hätte ich sowieso keine Chance«? Und malen Sie sich den Rest des Tages oder Abends aus, wie schön es wäre, wenn Sie anders aussähen und mit dieser Frau schlafen könnten? Oder riskieren Sie den ersten Schritt und, wenn ja, was für Erfolge erzielen Sie dabei? Verlassen Sie den Schauplatz mit ihrer Telefonnummer in der Tasche – oder noch besser: mit der Traumfrau an Ihrer Seite – oder ertränken Sie Ihre Niederlage im Alkohol, während Sie sich weiter sehnlichst wünschen, eine solche Frau erobern zu können?

Der Ruhm eines Hollywood-Stars oder das Geld eines reichen Unternehmers können genügen, um die Aufmerksamkeit einer heißen Frau zu erregen, aber in diese Kategorie fallen 99 Prozent der Männer nun mal nicht. Die große Mehrheit, die nicht zu den Glücklichen gehört, kann sich mit Hilfe dieses Buchs ihren Wunschtraum erfüllen.

Sie können es schaffen

Die Techniken, die ich Ihnen in diesem Buch vorstellen werde, funktionieren bei jeder Frau. Vielleicht probieren Sie sie am Anfang bei durchschnittlich oder unterdurchschnittlich hübschen Frauen aus, nur um sich zu vergewissern, dass sie funktionieren und Sie sie beherrschen. Das Ziel sollte aber sein, dass Sie bei den absolut heißesten und schönsten Frauen landen, denn seien wir doch mal ehrlich: Männer stufen das Aussehen als den allerwichtigsten oder beinahe wichtigsten Faktor ein, der eine Frau begehrenswert macht, sei es fürs Bett oder für eine Partnerschaft. Wenn also das Beste gerade gut genug für Sie ist, dann wollen Sie natürlich eine Frau, die als schön gilt. Glauben Sie mir eines - und ich war immerhin *Penthouse Pet* des Jahres und habe in Psychologie promoviert -, Sie können es schaffen. Sie **können** eine Frau erobern, die auf der Schönheitsskala bei acht, neun oder zehn Punkten rangiert.

Das soll allerdings nicht heißen, dass solche fantastischen Frauen sich sofort in jeden Hans Schmidt aus Hintertupfing verlieben. Solche Frauen bekommen allerlei Angebote, werden von vielen Männern angesprochen und manchmal sogar von Stalkern verfolgt, deshalb reagieren sie irgendwann vorsichtig und skeptisch, wenn sich ihnen ein Mann nähert. Sie brauchen etwas, was Sie besonders macht, sodass Sie sich von der Masse der anderen Männer abheben, eine Kombination aus dem richtigen Aussehen, den richtigen Verhaltensweisen und den richtigen Techniken. Um dieses besondere Image zu schaffen, sind weder Zauberei, Schönheitschirurgie noch eine Million Euro erforderlich, aber es verlangt einiges an Arbeit, Anstrengung und ein wenig Mut. Um dieses »besondere Etwas« geht es in diesem Buch.

TEIL I

Die Kunst, heiße Frauen aufzureißen

Prototypen und Love Maps – sind Sie der Deckel zu ihrem Topf?

Von der Sandkastenliebe zum Beuteschema

»Frauen glauben, dass wir Männer von unseren Schwänzen durch die Welt gesteuert werden. Das stimmt so nicht. Ich muss aber zugeben, dass er uns manchmal in eine bestimmte Richtung weist.«

Garry Shandling

»Es ist ein echter Glücksfall, jemanden zu finden, der es wert ist, verführt zu werden. ... Die meisten Menschen stürmen einfach los, verloben sich oder begehen andere Dummheiten, und im Handumdrehen ist alles vorbei, und sie wissen weder, was sie gewonnen, noch, was sie verloren haben.«

Søren Kierkegaard, *Tagebuch des Verführers*

Fragen Sie sich manchmal auch, warum Sie sich von einem bestimmten Typ Frau angezogen fühlen, zum Beispiel groß und blond, während Ihr Freund zierliche Brünette mit Locken bevorzugt? Ihre Neigungen werden zum Großteil von Ihrer *Love Map* bestimmt, einer »Landkarte der Liebe«, die

Sie in Ihrer Kindheit ausgebildet haben, ein geistiger Entwurf, der die Schlüsselcharakteristika beschreibt, die Ihre Traumfrau Ihrer Meinung nach haben sollte. Meist sind diese Entwürfe unbewusst entstanden. Wahrscheinlich haben sie sich ausgeprägt, als Sie noch zu klein waren, um überhaupt zu begreifen, was sexuelle Anziehung ist. Aber sie bestimmen unsere Partnerwahl, sei es für einen One-Night-Stand oder für eine Heirat, denn der Anblick oder die Anwesenheit einer solchen Person spricht unsere vorbestimmten *Love Maps* unmittelbar an, woraufhin Hormone ausgeschüttet werden, die für sexuelle Erregung sorgen. Frauen haben dieselben *Love Maps,* und ihre Vorstellung, wen sie attraktiv finden, kann zu Ihren Gunsten, aber auch zu Ihren Ungunsten ausfallen. Doch wenn Sie es nicht ausprobieren, können Sie es auch nicht herausfinden.

> **!** *Sobald Sie Ihre eigene Landkarte kennen, können Sie Ihr Selbstvertrauen im Umgang mit Frauen stärken.*

Diese *Love Map,* auf der verzeichnet ist, was sich Männer und Frauen von einem Partner wünschen, entwickelt sich in den entscheidenden Phasen der frühen und späten Kindheit. Sie ist ein Ergebnis der Begegnungen mit anderen Menschen und den Erfahrungen, die ein Kind mit bestimmten Erwachsenen macht, die es attraktiv oder angenehm findet.

Diese Landkarte prägt sich in unsere Seele ein und »verkabelt« sich, und mit ihr bewerten wir später die Eignung potentieller Partner. Die meisten spüren intensive Leidenschaft, wenn sie einen Menschen finden, der sich mit ihrem tief verwurzelten Kindheitsideal deckt. Wie Robert Greene in seinem Buch *Die 24 Gesetze der Verführung* bemerkt: »Wenn ein Mensch so tiefe Wirkung auf Sie ausübt, nimmt er damit Einfluss auf Ihr weiteres Verhalten. Ihre Mimik und Gestik werden lebhafter. Sie haben mehr Energie ... Gute Verführer wählen sich Zielpersonen aus, durch die sie sich inspiriert fühlen, bei denen sie sich aber immer noch jederzeit unter Kontrolle haben.«[1]

Wer das begriffen hat, weiß:
1. Sie können Ihre Liebeslandkarte so benutzen, dass Sie Ihre Techniken an den Frauen anwenden, die Ihnen auch wirklich gefallen.
2. Wenn Sie bei irgendeiner Lady abgeblitzt sind, können Sie sich achselzuckend sagen, dass Sie eben nicht auf ihrer Landkarte waren.

Stellen Sie eine Liste aller Eigenschaften zusammen, die Ihre Traumfrau ausmacht, und dann eine weitere Liste mit den Eigenschaften, die Sie hundertprozentig abschrecken. Wenn Sie wissen, was Sie wollen, haben Sie auch das Selbstvertrauen, wählerisch zu sein, sich die richtige Frau auszusuchen und über einen Korb hinwegzukommen. Sie wissen dann, dass Sie durchaus jemand finden können, der den Anforderungen auf Ihrer Liste noch genauer entspricht.

Wenn Sie eine bestimmte Frau attraktiv finden, wäre es interessant für Sie herauszufinden, mit welcher Art von Männern sie in der Vergangenheit ausgegangen ist, um daraus Rückschlüsse auf ihre *Love Map* ziehen zu können. Wenn die heiße Braut, die Sie sich ausgesucht haben, eine Neigung zu schlanken Karrieremenschen mit Brille hat, dann können Sie Ihre Chancen entscheidend verbessern, indem Sie abnehmen, sich die Haare kurz schneiden lassen und sich einen Anzug und eine Brille mit Fensterglas besorgen. Oder Sie kommen zu dem Schluss, dass der ganze Aufwand nur Zeitverschwendung wäre, und suchen sich sofort ein besseres Ziel. Wenn Sie das genaue Gegenteil ihrer *Love Map* oder ihres Männerideals darstellen, dann wird sich die ebenso heiße wie heiß begehrte Frau niemals für Sie interessieren – also vergeuden Sie Ihre Zeit nicht weiter mit ihr. Was Sie wollen, ist eine Frau, die in Ihre *Love Map* passt und deren *Love Map* auf Sie passt.

> **!** *Wenn Sie ihre* Love Map *kennen, wissen Sie gleich, ob Sie dem Prototyp entsprechen, zu dem sie sich hingezogen fühlt.*

Wenn Sie sich mit einer Frau unterhalten oder sie beobachten, können Sie oft feststellen, dass sie sich zu einem bestimmten Prototyp hingezogen fühlt. Und dann können Sie beschließen, sich in diesen Prototyp zu »verwandeln«.

Denken Sie vorher aber noch einmal darüber nach, ob dieser Stil wirklich zu Ihnen passt. Fühlen Sie sich zu freigeistigen Frauen hingezogen, die Rockmusiker lieben? Wollen Sie sich demzufolge lange Haare wachsen und tätowieren lassen und in Ihrer Freizeit in einer Rockband mitspielen? Oder sind Sie einfach beeindruckender, wenn Sie mit Anzug und Krawatte über Geschäftsangelegenheiten plaudern? Dann sollten Sie lieber daran arbeiten, Ihren seriösen Look auszubauen und sich auf sexy Frauen konzentrieren, die sich davon angezogen fühlen. Wenn Sie Frauen attraktiv finden, die deutlich jünger sind als Sie, sollten Sie ein jugendliches Aussehen und eine entsprechende Einstellung kultivieren und über die neuesten Trends der Pop-Kultur auf dem Laufenden sein. Stehen Sie mehr auf die unkomplizierten Frauen mit Sinn für Humor, dann profilieren Sie sich in Ihrer Freizeit auf Stand-up-Comedy-Bühnen. Sollten Sie auf den Prototyp des Surfergirls abfahren, dann werden Sie Rettungsschwimmer, denn nirgendwo lassen sich gebräunte Beach-Bunnys leichter aufreißen als am Strand. Wenn Sie den schlanken Modeltyp suchen, machen Sie Fotografie zu Ihrem Hobby und besuchen Sie Workshops für Modefotografie (wo ebenfalls Models für die Teilnehmer posieren). Oder Sie bevorzugen die fitte, durchtrainierte Frau? Dann fangen Sie am besten selbst damit an, Fitness-Studios zu besuchen. Wie Sie später sehen werden, haben wir alle die Tendenz, uns einen Partner zu suchen, mit dem wir möglichst viel gemeinsam haben. Wenn Sie also eine Frau mit bestimmten Eigenschaften suchen, dann sind Sie gut beraten, diese Eigenschaften auch bei sich selbst zu pflegen.

Ein Prototyp lässt sich ganz leicht umsetzen: Wenn Ihr Beruf verlangt, dass Sie eine Uniform tragen, schlagen Sie Gewinn daraus. Fast alle Frauen, einschließlich der allerheißesten, finden Männer in Uniform attraktiv, vor allem solche, die auf irgendeine Art und Weise Mut und Männlichkeit symbolisieren. Den Feuerwehr-Prototyp zum Beispiel finden viele Frauen unwiderstehlich, weil sie ihn mit Mut, Risikobereitschaft und Nächstenliebe verbinden (Eigenschaften, die jede Frau anziehend findet, wie ich später noch darstellen werde). Samantha, eine der Hauptfiguren aus *Sex and the City,* gab offen zu, auf Feuerwehrmänner zu stehen: »Du träumst von einem Mann mit einem Apartment in der Park Avenue und einem hübschen, dicken Aktienpaket ... Ich von einem Feuerwehrmann mit einem hübschen, dicken Schlauch.«

> **!** *Sie können beschließen, sich in einen der Prototypen zu verwandeln, auf den die Frauen stehen.*

Begehrte Frauen, die sich aussuchen können, mit welchem Mann sie ausgehen wollen, stehen meist auf berühmte oder besondere Typen – egal, in welchem Bereich man sich dabei auszeichnet. Wenn Sie in Ihrem Beruf oder auch in einem Hobby so glänzen, dass Sie dafür bekannt sind und dafür respektiert werden, dann wird es Ihnen wesentlich leichter fallen, sexy Frauen für sich zu interessieren.

Suchen Sie sich also einen bestimmten Prototyp aus, der Ihrer Persönlichkeit am ehesten entspricht, und arbeiten Sie an diesem Image. Das wird nicht nur ihre unbewussten Vorstellungen von einem idealen Mann ansprechen, sondern Ihnen auch helfen, sich selbst besser kennenzulernen. Das Letzte, was sich eine heiße Frau wünscht, ist ein Mann, der nicht so recht weiß, was er ist oder was er sein will, der keine klaren Meinungen vertritt, keine Überzeugungen oder Talente vorweisen kann und dessen Ziele im Leben sich aufs Feiern oder Briefmarkensammeln beschränken. Wer kein deutliches Profil zeigt, gibt damit zu verstehen, dass er kein wirkliches Leben hat – und deswegen wahrscheinlich die Frau zu seinem Lebensinhalt machen wird. Und das riecht zehn Meter gegen den Wind nach Stalker oder Kontrollfreak.

Die inneren Blockaden und Macken heißer Frauen

»Alle Frauen finden sich hässlich, sogar die hübschen. Sogar Models und Schauspielerinnen, sogar die Frauen, die Sie für so schön halten, dass sie sich doch um nichts mehr Sorgen machen müssten, machen sich die ganze Zeit Sorgen.«

Erica Jong

Die *Love Map* Ihrer Traumfrau herauszufinden ist erst die halbe Miete. Models und andere Frauen, deren Erfolg mit ihrer Schönheit steht oder fällt, haben gewisse Blockaden, die man bei durchschnittlich aussehenden Frauen seltener findet. Im Folgenden habe ich die sechs Blockaden aufgelistet, die auf Pin-ups und Frauen mit ähnlich gutem Aussehen zutreffen.

1. Sie sind oft sehr unsicher

Jawohl, Sie haben richtig gehört. Diese Frauen sind sogar sehr unsicher. Wie das Zitat von Erica Jong schon sagt – alle Frauen machen sich Sorgen über ihr Äußeres, und die schönen um einiges mehr als die durchschnittlichen! So überraschend das auch klingen mag, diese Unsicherheit ist psychologisch begründet. Denn unsere Gesellschaft bewertet körperliche Schönheit sehr hoch, und gut aussehende Mädchen bauen ihr Selbstwertgefühl oft ausschließlich auf ihrer äußeren Erscheinung auf. Dabei versäumen sie völlig, andere Quellen für ihr Selbstbewusstsein zu entdecken und zu entwickeln. Da Schönheit vergänglich und veränderlich ist, und in gewissem Maße auch im Auge des Betrachters liegt, haben solche Frauen dann auch ein sehr schwankendes Selbstwertgefühl, das eine ständige Überprüfung und Neubewertung ihrer Attraktivität erfordert. Manche holen sich diese Selbstbestätigung, indem sie sich mit Männern umgeben, die besonders gut aussehen oder einen hohen gesellschaftlichen Status haben. Andere fühlen sich nur sicher, wenn man ihnen permanent bestätigt, dass sie immer noch begehrenswert sind. Wenn Sie begriffen haben, dass Sie der Spiegel sind, der ihr regelmäßig ihre Attraktivität zu bestätigen hat, halten Sie den Schlüssel zum Erfolg bei solchen Frauen in Ihren Händen. Während eine durchschnittliche Frau akzeptieren kann, dass Sie andere Frauen auch hübsch finden und ab und zu einen Blick riskieren, wird die richtig heiße Frau an Ihrer Seite erwarten, dass Sie sie – und nur sie – als »die Schönste von allen« vergöttern.

2. Sie sind oft unglücklich oder neurotisch

Obwohl wir meist davon ausgehen, dass schöne Menschen glücklicher sind als der Durchschnittsbürger, ist das bei attraktiven Frauen oft nicht der Fall – besonders nicht bei denen, die im Showbusiness tätig sind. Da diese Schönheiten sich mit ihrem Aussehen gegen die Konkurrenz durchsetzen müssen, erleben sie oft das, was Psychologen den »externen Ort der Kontrolle« nennen, das heißt, sie glauben, dass sie die Wirklichkeit kaum beeinflussen können. Dieser Zustand ist oftmals mit Depressionen verbunden.

Deswegen werden viele Männer, die mit tollen Frauen ausgehen, nicht nur ihre Liebhaber, sondern de facto auch ihre Therapeuten. Wenn Sie begreifen, welcher Schmerz hinter der großartigen Fassade steckt, statt wie die meisten Männer einfach davon auszugehen, dass Schönheit und Zufriedenheit eins sind, dann haben Sie schon einen Weg zu ihrem Herzen gefunden.

3. Sie wollen mehr als Sexobjekte sein

Obwohl gut aussehende Frauen die Macht ihres Sexappeals genießen, hassen sie es, wenn Männer sie wie ein reines Sexobjekt behandeln. Obwohl es einer Frau durchaus schmeicheln oder Machtgefühle verschaffen kann, wenn sie zum »Objekt« wird (vor allem durchschnittlichen Frauen, die nicht so viel sexuelle Aufmerksamkeit bekommen), kann es auch als belastend, beschränkend und stigmatisierend empfunden werden. Immerhin werden in unserer Gesellschaft Sexobjekte ja meist als dumm, egozentrisch und ausschließlich betttauglich angesehen. Da schöne Frauen auch öfter Opfer von sexuellem Missbrauch, sexueller Belästigung und sexueller Nötigung werden, haben sie auch mehr Vorbehalte dagegen, als reine Sexobjekte wahrgenommen zu werden.

Die Mehrheit dieser Frauen verliebt sich daher in Männer, die sie wegen anderer Aspekte ihrer Persönlichkeit schätzen (oder zumindest so tun). Nach meiner eigenen Erfahrung und laut Umfragen unter schönen Frauen gehört es zu den begehrtesten Komplimenten, wenn Sie die positiven Eigenschaften betonen, die nichts mit ihrem Aussehen zu tun haben. »Du bist nicht nur schön, du bist auch sehr intelligent«, »Es ist so lustig, mit dir zusammen zu sein« oder »Obwohl du so wunderschön bist, hast du überhaupt nichts Arrogantes an dir« – mit dieser Art Kompliment können Sie sich bei ihr am beliebtesten machen. Je mehr Sie sie als Person behandeln und nicht als Objekt Ihrer sexuellen Befriedigung, umso wahrscheinlicher ist es, dass sie sich in Sie verliebt.

4. Sie ist tendenziell kostspielig

Die richtig heißen Frauen nehmen so einiges auf sich, um heiß auszusehen. Sie bringen ihren Körper mit Sport in Topform, pflegen ihr Gesicht mit diversen Kosmetika, lassen sich Haare, Nägel und Wimpern färben und verlängern, und sie verbringen eine Menge Zeit damit, die Kleidung auszusuchen, die ihre Figur am besten zur Geltung bringt. Während Teenager ohne große Anstrengung und mit einem Minimum an Make-up großartig aussehen können, fordert das Alter (ab Mitte zwanzig) seinen Tribut. Die Frau will auf der Rangliste der Schönheiten ganz oben bleiben und braucht einen Mann, der diesen Wunsch versteht, der Nachsicht hat mit ihrer Neigung zum Shoppen und Aufstylen und der sie großzügig mit den Mitteln versorgt, die ihre Schönheit bewahren und sie glänzen lassen. Sie brauchen keine Millionen, um bei einem Pin-up Erfolg zu haben, aber dass Sie Ihre Ersparnisse für schlechte Zeiten beiseitelegen können, sollten Sie sich aus dem Kopf schlagen. Schönheit hat ihren Preis!

5. Sie glauben oft, ein Anrecht auf bestimmte Dinge zu haben

Die meisten Schönheiten haben übertriebene Ansprüche. Die Mehrheit der heißen Frauen weiß um den Effekt, den ihr Aussehen auf Männer hat. Daher erwarten sie manchmal, dass die ganze Welt ihnen eine besondere Behandlung zugesteht, weil sie schließlich zur elitären Gruppe der Sexgöttinnen gehören. Diese Erwartung kann leicht über das hinausgehen, was die meisten Männer (oder die Gesellschaft im Allgemeinen) ihnen zugestehen wollen. Denn Schönheit ist nicht notwendigerweise an Intelligenz oder besondere Fähigkeiten gekoppelt, die eine hohe wirtschaftliche Belohnung rechtfertigen würden. Trotzdem kann die Erwartung einer solchen Frau, anders behandelt zu werden als die breite Masse – die Psychologen nennen so etwas eine narzisstische Störung –, nicht ignoriert werden. Stattdessen müssen

Sie dieser Neigung nachgeben – zumindest so lange, bis sie sie überwunden hat – und sie sich bei der ersten Annäherung zunutze machen.

6. Sie können es sich leisten, wählerisch zu sein

Es ist wahr, dass sie sich einen »höherwertigen« Mann als Liebhaber aussuchen. Die Psychologie der Partnerwahl bewirkt, dass begehrenswertere Männer und Frauen wählerischer sind und bei ihrer Wahl höhere Maßstäbe anlegen als Menschen, die weniger begehrenswert sind. Der Evolutionspsychologe Norman Li bezeichnet den Wert eines Partnersuchenden auf dem Singlemarkt als »Budget«. Wenn das Budget einer Frau eher begrenzt ist (das heißt, wenn sie auf der Attraktivitätsskala bei drei oder vier landet), wird sie sich mit Männern zusammentun, die zumindest die Grundvoraussetzungen vorweisen können: Intelligenz, Arbeitsmoral, Humor. Doch Frauen mit größerem Budget (auf der Skala bei neun oder zehn) verlangen in der Regel mehr von einem Mann, zum Beispiel körperliche Attraktivität, einen lukrativen Job, bemerkenswerte Fähigkeiten oder andere Qualifikationen. Diese Frauen können es sich leisten, ihr überschüssiges »Kapital« darauf zu verwenden, sich besonders kreative oder interessante Partner auszusuchen.

Objekt Ihrer Verführung sollte also sein: eine oft unsichere, von ihrer Schönheit besessene, wählerische Narzisstin, die glaubt, dass sie wie eine Prinzessin behandelt werden sollte, ganz bestimmt aber nicht wie ein Sexobjekt – und die eine ganz eigene *Love Map* hat. Klingt nicht gerade nach der Sorte Frau, die man seiner Mutter vorstellen möchte. Dafür aber sieht sie so rasant aus, dass es Ihnen die Schuhe auszieht und Sie nichts auf der Welt mehr wollen als sie. Wie also angeln Sie sich diese Frau nun?

Tipp Nummer 1

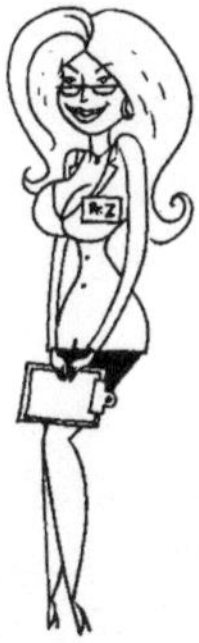

Finden Sie Ihre eigene *Love Map,* die Ihr persönliches Idealbild einer Frau beschreibt, leiten Sie daraus ab, zu welchem Prototyp sich diese Art Frau hingezogen fühlt, und passen Sie Ihr Image entsprechend an (zum Beispiel der umwerfende Komiker, der mutige Feuerwehrmann, der ehrgeizige Geschäftsmann). Dann arbeiten Sie daran, alle anderen Männer auszustechen, die ein ähnliches Image vermitteln. Vergessen Sie nie, dass die heißesten Frauen unsicher, neurotisch, kostspielig und wählerisch sind, dass sie sich zu einer Vorzugsbehandlung berechtigt fühlen, aber für mehr geschätzt werden wollen als nur für ihr Aussehen. Machen Sie sich darauf gefasst, sich mit diesen Eigenschaften auseinandersetzen zu müssen – und setzen Sie dieses Wissen zu Ihrem Vorteil ein.

Die zwölf populärsten Prototypen

Die folgenden Prototypen sind die beliebtesten, weil ihnen Eigenschaften zugrundegelegt werden, von denen sich Frauen extrem angezogen fühlen.

1. Der Retter (Feuerwehrmann, Rettungsschwimmer, Arzt und anderes medizinisches Personal)

Viele Frauen (nicht zuletzt ich) fühlen sich zu den »Halbgöttern in Weiß« hingezogen. Sobald ein Mann erwähnt, dass er Arzt ist, vor allem Chirurg, hat er schon mal den ersten Volltreffer gelandet. Und ob Sie's glauben oder nicht – das hat nichts mit Geld zu tun. Ich bin eine Weile mit einem Arzt ausgegangen, der chronisch pleite war, weil er mittellose Menschen grundsätzlich unentgeltlich behandelte. Auch Feuerwehrmänner werden von vielen Frauen bewundert und begehrt.

2. Der Verteidiger (Soldat, Polizist, Leibwächter)

Viele attraktive Frauen fürchten sich vor Gewalt und wollen sich sicher und beschützt fühlen. Sie lieben mutige, starke Männer, die in der Bevölkerung großen Respekt genießen. Ich kenne mehrere heiße Frauen, die Polizisten, Soldaten oder Leibwächter geheiratet haben.

3. Der Athlet (Bodybuilder, Kampfsportler, Tennisspieler)

Indem Sie regelmäßig trainieren, können Sie Ihre Chancen bei heißen Frauen mehr als verdoppeln. Wenn Sie gerne ins Fitness-Studio gehen, wäre es eine Überlegung wert, dort auf Teilzeitbasis als Personal Trainer anzufangen. Gerade die tollsten Frauen nehmen so jemanden gerne in Anspruch. Wenn Sie gut in einer angesagten Sportart wie Golf oder Tauchen sind, haben Sie Ihrem Sexappeal gleich ein, zwei Punkte hinzugefügt.

4. Der Musiker (Rockstar, Komponist, Sänger)

Musik hat schon immer romantische Gefühle und sexuelle Gelüste geweckt. Ich kann mich noch lebhaft erinnern, wie ich mich in den Ex-Freund meiner Schwester verknallte, der ihr Ständchen mit der Gitarre brachte und uns beide dahinschmelzen ließ. Wenn Sie irgendwie musikalisch begabt sind, arbeiten Sie daran. Singen Sie ihr Carly Simons Hit »You're So Vain« vor – Sie wird sie dafür lieben.

5. Der Entertainer (Spaßvogel, Komiker, Clown, Pantomime, Bauchredner, Zauberer)

Wie Musik und Bewegung trägt auch Gelächter dazu bei, dass ihre Stimmung sich aufhellt und sie sich besser fühlt. Kein Wunder, dass Frauen sich in Kerle verlieben, die genial Witze erzählen oder lustige Gesichter schneiden können. Wenn Sie Ihr komisches Talent pflegen, vergrößern Sie Ihre Erfolgschancen. Jenny McCarthy ist nicht die Einzige, die Jim Carreys Grimassen sexy findet!

6. Der Künstler (Maler, Bildhauer, Fotograf)

Die meisten schönen Frauen lieben es, wenn man ihre Schönheit durch die Kunst unsterblich werden lässt. Wenn Sie künstlerisch veranlagt sind, haben Sie einen Weg zu ihrem Herzen gefunden. Mein Freund Jon Paul malt Cover für Liebesromane, und natürlich melden sich ständig schöne Frauen bei ihm, die für ihn posieren wollen. Wenn Sie nicht zeichnen oder bildhauern können, belegen Sie einen Fotokurs. Meiner Erfahrung nach haben Fotografen überhaupt keine Probleme, sexy Frauen aufzureißen.

7. Der Unternehmer (Geschäftsmann, Anwalt)

Da heiße Frauen meinen, ein Anrecht auf das Beste zu haben, schwebt ihnen oft vor, nicht mehr für ihren Lebensunterhalt arbeiten zu müssen. Und da man mit Modeln und Schauspielerei selten über ein festes Einkommen verfügt, fühlen diese Frauen sich zu Männern mit großen Geschäftsideen hingezogen.

8. Der barmherzige Samariter (Philanthrop, Tierschützer, Anwalt für Menschenrechte)

Einfühlungsvermögen und Mitgefühl steht ganz weit oben auf der Liste der Eigenschaften, die sich eine Frau von einem Mann wünscht. Es gibt keine bessere Art, die Zuneigung einer Frau zu gewinnen, als freundlich zu einem Kind oder einem Tier zu sein.

9. Der Intellektuelle (Professor, Publizist)

Ob Sie's glauben oder nicht, Intelligenz ist eine höchst gefragte Eigenschaft. Wenn Sie eine wandelnde Enzyklopädie sind, setzen Sie Ihr Wissen ein, um heiße Frauen damit zu ködern. Treten Sie nur nicht als intellektueller Snob auf, und überlegen Sie sich vorher, was für Fakten wirklich unterhaltsam sind.

10. Der Esoteriker (Handleser, Astrologe, Hypnotiseur, Heiler)

Die meisten Frauen sind sehr intuitiv und fühlen sich zu Männern hingezogen, die mehr Intuition besitzen als andere. Suchen Sie sich irgendeine geheimnisvolle New-Age-Lehre aus und büffeln Sie, bis Sie sie in- und auswendig kennen. Wenn Sie ihr von der Kabbala erzählen können, wird sie bestimmt ganz Ohr sein. Um zu testen, ob eine Frau esoterisch veranlagt ist, fragen Sie sie: »Hast du *Die Prophezeiungen von Celestine* gelesen?« Wenn Sie positiv bis enthusiastisch reagiert, erklären Sie ihr, dass Sie ihre Synchronizität spüren und dass Sie ihr gerne von Ihrer Energie abgeben wollen. (Vorher sollten Sie das Buch aber zumindest oberflächlich durchgesehen haben.)

11. Der Schriftsteller (Dichter, Romanautor, Songschreiber, Drehbuchautor, Produzent, Regisseur)

Heiße Frauen verlieben sich in Männer, die gut mit Worten umgehen können – sie lassen sich zu gerne in künstlerischer Form bewundern und verewigen, und wer könnte ihr Loblied besser singen als ein eloquenter Mann?

12. Der Agent (Literaturagent, Modelscout, Castingagent)

Der Agent wirkt sehr attraktiv auf sexy Frauen. Viele von ihnen streben nämlich eine Karriere im Showbusiness an, und er hat den Schlüssel zu dieser heiß begehrten Welt des Ruhms und des Reichtums.

Von den Zähnen bis zum Waschbrettbauch – präsentieren Sie sich von Ihrer besten Seite

Der erste Eindruck entscheidet

*»Das ist doch wie ein Vorstellungsgespräch,
das die ganze Nacht dauert. Der einzige Unterschied
zwischen beidem ist der, dass man bei einem
Vorstellungsgespräch selten nackt dasteht.«*

JERRY SEINFELD

Ja, Verabredungen sind Bewerbungsgesprächen wirklich sehr ähnlich. Wenn Sie einen mies bezahlten Job wollen, bei dem Sie körperlich arbeiten müssen, brauchen Sie keine großartigen Qualifikationen. Dasselbe gilt, wenn Sie sich mit Frauen treffen, die unterdurchschnittlich gut aussehen. Doch bevor Sie einen prestigeträchtigen, gut bezahlten Job bekommen, müssen Sie die entsprechenden Qualifikationen vorweisen – ein vorzeigbares Äußeres, einen akademischen Grad, Berufserfahrung und soziale Kompetenz –, um im Bewerbungsgespräch einen guten Eindruck zu machen. Psychologen nennen das »Eindruckssteuerung«. Wenn Sie sich mit schönen Frauen treffen, müssen Sie ebenfalls mit so etwas arbeiten. Denken Sie immer daran, dass Sie mit vielen anderen Bewerbern konkurrieren müssen, also werden Ihre Qualifikationen allein nicht den Ausschlag geben.

Obwohl gutes Aussehen nicht die Grundvoraussetzung dafür ist, mit einem sexy Pin-up auszugehen - manche von meinen Freundinnen sind mit Männern verheiratet, die ich geradezu potthässlich finde –, kommen Sie dennoch nicht an der Tatsache vorbei, dass sie als Erstes Ihr Aussehen wahrnehmen wird. Die alte Weisheit »Du bekommst keine zweite Chance, um einen ersten Eindruck zu hinterlassen« ist nur zu wahr. Die Leute, die wir kennenlernen, bilden sich ihre Meinung über uns zu 90 Prozent in den ersten Minuten, und unsere körperliche Attraktivität wird normalerweise schon in den ersten zehn Sekunden eingeschätzt! Es kommt noch schlimmer: Die Forschung hat gezeigt, dass sich der erste Eindruck, den wir bei unserem Gegenüber hinterlassen, meistens hält. Dieser Eindruck ist also ziemlich resistent gegen spätere Korrekturen. Testen Sie Ihre eigene Neigung, sich schnell eine erste Meinung zu bilden: Lesen Sie die folgende Beschreibung zweier Personen, und versuchen Sie sich ein Bild von ihrem Charakter zu machen.

Person 1:
intelligent, fleißig, impulsiv, kritisch, stur, neidisch

Person 2:
neidisch, stur, kritisch, impulsiv, fleißig, intelligent

Wer war Ihnen sympathischer? Die meisten Menschen zeigen positivere Reaktionen gegenüber der ersten Person, obwohl die Liste der Eigenschaften identisch ist und nur die Reihenfolge voneinander abweicht.[2] Wem die erste Liste vorgelesen wurde, stellte sich die imaginäre Person als umgänglicher, humorvoller und glücklicher vor als die Probanden, denen die zweite Liste vorgelesen wurde. Warum? Auf Grund des sogenannten Primäreffekts. Der Information, die wir als Erstes bekommen, schenken wir die größte Aufmerksamkeit. Sobald uns erste Informationen zur Verfügung stehen, machen wir uns nicht mehr allzu viel Mühe damit, auch noch die folgenden zu berücksichtigen. Wir tendieren dazu, »kognitive Geizhälse« zu sein – beim Nachdenken über andere wenden wir möglichst wenig gedankliche Arbeit auf. Wenn wir also erst einmal zu Schlussfolgerungen über eine Person gelangt sind, interpretieren wir den Rest ihres Benehmens im Licht dieser ersten Information.

! *Der erste Eindruck bleibt, daher ist Ihre äußere Erscheinung sehr wichtig.*

Wie lässt sich diese Erkenntnis auf ein Date anwenden? Ihr Äußeres und Ihr Benehmen sind die ersten Informationen, auf deren Grundlage Ihr weibliches Gegenüber entscheiden wird, ob Sie bei ihr landen können oder nicht. Sie wird schon zu Schlussfolgerungen über Sie gekommen sein, bevor Sie auch nur den Mund aufgemacht haben!

Seien Sie das Filetsteak in der Fleischtheke

»Männer sollten sich bewusst machen,
dass ihre Körper Objekte sexueller Begierde sind.«

GERMAINE GREER

Obwohl Frauen ihren potentiellen Partner wahrscheinlich nicht so stark nach seinem Äußeren beurteilen, wie die Männer das mit ihnen tun, richten sie ihr Augenmerk bei der Partnerwahl durchaus auf die Gesamterscheinung eines Mannes. Die typischen Orte der Partnerwahl – Clubs, Partys, Konferenzen – sind ein Fleischmarkt für Frauen, und sie werden sich ihr Steak nach seinem appetitlichen, gesunden Äußeren, seiner Farbe und Verpackung auswählen.

Offensichtlich ist die Bandbreite dessen, was Frauen alles attraktiv finden können, sehr groß. Dennoch basiert sie aber immer auf ihrem idealen Prototyp, und manche Eigenschaften können sogar unabdingbar sein (zum Beispiel die Größe). Und es gibt gewisse Eigenschaften, die Frauen allgemein an einem Mann attraktiv finden: gepflegtes Äußeres, Zahnhygiene und Idealgewicht. Die meisten Pin-ups, die ich interviewt habe, erklärten »gelbe oder fehlende Zähne« oder »deutliches Übergewicht« zum absoluten Abturner. Diese Faktoren sind so wichtig, weil sie den allgemeinen Gesundheitszustand eines Mannes widerspiegeln, und überall auf der Welt bevorzugen Frauen gesunde Männer.[3] Und wissen Sie was? Diese Faktoren können Sie so weit beeinflussen, dass auch Sie einen robusten und gesunden ersten Eindruck hinterlassen.

Warum fahren Frauen derart auf gesund aussehende Männer ab? Die Evolutionspsychologen argumentieren damit, dass Frauen diese Vorliebe in jahrhundertelanger natürlicher Selektion entwickelt haben. In der Steinzeit wäre ein kranker Mann wahrscheinlich kaum in der Lage gewesen, Frau und Kinder zu versorgen. Ein früher Tod des Versorgers hätte für die ganze Familie existentielle Nöte bedeutet. Wenn die Steinzeitfrau zudem noch befürchten musste, dass sich seine Gesundheitsprobleme auf ihre Kinder vererben könnten, wäre er auf der Liste ihrer Favoriten nicht besonders weit oben gelandet. So könnten Frauen eine unbewusste Vorliebe für gesund aussehende Männer entwickelt haben.[4] Nach welchen Anzeichen für einen guten Gesundheitszustand halten Frauen bei Männern Ausschau? Die augenfälligsten Merkmale sind schöne Haut (sie sollte also nicht grau, blass oder unrein sein), klare Augen, glänzendes Haar, ein vollständiges Gebiss mit weißen Zähnen, gesund aussehende Fingernägel, Normalgewicht und ein angenehmer Körpergeruch.

!

Frauen bevorzugen gesund aussehende Männer, und eine gute Körper- und Zahnhygiene hinterlässt den Eindruck einer widerstandsfähigen Gesundheit.

Sorgfältige Zahnhygiene und allgemeine Körperpflege können gar nicht hoch genug bewertet werden. Die zwei auf meinen Fragebögen von den *Playboy*-Pin-ups am häufigsten genannten Abturner lauten »Mundgeruch« und »Körpergeruch«. Beides lässt sich durch gute Zahn- und Körperhygiene leicht in den Griff kriegen. Wenn die regelmäßige Zahnpflege Ihrem Mundgeruch nicht abhilft, könnten Sie vielleicht eine genetische Veranlagung zu Halitosis haben – das ist konstanter Mundgeruch, der durch einen übermäßigen Belag in der gesamten Mundhöhle verursacht wird. Dieses Problem kann jedoch durch mehrere Sitzungen beim Zahnarzt behoben werden.

Sollten Sie der Meinung sein, dass die Farbe Ihrer Zähne nicht wichtig ist, wenn Sie eine Frau beeindrucken wollen, liegen Sie gründlich daneben. In einer erst kürzlich durchgeführten Umfrage wurden Frauen gebeten, zu benennen, worauf sie bei einem Mann am meisten achten. Drei Viertel antworteten, dass perlweiße Zähne der Schlüssel sind.[5] Und bei meiner Umfrage unter den *Penthouse Pets* hat fast jede angegeben, dass schlechte Zähne der absolute Abturner sind.

Außerdem gehört das Lächeln zu den wichtigsten Faktoren im zwischenmenschlichen Kontakt, vor allem beim Flirten. Da der Kuss Ihre Eintrittskarte in ihr Bett wird, sollten Sie dafür sorgen, dass Ihr Mund die Frauen auch zum Küssen einlädt!

! *Wenn Sie nur ein Detail an Ihrem Aussehen ändern können, dann entscheiden Sie sich für Ihre Zähne.*

Regelmäßiges Duschen und die Benutzung eines Deodorants sollten ausreichen, um Ihren Körper geruchsfrei zu halten. Frischen Schweißgeruch (als würden Sie gerade vom Tennisspielen kommen) empfinden die meisten Frauen sogar als anturnend – denn Schweiß enthält Pheromone, das sind geruchlose Chemikalien, die das andere Geschlecht anziehen. (Erst wenn der Schweiß von Bakterien auf der Haut zersetzt wird, bekommt er einen unangenehmen Geruch.) Aus diesem Grund sollten Sie es mit Aftershave und Deo nicht übertreiben – sie überlagern nämlich die Lockstoffe, die Frauen anziehen.

Wenn Sie ein Parfum verwenden, nehmen Sie eines mit Inhaltsstoffen, die den natürlichen Pheromonen nahekommen. Studien haben gezeigt, dass Frauen sich mehr zu Männern mit Parfums auf Pheromonbasis hingezogen fühlen (oder mit Aftershaves, die Zusätze auf Pheromonbasis enthalten).[6] Außerdem können solche Substanzen dem Träger selbst das Gefühl vermitteln, attraktiv und selbstbewusst zu sein. Abgesehen von Pheromonen können auch gewisse Gerüche anziehend auf Frauen wirken. So hat sich in Untersuchungen gezeigt, dass sie Moschus sehr gut herausriechen können[7], ein Duftstoff, der dem Hormon Testosteron ähnelt und in vielen Parfums Verwendung findet. Andere Studien haben ergeben, dass Frauen den Geruch von Lakritze mögen. Also besorgen Sie sich eine Ladung Lakritzschnecken für Ihre Hemdtasche oder bestellen Sie sich einen Sambuca oder einen Jägermeister, bevor Sie zu ihr hinüberschlendern.

> **!** *Benutzen Sie Parfums und Aftershaves mit pheromonhaltigen Zusatzstoffen, um attraktiver auf Frauen zu wirken.*

Ebenso wie die Zahnhygiene vernachlässigen manche Männer auch ihre Hautpflege – und obwohl Fältchen sehr männlich wirken können und ein Pickel hier und da keinem weiter auffällt, verleiht eine entzündliche Akne jedem Mann einen gar zu »jugendlichen« Touch, der die meisten Frauen abturnt. Dagegen gibt es eine ganze Reihe von Medikamenten, rezeptpflichtige wie frei erhältliche, und daneben andere Behandlungsmethoden, zum Beispiel Laser. Also kümmern Sie sich um Ihre Pickel, bevor Sie auf die Pirsch gehen! Wenn Sie sich wenig im Freien aufhalten und Ihre Haut eher blass ist, können Sie ab und zu ein Solarium aufsuchen oder – die gesündere Alternative – einen Selbstbräuner benutzen. Ein Hauch von Bräune ist grundsätzlich attraktiv. In einer Studie wurden blasse Haut, offene Wunden und rissige Haut sofort als Anzeichen schlechter Gesundheit und somit als unattraktiv gewertet.[8]

Männer machen sich oft Gedanken wegen ihrer Körpergröße. Doch die meisten Pin-ups, die ich befragt habe, stuften die Größe eines Mannes als nicht sonderlich wichtig ein. Obwohl Julie Strain, *Penthouse Pet* des Jahres, stolze 185 Zentimeter misst, gibt sie gerne zu, dass sie auch schon mit Männern ausgegangen ist, die gerade mal 1,68 m groß waren, weil sie genug Herz hatten, um die mangelnde Körpergröße wettzumachen.

Viele Männer sind auch auf Grund ihrer Haare verunsichert, besonders wenn sie eine Tendenz zum frühen Haarausfall bemerken. Aber »volles Haar« zählte nicht zu den Eigenschaften, die die meisten Pin-ups auf meinem Fragebogen als wichtig angekreuzt haben. Mein Rat lautet: Versuchen Sie keinesfalls, Ihre kahlen Stellen zu vertuschen, indem Sie die restlichen Haare seitlich darüberkämmen oder mit Hilfe anderer Täuschungsmanöver! Und wenn Sie nicht das Geld haben, um einen wirklichen Topchirurgen zu bezahlen, dann lassen Sie sich auf keinen Fall billige Haartransplantate aufschwatzen. Schneiden Sie die Haare entweder kurz oder rasieren Sie sie ganz ab. Eine Glatze kann schließlich ziemlich sexy sein – denken Sie nur an Bruce Willis oder André Agassi.

Während sich die eine oder andere Frau von Gesichts- und Körperbehaarung angeturnt fühlt, möchten die meisten zumindest an bestimmten Stellen lieber keine Haare sehen – sprich in den Ohren oder in der Nase. Diese Vorliebe mag evolutionär bedingt sein – während sich die Menschheit weiterentwickelte, verlor sie den Großteil ihrer Körperbehaarung. Die meisten jungen Frauen bevorzugen tendenziell Männer mit weniger Körperbehaarung. Deswegen entscheiden sich auch viele Männer, sich diese per Lasertechnik dauerhaft entfernen zu lassen (und obendrein ist das Ganze so gut wie schmerzlos). Wenn Ihr Rücken also an den eines Neandertalers erinnert, sollten Sie in Erwägung ziehen, sich moderner Technologien zu bedienen, um Ihre Chancen bei den wirklich heißen Frauen zu steigern. Viele Männer trimmen sich auch die Schamhaare so, dass ihre Genitalien größer aussehen oder Frauen mehr Lust auf Oralsex machen (mehr darüber im dritten Teil des Buches).

! *Manikürte Männerhände sind in, ungepflegte Nägel sind out.*

Beim Thema Körperpflege vergessen Sie nicht Ihre Extremitäten. Eine Frau sieht sich gern die Hände eines Mannes an, wenn sie Schlüsse über seinen Gesundheitszustand und beruflichen Erfolg ziehen will. Wenn Sie an Nagelpilz leiden, begeben Sie sich in hautärztliche Behandlung. Obwohl raue Männerhände nicht unbedingt ein Knockout-Kriterium sind, finden Frauen schmutzige, rissige Nägel meistens widerlich. Also säubern und feilen Sie sich regelmäßig die Fingernägel, oder lassen Sie am besten gleich eine professionelle Maniküre und Pediküre machen.

Durch körperliche Betätigung lässt sich Ihre äußere Erscheinung noch weiter verbessern. Bei einer Studie zu verschiedenen Körpertypen hat sich herausgestellt, dass die Beurteilung fremder Menschen sehr stark von ihrer körperlichen Erscheinung beeinflusst wird. Übergewichtige Personen werden weniger günstig eingeschätzt als ihre dünnen oder muskulösen Kollegen. Dünne werden oft als intelligent, aber ängstlich eingestuft, während man muskulöse Menschen in den meisten Fällen als gesund, mutig und gut aussehend bewertet.

Während ein Mann seine Aufmerksamkeit in erster Linie auf das Gesicht einer Frau richtet, fühlen sich Frauen höchstwahrscheinlich eher vom Körper eines Mannes angezogen. Eine Untersuchung über die sexuellen Vorlieben der Frauen zeigte, dass breite Schultern, muskulöse Arme, ein kleiner Hintern, schmale Hüften und ein flacher Bauch zu den zehn wichtigsten Eigenschaften gehören, die Frauen sexuell anziehend finden.[9] Die Gesichtszüge schafften es nicht in diese Top Ten. Stattdessen fanden die Frauen die Zurschaustellung körperlicher Kraft (auch wenn es um so banale Dinge ging wie eine Dose zu öffnen oder einen Stuhl hochzuheben) sehr sexy, und je athletischer der Mann sich präsentierte (indem er seine Muskeln zeigte, Sport machte oder mit seinen sportlichen Fähigkeiten angab), umso attraktiver wirkte er auf sie.[10] Wohlgemerkt: Wenn Sie einen athletischen Eindruck machen, haben Sie gute Chancen, bei einer superheißen Frau zu landen, dazu müssen Sie nicht aussehen wie David Beckham. Jeder Mann kann eine Dose öffnen, und das reicht den meisten Frauen schon.

Abgesehen von einem verbesserten Muskeltonus und einem gewissen Gewichtsverlust bringt sportliche Betätigung noch weitere Vorteile: Sie sind glücklicher, weil Ihr Gehirn dabei mit Endorphinen geflutet wird, den Gute-Laune-Hormonen. Außerdem steigt Ihr Testosteronspiegel, was Ihre Stimmung und Ihr allgemeines Wohlbefinden positiv beeinflusst.

> **!** *Wenn Sie regelmäßig trainieren, werden Sie gesünder, erotischer, klüger und besser im Bett. Außerdem begegnen Sie dabei mehr attraktiven Frauen. Also nichts wie los!*

Da Sport die Durchblutung (und damit die Sauerstoffversorgung) im Körper und auch im Gehirn verbessert, werden Sie nicht nur schneller, sondern auch schlauer – und so lässt es sich schon viel leichter flirten! Untersuchungen haben gezeigt, dass trainierte Menschen schneller auf Reize reagieren als ihre weniger fitten Mitbürger, was auf eine Verbindung zwischen motorischen und intellektuellen Fähigkeiten zurückzuführen sein könnte.

Viele Sporttreibende berichten von dem »Flow«, den sie beim Training erleben, dem erhebenden Gefühl, völlig in einer Tätigkeit aufzugehen, die ebenso fordernd wie lohnend ist – das ist sicher eines der schönsten und wertvollsten Erlebnisse, die ein Mensch haben kann.[11] Und vergessen Sie nicht den entscheidenden Vorteil, den Sie sich sichern, wenn Sie ein Fitness-Studio besuchen – hier haben Sie die Gelegenheit, durchtrainierte, sexy Frauen zu treffen!

Tipp Nummer 2

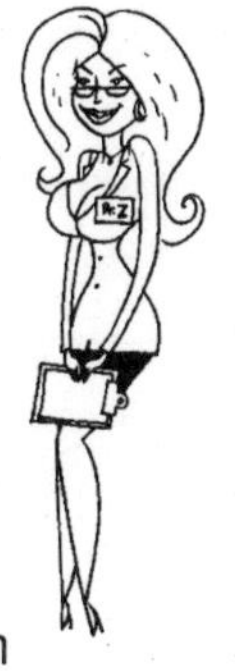

Verbessern Sie Ihre äußere Erscheinung durch entsprechende Pflege (ja genau, reißen Sie sich endlich die Nasenhaare aus), gute Zahnhygiene (lassen Sie sich die Zähne bleichen, und bürsten Sie sich auch die Zunge) und schenken Sie Ihrer Haut und Ihren Nägeln mehr Aufmerksamkeit und treiben Sie Sport. Am wichtigsten von allem ist Ihr Lächeln, also investieren Sie, wenn nötig, in Ihre Zähne. Verwenden Sie Parfums und Aftershaves mit Pheromonzusätzen, denn das zieht Frauen an.

Die zehn schlimmsten Abturner

Fragen Sie sich, warum Sie in letzter Zeit nicht besonders viele Verabredungen hatten? Vielleicht müssen Sie ja nur Ihrem Äußeren ein bisschen auf die Sprünge helfen. Wenn Sie einen selbstkritischen Blick in den Spiegel werfen, empfehle ich Ihnen, das Augenmerk auf Folgendes zu richten:

1. Entzündliche Akne

Jeder hat hin und wieder einen oder zwei Pickel, aber wenn Ihr Gesicht mit feuerroten Vulkanpusteln übersät ist, dann gehen – oder besser: rennen – Sie zu Ihrem Hautarzt. Und nach ein paar Monaten gehören Sie wieder zu den Männern, mit denen jede Frau gerne ausgeht.

2. Abgesplitterte Nägel

Jede Frau steht auf männliche Hände, aber wenn Ihre Nägel wie kleine Sägen aussehen und verdächtige schwarze Trauerränder haben, möchte sie höchstwahrscheinlich nicht von Ihnen angefasst werden. Feilen und reinigen Sie Ihre Nägel regelmäßig. Und wenn Sie nicht grade vorhaben, Ihre Socken anzulassen (wovon ich Ihnen eindeutig abraten würde), sollten Sie sich vielleicht auch um eine Pediküre bemühen.

3. Blähungen und Aufstoßen

Vielleicht waren Sie in Ihrer Klasse ja der Rülpskönig, aber behalten Sie das lieber für sich. Essen Sie langsam, kauen Sie gut, nehmen Sie nicht so viele kohlensäurehaltige Getränke zu sich und suchen Sie lieber öfter die Toilette auf, wenn Sie Ihre Gase anderweitig nicht unter Kontrolle bekommen.

4. Fehlende Zähne

Wir alle büßen irgendwann einmal unsere Zähne ein, aber wenn Sie Ihre schon in jüngeren Jahren verlieren, machen Sie sich schleunigst auf den Weg zu Ihrem Zahnarzt. Fehlende Zähne sind nicht nur unästhetisch, sondern oft ein Zeichen von Erkrankungen des Zahnfleischs, die mit Impotenz in Verbindung gebracht werden oder auch mit Drogenmissbrauch. Aus diesen Gründen sind Frauen evolutionsbiologisch darauf programmiert, zahnlose Männer unattraktiv zu finden. Und wenn Sie sich neue Schneidezähne machen lassen, können Sie sich auch gleich die Zähne bleichen lassen – das gilt vor allem, wenn Sie rauchen.

5. Körpergeruch

Der Geruch von frischem männlichem Schweiß kann Frauen tatsächlich anturnen, denn er enthält Pheromone. Aber wenn Sie nach altem Schweiß riechen, wird sie höchstwahrscheinlich das Weite suchen. Wenn Sie übermäßig schwitzen, versuchen Sie, den Geruch nicht mit Parfum zu übertönen, denn damit erzielen Sie nur ganz besonders grässliche Resultate. Verwenden Sie stattdessen ein starkes Deo oder lassen Sie sich einen Schuss Botox unter die Arme spritzen.

6. Mundgeruch

Nichts verdirbt die Knutschstimmung so schnell wie Mundgeruch. Jeder von uns riecht ab und zu mal ein bisschen aus dem Mund, also besorgt man sich eben einen Kaugummi oder kaut ein Stückchen Zitronen- oder Orangenschale. Außerdem sollte man beim Zähneputzen auch die Zunge regelmäßig mitbürsten, das hält geruchsbildende Bakterien in Schach. Sollten Sie jedoch unter hartnäckigem, starken Mundgeruch leiden, könnte es sein, dass Ihr Magen von einem Bakterium namens Helicobacter pylori besiedelt ist, das sich jedoch mit Antibiotika bekämpfen lässt.

7. Nasenhaare

Haare sind nur *en vogue,* solange Sie auf dem Kopf wachsen! Wenn Sie zu Haaren in der Nase und in den Ohren neigen, zupfen Sie regelmäßig oder lassen Sie sie weglasern.

8. Männerbrüste

Den meisten Frauen ist es egal, wenn Sie einen kleinen Rettungsring haben, und ein Bierbäuchlein kann man sogar mal ganz entzückend finden. Aber falls Sie feststellen müssen, dass Ihre Brüste fast so groß werden wie die Ihrer Traumfrau, dann leiden Sie wahrscheinlich an Gynäkomastie. Sollte dies der Fall sein, sprechen Sie mit Ihrem Arzt. Notfalls lässt sich das Problem mit einer kleinen Operation beheben.

9. Kassengestelle aus den 1970er-Jahren

Wenn sie nicht gerade Austin Powers rückhaltlos vergöttert, wird sie Ihr Kassengestell von Anno Tobak nicht unbedingt zu schätzen wissen. Besorgen Sie sich eine coole Brille oder Kontaktlinsen, oder lassen Sie sich die Augen lasern.

10. Frisurpannen

Wenn Sie nicht zufällig gerade Friseur sind, schneiden und färben Sie bitte nicht selbst an sich herum. Und bitte nicht toupieren – es sei denn, Sie wollen unbedingt so aussehen wie Donald Trump.

Stimme und Kleidung – so behaupten Sie sich bei der Balz

Perfektionieren Sie Ihren Lockruf!

»Eine gute Stimme bemisst sich nicht nur nach Dezibel ... Eine angenehm modulierende Stimme kann bezaubern, trösten, beruhigen oder erregen. Eine Stimme kann den Zuhörer aber auch abstoßen, wütend oder krank machen.«

JOHNNY OLSON

»In der Stimme bündeln und verraten sich Gesundheitsprobleme, emotionale Belastungen und persönliche Sorgen.«

PLACIDO DOMINGO

Frösche quaken, Grillen zirpen, Katzen miauen, Kühe muhen – im Königreich der Tiere punktet das Männchen, das am lautesten brüllen kann. Je erotischer die Stimme eines Mannes ist, umso unwiderstehlicher wirkt er auf die meisten Frauen.

!

»Eine meiner Theorien lautet, dass Männer mit den Augen lieben und Frauen mit den Ohren.«
Zsa Zsa Gabor

Wenn Sie sprechen, achtet eine Frau eher auf Grammatik, Akzent und Tonlage als auf den Inhalt Ihrer Worte. Eine tiefe, männliche Stimme spricht Frauen am meisten an. Hohe, gepresste Stimmen sind besonders unattraktiv, weil sie kindlich wirken. Menschen mit kindlichen Stimmen nehmen wir tendenziell als schwach und inkompetent wahr. Ein Typ, der sich anhört wie Mickey Mouse, kann einfach kein Sexsymbol sein, zumindest nicht in meinen Augen und in denen der meisten Pin-ups in meinem Bekanntenkreis auch nicht.

!

»Alle wirklich großen Liebhaber können sich gut ausdrücken, und die Verführung mit Worten ist der sicherste Weg der Verführung.«
Marya Mannes

Obwohl nur wenige Männer mit der Stimme eines Radiosprechers gesegnet sind, haben auch nur wenige eine wirklich hässliche Stimme. Die meisten von ihnen können ihre

Stimme anhand einiger einfacher Regeln verbessern. Hier ein paar Tipps, wie Sie am Klang Ihrer Stimme arbeiten können:

Tiefe Atmung

Eine gute Stimme braucht viel Luft, und die bekommt sie durch eine tiefe Atmung. Die meisten Menschen atmen jedoch viel zu flach und füllen dabei ihre Lungen nur zu einem Bruchteil. Eine Stimme ohne Luft klingt monoton und dünnt zum Satzende hin aus. Außerdem sprechen viele Leute zu schnell, wodurch sie nervös wirken. Um Ihre Stimme kräftiger und erotischer klingen zu lassen, müssen Sie darauf achten, mit dem Zwerchfell zu atmen.

Legen Sie einmal Ihre Hand auf Ihr Zwerchfell. Dann atmen Sie tief ein und beobachten, ob es sich bewegt. Um sich klarzumachen, wie sich eine Zwerchfellatmung anfühlt, heben Sie die Arme über den Kopf oder legen Sie sich aufs Bett. In diesen Stellungen können Sie nur mit dem Zwerchfell atmen. Stellen Sie sich eine Unterhaltung mit einem Mädchen vor, das Sie interessiert, und probieren Sie dabei Ihre neue tiefe Stimme aus, die auf dieser tieferen Atmung aufbaut. Bald wird es sich ganz natürlich für Sie anfühlen.

Achten Sie auf die Tonlage

Beobachten Sie einmal, wie sich während des Sprechens Ihre Tonhöhe verändert. Singen Sie all ihre Lieblingslieder, aber eine Oktave tiefer – das kann Ihnen zu einer tieferen Stimmlage verhelfen. Wenn Menschen nervös werden, sprechen Sie schneller und mit einer höheren Stimme. Achten Sie also ganz besonders auf die Tonlage, wenn Sie sich gestresst oder ängstlich fühlen. In solchen Momenten müssen Sie bewusst langsam sprechen und zwischen den einzelnen Sätzen kurze Pausen einlegen. Diese Pausen verbessern die Wirkung Ihrer Sprechweise enorm. Am besten pausieren Sie am Ende eines Satzes oder eines Gedankens für ein oder zwei Sekunden. Diese Pausen helfen Ihnen außerdem dabei, solche Füllwörter wie »ähh« zu vermeiden. Und Sie geben Ihnen genug Zeit, Ihre Sätze gedanklich vorzuformulieren und so überzeugender zu wirken. Aber sprechen Sie bitte nicht so langsam, dass Ihre Gesprächspartner anfangen, Ihre Sätze für Sie zu beenden.

Haltung ist alles

Nicht nur die richtige Atmung und Pausen sind wichtig, auch Ihre Haltung verdient einige Aufmerksamkeit. Wenn Sie in sich zusammensacken, werden Ihre Lungen zusammengedrückt und können sich nicht frei entfalten.

Gestikulieren Sie dagegen beim Sprechen, können Sie mehr Luft aufnehmen und Ihre Stimme wird sofort enthusiastischer klingen. Italiener etwa untermalen ihre Reden gerne mit expressiven Gesten, das könnte das Geheimnis ihrer sexuellen Anziehungskraft sein. Führen Sie einfach ein paar Fantasiegespräche mit Ihrer Traumfrau und kontrollieren Sie dabei im Spiegel, wie Sie Ihre Hände und Finger am besten mit einbeziehen.

Flüssigkeitszufuhr

Bekommen Sie leicht einen trockenen Mund, wenn Sie nervös sind, dann trinken Sie viel Wasser oder kauen Sie vorher einen Kaugummi. Vermeiden Sie Getränke mit Koffein, denn die entziehen Ihrer Kehle nur Feuchtigkeit. Auch Milchprodukte sollten Sie lieber meiden, denn die fördern die Schleimproduktion, sodass Sie sich ständig räuspern müssen. Ja, ganz genau - das heißt, dass Sie sich Ihre Latte Macchiato vor dem nächsten Beutezug lieber verkneifen.

Deutliche Aussprache

Es ist ungeheuer wichtig, dass Sie die Worte deutlich aussprechen. Ein nuschelnder Mann wirkt auf Frauen dümmlich und uninteressant, und die meisten werden sich nicht sonderlich bemühen, aus seinem Gemurmel doch noch schlau werden zu wollen. Nuscheln ist außerdem ein Zeichen von Nervosität oder mangelndem Selbstbewusstsein, und wir werden später noch einmal darauf zu sprechen kommen, wie abturnend das auf Frauen wirkt. Neben einer deutlichen Aussprache möchte ich Ihnen auch noch ans Herz legen, auf eine modulierte Stimme zu achten und auf keinen Fall monoton daherzuleiern. Worte können Farbe, Enthusiasmus und Leidenschaft vermitteln, wenn man nur mit klarer und melodiöser Stimme spricht.

Arbeiten Sie an Ihrer Stimme

Natürlich können Sie nicht erwarten, von einem Tag auf den anderen eine erotische Stimme zu bekommen. Sänger und öffentliche Redner verbringen Stunden, Wochen, manchmal auch Jahre mit der Entwicklung ihrer Stimme, also sollten Sie sich auch die Zeit gönnen, etwas für Ihre zu tun. Und etwas Geduld haben. Eine gute Übung besteht darin, sich ein

Buch zu besorgen – einmal die gedruckte Version und einmal das Hörbuch (vergewissern Sie sich aber vorher, dass der Sprecher des Hörbuchs eine tiefe, männliche Stimme hat). Dann nehmen Sie Ihre Stimme auf, während Sie aus dem Buch vorlesen. Hinterher vergleichen Sie Ihre Aufnahme mit der professionellen. Versuchen Sie, Tonlage, Tempo und Aussprache des Sprechers nachzuahmen. Dieselbe Übung können Sie auch mit Nachrichtensprechern durchführen. Wenn Sie trotz allem Üben immer noch stottern und nuscheln, eine zu hohe Tonlage oder einen zu starken Akzent oder Dialekt haben, suchen Sie sich einen Logopäden. Auch der Besuch eines Schauspielkurses kann Ihre Stimme schulen – und ganz nebenbei können Sie dort auch noch ein paar heiße Möchtegern-Schauspielerinnen kennenlernen.

Tipp Nummer 3

Sie machen Ihre Stimme für Frauen attraktiver, wenn Sie sich um eine tiefe Stimmlage bemühen und langsamer und melodiöser sprechen. Sollten Sie nicht wissen, wie sich Ihre Stimme für andere anhört, suchen Sie sich einen Logopäden, der Sie coachen kann.

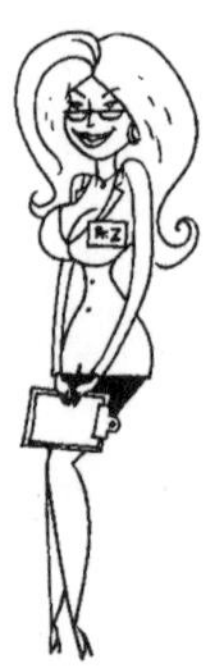

So klingt Ihre Stimme sexy

Problem	***Lösung***
hohe Tonlage	Pausen machen, langsamer sprechen
nuscheln	jede Silbe klar und deutlich artikulieren
Nervosität	langsamer reden
trockener Mund	Wasser trinken, Kaffee meiden
monotone Stimme	tief atmen
Heiserkeit	Halspastillen lutschen

Zeigen Sie Ihr Prachtgefieder!

»Nur selten erkennen die Menschen Beredsamkeit, wenn sie in einem ärmlichen Gewand daherkommt.«

JUVENAL

»Kleider machen Leute. Nackte Menschen haben wenig bis überhaupt keinen gesellschaftlichen Einfluss.«

MARK TWAIN

»Finde zunächst heraus, wer du bist, und schmücke dich dann entsprechend.«

EPIKTET

»Man sollte entweder ein Kunstwerk sein oder ein Kunstwerk tragen.«

OSCAR WILDE

Haben Sie sich schon einmal gefragt, warum die Pfauenmännchen solche prachtvollen Schwanzfedern haben, die sie zu einer leichten Beute für Raubtiere machen? Darwin hatte richtig kombiniert: um die Pfauendamen zu beeindrucken.

Jungs, auch wenn ihr es nicht gerne hört: Klamotten sind wichtig! Vielleicht trifft es heutzutage nicht mehr ganz so zu, dass Kleider wirklich »Leute machen«, aber ganz bestimmt helfen sie dem Mann beim »Beute machen«! Untersuchungen zeigen immer wieder, dass es für den ersten Eindruck ganz entscheidend ist, was der Mann trägt. Während Männer eher vom Körper und Gesicht einer Frau angezogen werden, ist es wahrscheinlich, dass Frauen ihr Gegenüber eher nach seiner Kleidung beurteilen. In einer Studie wurden Männern und Frauen Bilder von Vertretern des jeweils anderen Geschlechts gezeigt. Manche trugen Designerklamotten, andere billigere oder geschmacklose Kleidung.[12] Die Frauen mussten Auskunft darüber geben, ob sie die Männer auf den Fotos als begehrenswerte Partner einschätzen, und beantworteten dazu eine Reihe von Fragen wie: »Wen würden Sie am ehesten heiraten?«, oder: »Mit wem würden Sie am ehesten einen One-Night-Stand erleben wollen?« Die Antworten der Frauen korrelierten in hohem Maße mit der Kleidung der fotografierten Männer – sowohl für kurz- als auch für langfristige Kontakte bevorzugten die Frauen eindeutig die besser gekleideten Herren.[13]

Die Jungs können es immer kaum glauben, wenn ich Ihnen von solchen Untersuchungen erzähle. Da sie selbst nur wenig bis gar kein Augenmerk darauf legen, was die Frau trägt (es darf gern von H&M sein, solange sie nur sexy darin aussieht), können sie sich auch nur schwer vorstellen, dass ihre Kleiderwahl so wichtig für die Damenwelt ist. Dieser Unterschied zwischen den Geschlechtern ist darauf zurückzuführen, dass eine Frau sich wesentlich mehr Gedanken über die wirtschaftliche Situation eines Mannes macht als umgekehrt. Obwohl die meisten Frauen leicht in der Lage sind, für sich selbst zu sorgen, hat die Evolution das weibliche Gehirn so programmiert, dass es an einem Mann die Symbole für Wohlstand scannt, denn daran lässt sich ablesen, ob er für ihren Nachwuchs sorgen könnte. Auch wenn die Frau selbst genügend Geld zur Verfügung oder es ohnehin nur auf einen One-Night-Stand abgesehen hat, schätzt sie den Mann unbewusst als potentiellen Versorger ihres etwaigen Nachwuchses ein.

Ziehen Sie sich also gut an, und überlisten Sie Ihre Traumfrau mit Hilfe ihrer evolutionären Programmierung! Schuhe sind übrigens besonders wichtig, wenn Sie eine heiße Frau beeindrucken wollen. So gut wie alle Frauen lieben Schuhe, und vor allem die erotischsten von ihnen haben eine unüberwindliche Schwäche für sündhaft teure Treter.

!

Ziehen Sie sich modisch an und/oder in Übereinstimmung mit Ihrem gewählten Prototyp.

Auch die Farbe Ihrer Kleidung kann entscheiden, wie Ihr weibliches Gegenüber Sie wahrnimmt. Sozialpsychologen, die die Wirkung von Farben untersucht haben, kamen zu dem Schluss, dass schwarz gekleidete Menschen eher als aggressiv oder maskulin eingestuft werden.

Wie sollte sich das auf die Wahl Ihrer Garderobe auswirken? Wenn Sie tendenziell eher als sanft, schüchtern oder sensibel eingeschätzt werden, könnte Ihnen schwarze Kleidung einen etwas maskulineren Touch verleihen. Sind Sie eher der Macho-Typ und etwas raubeinig im Umgang mit Frauen, kann ein weißes Hemd helfen, Ihre Persönlichkeit etwas weicher erscheinen zu lassen. Jede Farbe hat eine ganz spezielle Wirkung.

> *»Im Zweifelsfall – immer Rot tragen!«*
> Bill Blass

Schon zu Urzeiten benutzte der Homo sapiens rote Ockerfarbe, um sich zu schmücken. Rot ist die Farbe der Leidenschaft und der Sinnlichkeit, und man hat herausgefunden, dass ihr Anblick den Pulsschlag und die Atemfrequenz steigert. Rot wird oft in Restaurants eingesetzt, weil die Farbe als appetitanregend gilt. Da es eine sehr gefühlsintensive Farbe ist, heben Sie sich damit von der Menge ab und ziehen ganz besondere Aufmerksamkeit auf sich. Stoppschilder, Bremslichter und Feuerwehrautos sind rot, weil man sie so am ehesten wahrnehmen kann. Kein Wunder, dass rote Autos auf Diebe – und auch auf Polizisten – besonders anziehend wirken! Rot löst bei den meisten von uns lebensbejahende, positive Assoziationen aus – schließlich ist ja auch unser Blut und unser Herz rot.

> *»Im Zweifelsfall – immer Blau tragen!«*
> Dr. Z

Blau, die Farbe des Himmels und des Meeres, ist in allen Schattierungen beliebt, bei Männern und Frauen gleichermaßen. Untersuchungen haben gezeigt, dass Frauen sich verstärkt zu blau gekleideten Männern hingezogen fühlen. Diese Farbe gilt oft als Gegenpol zu Rot und sorgt für eine gegensätzliche psychische Reaktion. Friedliches, heiteres Hellblau regt den Körper zur Bildung von beruhigenden chemischen Substanzen an. Aber Vorsicht – Blau ist auch eine kalte Farbe, und dunkleres Blau kann Sie leicht unterkühlt und ernst wirken lassen.

Grün, die Farbe der Natur, steht für Ruhe und Gelassenheit. Es heißt, dass sie für die Augen besonders angenehm ist und sogar die Sehfähigkeit verbessern kann. Fernsehsender und Krankenhäuser setzen diese Farbe gern in ihren Räumen ein, um die Menschen zu beruhigen. Hellgrün ist die Farbe des Frühlings und symbolisiert damit Jugend, Energie und Paarungsbereitschaft. Vielleicht haben die Bräute im Mittelalter Grün deswegen als Symbol für ihre Fruchtbarkeit getragen. Dunkelgrün ist männlicher, aber auch altmodisch, es wird oft mit Reichtum und Weisheit assoziiert.

Braun ist eine erdige Farbe, die Friedfertigkeit und Solidität suggeriert. Angeblich ist sie bei Männern beliebter als bei Frauen, aber zufällig ist es auch meine Lieblingsfarbe bei meiner Herbst- und Wintergarderobe. Hellbraun deutet auf Tiefe, Reife und Echtheit hin, während zu viel Dunkelbraun in Ihrer Kleidung Sie leicht älter aussehen lässt – Holz, bearbeitetes Leder, Erde und vertrocknete Blätter sind ja auch braun. Braune Kleidung sieht großartig aus, wenn man sie im Herbst und Winter mit Orange- und Rottönen kombiniert, beziehungsweise im Sommer mit Blau und Türkis. Ich fahre total auf Typen ab, die sich mit braunem T-Shirt, hellblauer Jeans und einem breiten Ledergürtel mit Türkisschnalle diesen wunderbar indianischen Look geben.

Gelb und Orange sind die Farben der Sonne und des Feuers. Gelb erregt Aufmerksamkeit, und man hat festgestellt, dass es den Metabolismus anregen kann. Es erhöht die Wachsamkeit und Konzentration, weswegen es zum Beispiel gerne für Post-it-Zettel eingesetzt wird. Während ein hellgelbes Outfit den Träger fröhlich und optimistisch aussehen lässt, kann Knallgelb aufdringlich und irritierend wirken. In Untersuchungen hat sich gezeigt, dass Menschen, die sich in gelben Zimmern aufhalten, eher die Beherrschung verlieren und weinende Babys schwerer zu beruhigen sind. Auch Orange sollte nur sparsam in Ihrer Garderobe auftauchen. Mit einem Farbtupfer hier und da zeigen Sie, dass Sie geistreich und spritzig sind, aber zu viel des Guten lässt sie reizbar und bedrohlich wirken.

Die Mischung aus Schwarz und Weiß ergibt Grau, eine Farbe mit leicht mysteriösem Touch. Ein Mann in Grau kann sowohl richtig tough als auch richtig nett sein, und die Frau darf raten – was manchmal nicht das Schlechteste ist. Grau können Sie bedenkenlos mit allen anderen Farben kombinieren.

Violett steht für das Königliche, für Wohlstand und Raffinesse, es lässt an Ritter und Duelle denken. Doch da Violett in der Natur selten vorkommt und mit Alter und Status assoziiert wird, könnten Sie darin ein bisschen gekünstelt und prätentiös wirken. Diese Farbe sollte Ihr Outfit niemals dominieren.

Auch wenn Sie großartig gebaut sind, sollten Sie – zumindest außerhalb von Fitness-Studio und Strand – eher im Anzug als im Muskelshirt auftreten. Im Gegensatz zu den Herren der Schöpfung, die das andere Geschlecht gerade in provokativer Kleidung mögen, finden Frauen Männer in engen oder knappen Outfits weniger attraktiv – eine spärliche Bekleidung signalisiert ihnen, dass der Mann nur auf schnellen Sex aus ist.

Kaufen Sie bei Designer-Outlets ein, dann können Sie sich gut anziehen, ohne dabei arm zu werden. Dort finden Sie nicht nur unglaublich günstige Designerstücke, sondern auch sexy Frauen auf Schnäppchensuche. Ein weiterer Vorteil der Outlet-Stores ist, dass Sie nicht fortwährend von aufdringlichen Verkäufern belästigt werden. Sie können bei der Anprobe eine Riesenunordnung veranstalten und müssen nicht befürchten, dafür tadelnde Blicke von einer arroganten, zickigen Verkäuferin zu kassieren.

Gerade auf Grund ihres Mangels an Verkaufspersonal bieten diese Outlet-Stores die beste Gelegenheit, Frauen kennenzulernen. Wenn Sie eine heiße Frau erspähen, probieren Sie schnell eine Jacke an und fragen Sie sie, was sie davon hält. Ihre Chancen stehen gut, dass sie bereitwillig ein Geschmacksurteil abgibt. Damit demonstrieren Sie, dass Sie ein modebewusster Mann sind, der mit einer Frau wie ihr jede Menge gemeinsam hat – und Sie haben keine Hemmungen, sie nach ihrer Meinung zu fragen (das ist ein sehr angenehmer Charakterzug an einem Partner). Außerdem können Sie die Kleider nutzen, um ihre Aufmerksamkeit auf bestimmte Körperteile zu lenken. Wenn Sie schöne Hände haben, bitten Sie sie beim Handschuh-Kauf um ihre Meinung; wenn Sie sie auf Ihre Füße aufmerksam machen wollen, fragen Sie, was sie von den Schuhen hält, die sie gerade anprobieren wollen.

Wie Sie Modebewusstsein ausstrahlen

Zu empfehlen	***Nicht zu empfehlen***
Jeans mit geradem Bein	Bundfaltenhosen
schlichte weiße T-Shirts	fleckige T-Shirts mit blöden Logos
blaues Jackett	Sportklamotten
italienische Schuhe	Turnschuhe
teure Uhr	billiges Armband
coole Baskenmütze	Baseballkäppi verkehrt herum getragen
schöne Krawatte	Fliege
Socken in der Farbe der Hose	weiße Socken zu schwarzer Hose
Bikerlederjacke	Clubblazer
farblich aufeinander abgestimmtes Outfit	Outfit in allen Regenbogenfarben

Es kann natürlich sein, dass Sie nicht gerne Kleidung kaufen gehen. Wenn Sie es wirklich gar nicht abkönnen, besorgen Sie sich einen Stilberater, und sollten Sie sich das nicht leisten können, nehmen Sie eine modebewusste Freundin zum Einkaufen mit.

Wie Sie kleine Schönheitsfehler gekonnt kaschieren

Problem	***Lösung***
dünner Hals	breite Krawatte
dicker Hals	offener Hemdkragen
Bauch	kleine Gürtelschnalle
kräftig gebaut	dunkles Hemd, dunkler Anzug, schmale Krawatte
klein	Nadelstreifen, ausgestelltes Hosenbein
rundes Gesicht	eckige (Sonnen-)Brille
viereckiges Gesicht	runde (Sonnen-)Brille

Tipp Nummer 4

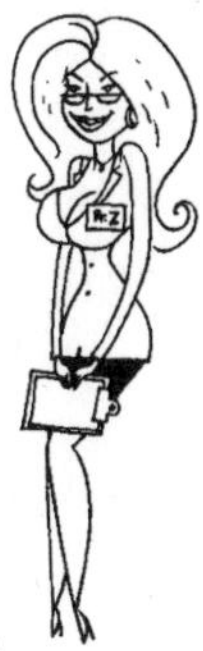

Ziehen Sie sich modisch an. Kaufen Sie in Designer-Outlets, und stimmen Sie die Farbwahl auf Ihren Prototyp ab. Wenn Sie sich nicht entscheiden können, tragen Sie am besten Blau, denn man hat festgestellt, dass Frauen sich am stärksten zu blau gekleideten Männern hingezogen fühlen. Nehmen Sie beim Einkaufen die Gelegenheit wahr, heiße Frauen kennenzulernen: Fragen Sie sie nach ihrer Meinung zu dem Kleidungsstück, das Sie gerade anprobieren.

Selbstbewusstsein – das A und O Ihrer Persönlichkeit

Wie steht es um Ihr Ego?

»Ich habe überhaupt kein Selbstvertrauen.
Wenn ein Mädchen Ja sagt, schlage ich ihr vor,
es sich doch noch mal zu überlegen.«

RODNEY DANGERFIELD

Selbstbewusstsein ist der wichtigste Charakterzug, den ein Mann haben muss, wenn er eine begehrenswerte Frau erobern will. Eine gehörige Portion Selbstvertrauen kann sogar eine ganze Reihe von Defiziten in anderen Bereichen ausgleichen – während Sie ohne Selbstvertrauen überhaupt keine Chance haben werden, sich mit einer richtig heißen Frau zu verabreden. Das liegt daran, dass Selbstvertrauen bei einem Mann von Frauen unbewusst als Zeichen von Männlichkeit interpretiert wird. Sie schließen daraus, dass er sie beschützen und sexuell befriedigen kann, und vielleicht sogar, dass er reich und angesehen sein muss. Ein ebenso zuverlässiges wie mächtiges Aphrodisiakum, das es einem Mann mit durchschnittlichem (oder sogar unterdurchschnittlichem) Aussehen ermöglichen kann, die tollsten Frauen der Welt ins Bett zu kriegen.

Alle *Playmates* oder *Penthouse Pets* in meinem Bekanntenkreis nennen Selbstbewusstsein als wichtigste Eigenschaft oder zumindest als eine der fünf wichtigsten, die sie sich an einem Mann wünschen. Selbstbewusstsein wird im Gehirn von Frauen nicht nur in Männlichkeit umgedeutet – Sie müssen sich vor Augen halten, dass viele von diesen Pinups ein echtes Problem mit ihrem eigenen Selbstbewusstsein haben. Der zupackende, optimistische Typ zieht sie magisch an, denn bei ihm können sie sich anlehnen, und er trifft die Entscheidungen, vor denen sie selbst sich fürchten. Der Traumprinz ist eben ein Prinz – er ist es gewöhnt, die Leute herumzukommandieren und unterwürfige Diener um sich zu scharen. Der selbstbewusste Typ, der nur mit den Fingern zu schnipsen braucht, um die Kellner für ihn springen zu lassen, und der an der Schlange vor dem hippen Nachtclub einfach vorbeigeht und in den VIP-Bereich gewunken wird – der ist für das typische Pin-up wahrhaftig ein Traumprinz.

!

»Macho ist nicht gleichbedeutend mit mucho.«
Zsa Zsa Gabor

Viele Männer versuchen, Selbstbewusstsein vorzutäuschen, indem sie sich draufgängerisch, arrogant und dreist geben, indem sie prahlen oder sich wer weiß wie aufspielen. Doch so ein Verhalten geht gerne nach hinten los, weil diese Strategie des »Überkompensierens« oft durchschimmert. Frauen haben ein zuverlässiges Radar dafür, ob ein Mann versucht, mehr zu scheinen, als er ist. Wie es der Psychologe David Buss ausdrückte: »Frauen können aufgesetztes Draufgängertum meistens von wahrem Selbstbewusstsein unterscheiden. Letzteres ist auf jeden Fall attraktiver.«

Glauben Sie mir, Hunderte von diesen coolen, dummdreisten Typen haben es schon bei mir versucht, und ich habe mich nie mit ihnen abgegeben. Eine durchschnittlich oder unterdurchschnittlich aussehende Frau, die sonst nicht allzu viel männliche Aufmerksamkeit bekommt, können Sie vielleicht täuschen, aber eine wirklich attraktive Frau werden Sie damit nicht hinters Licht führen. Also schicken Sie all die »Flirtcoaches« und »Aufreißergurus« zum Teufel, die Ihnen raten, sich möglichst keck zu geben. Sie sollten echtes Selbstbewusstsein ausstrahlen!

> !
>
> *»Wer Vertrauen in sich selbst hat, gewinnt auch das Vertrauen anderer.«*
> Leib Lazarow

Was ist echtes Selbstvertrauen? Es besteht hauptsächlich darin, dass Sie sich als kompetenten, wertvollen Menschen betrachten, der glaubt, seine gesetzten Ziele auch erreichen zu können. Sie können sich Ihr Selbstbewusstsein zweigeteilt vorstellen: Zum einen ist da Ihre Selbstakzeptanz, zum anderen Ihre Selbstwirksamkeitserwartung. Letzteres bedeutet, dass man glaubt, seine Ziele hartnäckig verfolgen und erreichen zu können, während Selbstakzeptanz das Gefühl beschreibt, wertvoll und kompetent zu sein und sich selbst so annehmen zu können, wie man ist. Die Kombination dieser beiden Faktoren ergibt Ihr Selbstwertgefühl. Studien haben gezeigt, dass Männer mit hohem Selbstwertgefühl tendenziell hübschere Frauen ansprechen und sich mit ihnen verabreden, egal, ob sie selbst gut aussehen oder nicht. Männer mit niedrigem Selbstwertgefühl vermeiden es, attraktive Frauen anzusprechen, weil sie ihre Chancen als gering einschätzen.

Viele Männer unterschätzen sich selbst - und überschätzen das, was sie für die Konkurrenz bei ihrer Traumfrau halten. Wenn man Gruppen von Männern beziehungsweise Frauen die gleichen Fotos vorlegt und sie bittet, die abgebildeten Männer nach ihrem Aussehen einzustufen, schätzen die Männer ihre Geschlechtsgenossen um mindestens 25 Prozent höher ein als die Frauen das tun. Das liegt an ihrer Angst, dass andere Männer besser aussehen und daher auch mehr Chancen bei gut aussehenden Frauen haben könnten.

Tatsächlich halten nicht alle Frauen Ausschau nach Männermodels oder Filmstars. Meist interessieren sie sich eher für einen Mann, der generell - und nicht einmal unbedingt eins zu eins - in ihre *Love Map* passt, und der Eigenschaften zeigt, die darauf hindeuten, dass er ein guter Versorger, Liebhaber und potentieller Kindsvater sein wird. Selbstbewusstsein steht hier an erster Stelle. Jeder Mann, der sich scheut, eine wirklich tolle Frau anzusprechen, weil er sich nicht für attraktiv genug hält, vergibt vielleicht eine Riesenchance.

!

»Sie können glauben, dass Sie es schaffen, und Sie können glauben, dass Sie es nicht schaffen. In beiden Fällen werden Sie Recht behalten.«
Henry Ford

Falsche Annahmen können schnell dazu führen, dass Ihre pessimistischen Prophezeiungen sich ganz von selbst bewahrheiten. Wenn Sie jedoch glauben, dass Sie erreichen können, was Sie sich in den Kopf gesetzt haben – zum Beispiel, bei heißen Frauen zu landen –, dann gehen Sie auch mit aufrechter Haltung und festem Schritt auf die Damenwelt zu, und Sie haben alle Chancen, sie vom Hocker zu hauen. Wenn Sie wirklich daran glauben, dass Sie kompetent und wertvoll sind, werden Sie mehr lächeln, eine Frau mit der richtigen Mischung aus Lässigkeit und Interesse behandeln und ihr den Eindruck vermitteln, dass Sie ein Mann sind, der es einfach draufhat. Ein Mann, den sie unbedingt kennenlernen will. Wenn Sie so an sich glauben, wird dieser Glaube Realität.

Robert Greene sagt dazu: »Zeigen Sie unerschütterliches Selbstvertrauen und die Leute werden denken, dass Ihr Selbstvertrauen auf wirklichen Erfahrungen beruht. So sorgen Sie dafür, dass sich diese Prophezeiung bewahrheitet: Ihre Umwelt glaubt so stark an sie, dass man Ihnen hilft, Ihre Visionen zu erreichen. Und bei der kleinsten Andeutung von

Erfolg wird man Wunder, frappierende Macht und wahres Charisma bei Ihnen vermuten«.

> **!** *Sagen Sie sich immer wieder, dass Sie selbstbewusst genug sind, um bei heißen Frauen landen zu können, und Ihre Gedanken werden sich bewahrheiten.*

So bauen Sie Ihr Selbstvertrauen auf

1. Machen Sie eine Liste all Ihrer Stärken

Zählen Sie all Ihre positiven Eigenschaften auf. Denken Sie dabei sowohl an angeborene Talente als auch an sämtliche Komplimente, die Sie jemals bekommen haben, und dazu alles, was Ihnen leicht fällt. Damit meine ich nicht Ihre konkreten Erfolge in der Schule, im Beruf oder im Sportverein, sondern vielmehr die Eigenschaften, die Sie als Person definieren.

Versuchen Sie, aus der folgenden Liste die Charakterzüge auszuwählen, die Sie am besten beschreiben: *liebenswürdig, zugänglich, künstlerisch veranlagt, ruhig, kompetent, fürsorglich, fröhlich, ordentlich, mitfühlend, rücksichtsvoll, selbstbewusst, besonnen, kooperativ, anständig, zuverlässig, treu sorgend, begeisterungsfähig, flexibel, nicht nachtragend, freundlich, großzügig, sanft, authentisch, nett, dankbar, ge-*

sund, hilfsbereit, aufrichtig, interessant, ausgeglichen, loyal, reif, gepflegt, normal, optimistisch, systematisch, leidenschaftlich, geduldig, friedlich, angenehm im Umgang, höflich, stolz, vernünftig, respektvoll, sensibel, sexy, zärtlich, warmherzig.

Auf Ihrer fertigen Liste stehen nun die Eigenschaften, die Sie Ihrer Meinung nach definieren. Halten Sie diese Aufstellung immer griffbereit, und lesen Sie sie häufig durch, um den Glauben an Ihre Stärken zu festigen. Überlegen Sie, wie eine Person mit diesen Eigenschaften handeln und sich benehmen würde, und ahmen Sie dieses Verhalten nach. Halten Sie sich Ihre positiven Eigenschaften immer wieder vor Augen, und versuchen Sie, bei jedem zwischenmenschlichen Kontakt (auch im Internet) etwas davon auszustrahlen. Irgendwann werden Sie glauben, dass Sie wirklich diese Person sind, die Sie immer sein wollten.

2. Lernen Sie, sich bedingungslos so anzunehmen, wie Sie sind

Nach der Rational-emotiven Verhaltenstherapie (REVT) liegt der Schlüssel zum Selbstvertrauen darin, sich selbst bedingungslos anzunehmen. Fast alle Menschen neigen dazu, sich selbst zumindest manchmal auf der Basis des (auch unausgesprochenen) Urteils ihrer Umwelt zu beurteilen. Je nachdem, in welchem Maße wir das tun, beeinträchtigen wir die Unabhängigkeit unserer Gedanken und Handlungen und brauchen die anderen, um unser Selbstwertgefühl aufrechtzuerhalten. Besser wäre es, Sie würden sich sagen, dass keine Meinung für Sie zählt außer Ihrer eigenen. Ob die Frauen Sie nun so sehen, wie Sie sind oder nicht, – solange

Sie sich für einen guten Menschen halten, sind Sie auch einer. Verhaltenstherapeuten nennen das eine »elegante Lösung«, weil Sie sich so unabhängig von den äußeren Umständen Ihres Lebens akzeptieren können.

3. Visualisieren Sie sich als selbstbewussten Menschen, auch wenn Sie sich nicht so fühlen

Gerade wenn Sie sich an manchen Tagen richtig klein vorkommen, kann es hilfreich sein, den Tatsachen mit ein bisschen Schummelei auf die Sprünge zu helfen. Da unsere Stimmungen sich oft unseren Taten anpassen, versuchen Sie in diesem Moment einfach so zu handeln, als wären Sie ein hundertprozentig selbstbewusster Mensch. Dadurch können Sie Ihr Gehirn so überlisten, dass es glaubt, Sie fühlten sich wirklich so selbstbewusst. Die Forschung hat gezeigt, dass man sich automatisch glücklicher fühlt, wenn man sich zu einem Lächeln »zwingt« (*Facial Feedback* heißt diese Theorie). Zu diesem Effekt kommt es, weil es eine direkte Verbindung zwischen Ihren Gesichtsmuskeln und Ihrem Gehirn gibt:[14] Ihre Muskeln schicken an Ihr Gehirn das Signal, dass Sie lächeln. Dieses Verhalten wiederum wird vom Gehirn als positive Stimmung interpretiert. Außerdem haben Wissenschaftler herausgefunden, dass gut gelaunte Menschen kreativer und erfolgreicher bei Problemlösungen sind.[15] Wenn Sie Ihr Gehirn also auf den selbstbewussten Modus programmieren wollen, visualisieren Sie sich als selbstsicheres, glückliches, entspanntes Alpha-Männchen, das die Aufmerksamkeit aller Frauen auf sich zieht, sobald es durch die Tür tritt.

4. Befreien Sie sich von negativen Gedanken und ersetzen Sie sie durch positive

Nach der kognitiven Verhaltenstherapie (KVT) werden negative Gefühle wie zum Beispiel mangelndes Selbstvertrauen von Gedanken begleitet, die diese Gefühle widerspiegeln. Ihre ständige Angst, dass Sie von einer heißen Frau einen Korb bekommen könnten, wird Sie irgendwann glauben lassen, Sie seien einer solchen Frau gar nicht würdig. Diese

Wie Sie negative Gedanken durch positive ersetzen

Negative Gedanken	*Positive Gedanken*
Ich verdiene keine Liebe.	Ich kann Liebe bekommen.
Ich bin wertlos.	Ich bin ein wertvoller Mensch.
Ich werde versagen.	Ich kann Erfolg haben.
Ich bin eine Enttäuschung.	Ich bin okay so, wie ich bin.
Ich halte das nicht aus.	Ich krieg das schon hin.
Ich hätte etwas tun sollen.	Ich habe mein Bestes gegeben.
Ich habe einen Fehler gemacht.	Ich habe etwas daraus gelernt.

Schlussfolgerung mag verständlich klingen, sie ist aber keineswegs rational. Ob diese Frau Sie mag oder nicht, hat oft gar nichts mit Ihnen, sondern nur mit ihr selbst zu tun. Fangen Sie einfach an, Ihre Ängste und negativen Gedanken zu benennen und Stück für Stück durch positive zu ersetzen. Sehen Sie sich einmal die nebenstehende Liste an - vielleicht erkennen Sie darauf ja einige Ihrer eigenen negativen Gedanken (Kognitionen), die Sie dann durch die entsprechenden positiven ersetzen können.

5. Schluss mit »müsste« und »sollte«!

Die Rational-emotive Verhaltenstherapie (REVT) lehrt[16], dass Menschen oft völlig irrationale, unerfüllbare Maßstäbe anlegen, wenn sie sich absolute und rigide Forderungen zu eigen machen: »Ich müsste ...«, »Ich sollte ...« Um zu lernen, sich selbst zu akzeptieren, müssen Sie aufhören, von sich und anderen Perfektion zu verlangen. Also sagen Sie sich nicht mehr länger Sätze wie: »Ich muss das jetzt genau so machen, wie es in diesem Buch stand«, oder: »Sie sollte eigentlich auf diese und jene Art auf mich reagieren«, oder: »Ich hätte sie ganz anders ansprechen sollen.« Solche absoluten Aussagen untergraben nur Ihr Selbstbewusstsein. Niemand ist vollkommen. Akzeptieren Sie, dass Sie immer wieder mal einen Fehler machen werden, und glauben Sie daran, dass Sie am Ende dennoch erreichen, was Sie sich vorgenommen haben. Sagen Sie sich stattdessen, dass es typisch für einen selbstbewussten Mann ist, seine Fehler zu überwinden und an seinem Ziel festzuhalten - und genau so verhalten Sie sich nun auch!

6. Umgeben Sie sich mit positiven, selbstsicheren und erfolgreichen Menschen

Das wird Ihnen bald zur Gewohnheit werden und Ihnen helfen, Ihr Selbstvertrauen zu stärken. Wenn Sie sich eine heiße Frau ausgeguckt haben, die Sie jetzt endlich ansprechen wollen, nehmen Sie doch sicher nicht Ihren selbstmitleidigen, nölenden Kumpel mit, oder? Also versuchen Sie, sich mit der Sorte Männer anzufreunden, die ein ähnlich hohes Selbstwertgefühl wie Sie und eine positive Einstellung zu sich selbst haben. Von solchen Geschlechtsgenossen können Sie auch noch etwas lernen, indem Sie ihnen beim Aufreißen zusehen. Aber hüten Sie sich vor den Mogelpackungen, die nur den Mund aufreißen. Wirklich selbstbewusste Männer müssen andere nicht krampfhaft beeindrucken und prahlen auch nicht mit ihren Eroberungen. Sie reden auch nicht hauptsächlich über sich selbst, wie es überkompensierende Egozentriker tun, sondern äußern sich mit Autorität und Selbstsicherheit zu Themen, die beide Gesprächspartner interessieren. Selbstbewusste Männer sind Männer, vor denen man – und eben auch frau – schnell Respekt hat!

7. Ersetzen Sie universelle Überzeugungen durch situationsbezogene

Wenn wir zu erklären versuchen, warum etwas auf diese oder jene Weise geschehen ist, wählen wir meist zwischen zwei Typen von Antworten. Die eine weist das Ganze einer externen Ursache zu, zum Beispiel: »Sie ist einfach bloß schlecht gelaunt, deswegen hat sie mich ignoriert.« Mit der anderen Erklärung gibt man sich selbst die Schuld und verlegt die

Ursache nach innen, zum Beispiel: »Ich habe Blödsinn gequatscht, deswegen hat sie mich abblitzen lassen.« Wenn Sie sich immer selbst direkt für die Ereignisse verantwortlich machen, werden Sie mit der Zeit nur deprimiert. Außerdem tendieren Sie dann zu der Annahme, dass Misserfolge programmiert sind und machen daraus eine universelle Aussage, statt einfach die Umstände für einen Misserfolg verantwortlich zu machen (situative Erklärung). Eine solche universelle Aussage wiederum liegt dann ihrem nächsten Flirtversuch unbewusst zugrunde - ein Teufelskreis.

In Wirklichkeit werden alle Ereignisse durch eine Kombination verschiedener Faktoren ausgelöst, von denen wir viele nicht beeinflussen können. Akzeptieren Sie das, und geben Sie sich nie selbst die Schuld an Ihren Pleiten - externe, situationsbezogene Faktoren sowie ein schlechtes Timing haben wahrscheinlich auch eine große Rolle dabei gespielt.

8. Ändern Sie Ihre Kontrollüberzeugung – werden Sie Optimist

Während es sehr wichtig ist, sich klarzumachen, dass externe Faktoren großen Einfluss auf den Lauf der Ereignisse haben, ist es genauso wichtig zu glauben, dass auch wir immer noch eine gewisse Kontrolle besitzen. Sie sollten also optimistisch bleiben. Wer glaubt, dass seine Bemühungen Einfluss auf das Ergebnis haben, hat eine internale Kontrollüberzeugung und glaubt eher an seinen Erfolg, arbeitet fleißiger daran und kann seine Motivation aufrechterhalten. Wer dagegen davon ausgeht, dass sein Erfolg hauptsächlich

Glückssache war, vertraut weniger auf seine Fähigkeit, etwas auf die Beine zu stellen.

Wenn Sie sich gegen den Schock einer Zurückweisung immunisieren wollen, arbeiten Sie an Ihrem Optimismus. Sagen Sie sich, dass Ihre Misserfolge nicht die Ergebnisse Ihrer persönlichen Fehler sind, sondern nur einen kleinen Bereich Ihres Lebens betreffen und sich außerdem jederzeit wieder wettmachen lassen. Merken Sie sich: Ihre Misserfolge sind nicht persönlich, tief greifend oder permanent.

9. Vermeiden Sie Vergleiche mit anderen, bei denen Sie schlecht wegkommen

Wir alle sind einmalig mit unseren Stärken und Schwächen – und wir können attraktiv für das andere Geschlecht sein. Tom Cruise und Tommy Lee scheinen es ja perfekt draufzuhaben, heiße Hollywoodschauspielerinnen aufzureißen – aber viele ihrer Beziehungen sind auch gescheitert. Abraham Maslow, der sehr viel zur humanistischen Psychologie beigetragen hat, warnte davor, unvorteilhafte Vergleiche zu anderen anzustellen und sich in seine persönlichen Fehler zu verbeißen.[17] Sie können Maslows Aufforderung folgen und sich selbst verwirklichen, indem Sie Ihre eigenen einzigartigen und kreativen Talente entwickeln. Sehen Sie sich Ihre Liste mit all den positiven Eigenschaften an, und achten Sie nicht mehr darauf, ob andere Männer erfolgreicher wirken. Könnte schließlich genauso gut sein, dass gerade diese Typen die totalen Loser im Bett sind!

10. Haben Sie »Mut zum Sein«

Sagen Sie sich, dass es Ihnen eigentlich egal ist, was andere Leute von Ihnen denken, denn solange Sie Ihrem eigenen Image (eben dieser Liste Ihrer guten Eigenschaften) treu sind, können Sie stolz auf sich und Ihre Taten sein – und das ist alles, was zählt. Haben Sie keine Angst, wenn Sie beim Verfolgen Ihrer Ziele gegen die Konventionen verstoßen. Sie wissen selbst am besten, was gut für Sie ist. Außerdem sind Sie weder durchschnittlich noch würden Sie einfach blindlings das tun, was alle anderen tun. Dieser »Mut zum Sein« wird Sie durch jede Situation tragen, und zwar nicht nur dann, wenn es um Frauen geht. Doch es hat eine nachhaltige Wirkung auf Frauen, wenn sie spüren, dass Sie diesen Mut besitzen. Er ist die emotionale Entsprechung zur körperlich dargestellten Männlichkeit, und die tollsten, beliebtesten Mädchen finden es unheimlich sexy.

Indem Sie sich Ihr Selbstbewusstsein nicht erschüttern lassen und unbeirrt auf Frauen zugehen (auch wenn Sie hin und wieder einen Korb bekommen), heben Sie sich von Ihren zurückgewiesenen Rivalen ab – und das wiederum steigert Ihre Chancen, bei den richtig heißen Frauen zu landen. Ein wirklich selbstsicherer Mann weiß, dass er die Eigenschaften besitzt, die schöne Frauen anlocken und entzücken. Er braucht nur eine Gelegenheit, um sie zu zeigen. Natürlich scheitert auch ein selbstbewusster Mann hin und wieder, vielleicht sogar ziemlich oft, bevor er diese Chance bekommt. Aber ich habe nie einen Mann mit dem wahren »Mut zum Sein« getroffen, der zuletzt nicht doch sein Ziel erreicht hätte.

Tipp Nummer 5

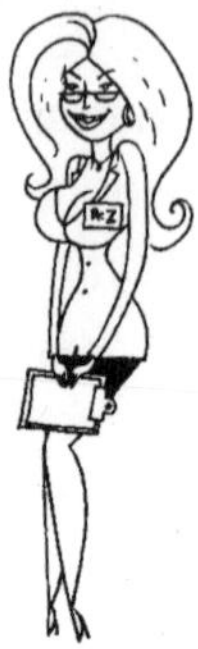

Entwickeln Sie Selbstbewusstsein, indem Sie …

… Ihren »Mut zum Sein« entfalten.
… Ihre positiven Eigenschaften auflisten.
… sich eine internale Kontrollüberzeugung aneignen.
… lernen, sich selbst bedingungslos zu akzeptieren.
… sich als selbstbewussten Mann visualisieren.
… negative Gedanken durch positive ersetzen.
… mit dem ewigen »ich müsste« und »ich sollte« aufhören.
… sich ins Zeug legen, egal wie die Ergebnisse vorerst ausfallen.
… Unsicherheit als Herausforderung betrachten.

Enttarnter Mythos: »Ein schüchterner Typ kann niemals bei richtig heißen Frauen landen.«

Schüchternheit ist kein Hindernis, wenn man tolle Frauen kennenlernen will. »Ein schüchterner Mann ist kein Abturner, obwohl die Dinge durch seine Zurückhaltung sicher nicht leichter werden«, erklärt *Penthouse Pet* Erica Ellyson. »Mein Rat für schüchterne Männer: Frag die Frau nach ihren Interessen, rede über Dinge, die du gern tust, und sei einfach ganz du selbst.« Courtney Taylor schließt sich ihr an: »Schüchternheit kann eine Frau sogar richtig anmachen, solange sie auf Introvertiertheit beruht und nicht auf Unsicherheit. Ich liebe dieses nervöse Geplapper. Wenn so ein Typ auf mich zumarschiert und über irgendetwas total Banales redet, wie ein Komiker, der auf der Bühne loslegt.«

Nach Søren Kierkegaard kann ein Hauch von Schüchternheit sehr verführerisch sein, denn damit unterläuft man die Abwehrhaltung, die sexy Frauen gegenüber dominant und aggressiv auftretenden Männern automatisch an den Tag legen. Stattdessen lullt man sie richtig ein, bis sie sich sicher und geborgen fühlen.

Die Angst vor der Zurückweisung – wappnen Sie sich gegen Körbe

Wie man »korbimmun« wird

»Jeder riskiert, dass die Frau, die er angesprochen hat,
ihn auslacht. Diese Gefahr besteht immer. Riskier es einfach …
und wenn es zum Schlimmsten kommt,
dann lass dich eben auslachen.«

HERMANN HESSE, *Steppenwolf*

Manche Männer, die in anderen Bereichen ihres Lebens sehr selbstsicher sind, werden beim Flirten so hoffnungslos nervös, dass sie zum Schluss alles vermasseln. Ein wenig Angst zu haben, wenn man auf einen fremden Menschen zugeht, ist normal und natürlich, schließlich wissen wir nie, wie derjenige reagieren wird. Wenn Männer davor Angst haben, auf eine fremde Frau zuzugehen, mag das den einen oder anderen evolutionären Grund haben. Vor Urzeiten war es ein gefährliches Unterfangen, sich an eine Frau heranzumachen – schließlich gehörten die meisten der Damen dem Alpha-Männchen der Gruppe. Unsere Vorfahren liefen also Gefahr, attackiert zu werden, wenn sie eine Frau umwarben, die einem anderen gehörte. Obwohl dieses Risiko heutzutage gegen null geht, ist Ihr Gehirn in dieser Situation evolutionsbiologisch auf eine »Fight-or-Flight«-Reaktion programmiert. In Wirklichkeit ist das Schlimmste, was Ihnen passieren kann, dass eine schöne Frau es höflich ablehnt, mit Ihnen zu plaudern. Wir leben in einer zivilisierten Gesellschaft, in der nur wenige Frauen unhöflich reagieren, wenn sie angesprochen werden.

> *Männer sind evolutionsbiologisch darauf programmiert, Angst zu haben, wenn sie Frauen ansprechen.*

Es gibt noch einen weiteren Grund, warum Männer sich fürchten. Psychologen nennen es dysfunktionale oder negative Kognitionen. Beispiele für diese negativen Gedanken: Manche Männer stellen sich immer gleich das schlimmstmögliche Szenario vor und reden sich ein, wie schrecklich es wäre, von einer Frau abgewiesen zu werden. Und sie übertreiben, indem sie sich beispielsweise einbilden, dass alle anderen Männer tausendmal besser Konversation treiben können.

Wenn Ihnen allein bei dem Gedanken, eine tolle Frau anzusprechen, schon der Schweiß ausbricht, dann sollten Sie fleißig das »Umdenken« trainieren. Lernen Sie, diese negativen Gedanken zu identifizieren, die Ihnen in den Sinn kommen, wenn Sie eine heiße Frau sehen. Dann widersprechen Sie ihnen aktiv oder weisen sie mit positiven, logischen Aussagen von sich. Stellen Sie sich vor, Sie wären ein Fluglotse im Tower, der einen Piloten Schritt für Schritt bei der Landung begleitet, oder ein Trainer, der mit einem Sportler eine völlig neue Technik einübt.

Wenn Sie Ihre dysfunktionalen Gedanken von sich weisen, muss Ihr Protest vehement und spezifisch sein. Beschleicht Sie wieder die Angst oder gehen Ihnen Zweifel durch den Kopf, befehlen Sie sich mit einer kräftigen, dominanten Stimme: »Hör sofort auf damit! Du bist okay, und du kannst das. Nur weil du das letzte Mal nicht wusstest, was du sagen solltest, wirst du jetzt nicht wieder gleich aus der Kurve fliegen.« Diese Technik ist als »Gedankenstopp« bekannt. Sie können auch konkrete Gesten mit einbauen, um Ihre negativen Gedankengänge zu stoppen, zum Beispiel mit den Fingern schnippen, pfeifen oder an einem Gummiband ziehen, das Sie sich ums Handgelenk gestreift haben.

Üben Sie das Umgehen mit Ihrer Angst folgendermaßen:

Die »Wie ist die Beweislage«-Übung

Meine Angst lautet:
Ich könnte Mist bauen, wenn ich eine Frau anspreche.
Welche Beweise liegen dieser Annahme zugrunde?
Ich werde nervös und baue eben Mist.
Welche Beweise sprechen für das Gegenteil?
Ich mache nicht unbedingt eine schlechte Figur, nur weil ich nervös bin.
Wo ist überhaupt der logische Zusammenhang?

Wenn ich nervös bin, mache ich eine schlechte Figur.
Gibt es einen direkten kausalen Zusammenhang?
Nein.
Bin ich realistisch oder übertreibe ich gerade?
Na ja, okay, ich übertreibe.
Betrachte ich die Situation mal wieder nach dem Alles-oder-nichts-Schema?
Ja.
Verwechsle ich »möglich« mit »wahrscheinlich«?
Ja. Es ist möglich, dass ich Mist baue, aber nicht unbedingt wahrscheinlich.
Urteile ich nach meinen Gefühlen oder nach den Fakten?
Nach meinen Gefühlen.

Sie können die Angst vor der Zurückweisung auch bekämpfen, indem Sie kurz überlegen, welche anderen Interpretationen die Situation noch zuließe. Wenn Sie am Boden zerstört sind, weil irgendeine heiße Frau Ihre Einladung zum Mittagessen abgelehnt hat, dann versetzen Sie sich doch einfach mal in ihre Lage. Sie könnte Nein gesagt haben, weil Sie einfach nicht ihr Typ sind. Aber wie sähen denn alternative Theorien aus? Sie könnte einen Freund haben oder gerade eine Phase haben, in der sie totalen Männerhass schiebt, oder vielleicht erinnern Sie sie an ihren Vater, mit dem sie zerstritten ist. Sie könnte sich auch einfach unattraktiv fühlen oder bloß einen schlechten Tag haben.

> **!** *Die Gedanken, die wir uns machen, sind für unser Gehirn real, also visualisieren Sie sich einfach als einen Mann, der im Umgang mit Frauen selbstsicher ist.*

Wenn Sie der Herr Ihrer Vorstellungskraft werden, können Sie auch Ihre Angst vor einem Korb in den Griff bekommen. Die Forschung hat gezeigt, dass unser Gehirn nicht zwischen fiktiven und realen Bildern unterscheidet. Was in Ihren Gedanken vorgeht, hält Ihr Kopf für real. Es gibt eine Visualisierungstechnik, die besonders nützlich ist, wenn Sie schon im Voraus nervös werden, zum Beispiel wenn Sie eine Kollegin fragen wollen, ob sie mit Ihnen ausgehen möchte.

Um Ihre Angst zu besiegen, müssen Sie sich ganz bildlich vorstellen, wie Sie auf sie zugehen. Beobachten Sie, wie Sie sich benehmen und reden, und sehen Sie sich die Reaktion Ihrer Kollegin an. Da Sie vorab nicht sagen können, wie ihre Reaktion ausfallen wird, müssen Sie sich anschließend vorstellen, wie Sie sowohl mit einer Zusage als auch mit einem Korb klarkämen. Diese Technik wird auch von vielen Sportlern eingesetzt, die ihre Leistungen verbessern wollen.

Sie können auch auf Ihren Humor zurückgreifen, um die Angst zu überwinden. Untersuchungen haben gezeigt, dass durch Lachen Angst lösende Hormone ausgeschüttet werden. Wenn Sie die Situation zu ernst nehmen, treten Sie innerlich einen Schritt von der Situation zurück und versuchen Sie, daran etwas Komisches zu finden. Sie müssen das Ganze von der Sichtweise eines Pointenschreibers aus betrachten, und dann lachen Sie herzlich darüber.

Viele Männer bekommen in letzter Minute Panik, weil sie glauben, dass Frauen genau sehen, wie nervös sie sind. Vergessen Sie jedoch nicht, dass die Frau nichts von den Selbstzweifeln weiß, die Ihnen durch den Kopf rasen, sie hat keine Ahnung, dass Sie Schmetterlinge im Bauch haben. Ihre Nervosität ist nach außen hin überhaupt nicht so sichtbar, wie Sie glauben. Um genau zu sein, ist ein wenig Nervosität sogar förderlich, um bessere Leistungen zu erzielen - viele Studenten schreiben trotz einer gewissen Prüfungsangst gute Noten.

Erst wenn Sie die imaginäre Bedrohung der Situation in ihrem Kopf so übertrieben groß werden lassen, dass Sie nicht mehr handlungsfähig sind, dann ist Ihre Angst dysfunktional. Vielleicht werden Sie Ihre Scheu beim Ansprechen von Frauen nie ganz loswerden, aber Sie können es durchaus so weit bringen, dass Sie trotz aller Nervosität eine gute Figur machen. Fragen Sie sich: Was ist das Schlimmste, was passieren könnte, wenn ich einen Korb kassiere? Halten Sie sich vor Augen, dass Sie eigentlich nur Ihre Furcht zu fürchten haben. Hier ist noch eine Übung, mit der Sie dieses Katastrophendenken, die Übertreibungen und die Schwarzmalerei überwinden können.

Die »Na und?«-Übung

Ich befürchte, dass Folgendes passiert:
Sie wird mich auslachen.
Und was wäre, wenn das passiert?
Dann schäme ich mich in Grund und Boden.
Was tue ich dann?
Dann gehe ich zurück zu meinen Freunden.
Und dann?
Dann machen die sich auch noch über mich lustig.
Und was wäre, wenn das passiert?
Dann fühle ich mich richtig besch…
Was tue ich dann?
Ich komme darüber hinweg.
Was ist also das Schlimmste, was mir passieren könnte?
Dass ich einen Korb bekomme und man mich auslacht.

Machen Sie diese Übung oft, setzen Sie als Antworten Ihre persönlichen Ängste und Befürchtungen ein, und Sie werden erkennen, dass ein Korb kein Weltuntergang ist. Er wird Sie nicht umbringen, und Sie kommen schnell darüber hinweg.

!

»Lachen Sie über sich selbst, aber stellen Sie sich nie ernsthaft in Frage. Seien Sie tollkühn. Wenn Sie wirklich zu einem Abenteuer aufbrechen wollen, setzen Sie alles auf eine Karte. Haben Sie den Mut, in unerforschte Gebiete vorzudringen.«
Alan Alda

Die Kontrolle über seine negativen Gedanken zu erlangen, ist nur der erste Schritt auf dem Weg zur Korbimmunität. Der nächste Schritt besteht darin, durch Übung Ihre Angst vor der Ablehnung zu überwinden. Ums Üben kommen Sie nicht herum. Je öfter Sie es versuchen, umso wahrscheinlicher wird es, dass es Ihnen gelingt. Die meisten Männer finden es am schwersten, Ihr Selbstvertrauen aufrechtzuerhalten, nachdem Sie bei einer Frau abgeblitzt sind. In einer Studie wurde beobachtet, dass Männer, die mit ihren ersten Anläufen bei den Frauen scheiterten, bei den folgenden Annäherungsversuchen immer weniger Selbstvertrauen an den Tag legten. Der psychologische Effekt der Zurückweisung bestand darin, dass die Männer sich blamiert fühlten und Feindseligkeit und Ablehnung verspürten, woraufhin sie sich dann auf weniger attraktive Frauen konzentrierten.[18]

Albert Ellis, der Begründer der Rational-emotiven Verhaltenstherapie, behauptet, seine Angst vor Verabredungen überwunden zu haben, indem er einfach Hunderte von Frauen auf der Straße ansprach. Um seine Patienten ebenfalls von Ihrer Angst zu befreien, trug er ihnen auf, auf der Straße auf wildfremde Personen zuzugehen und zu sagen: »Ich komme gerade aus der Psychiatrie – können Sie mir wohl sagen, wie spät es ist?« Oder sie mussten noch peinlichere Dinge tun, zum Beispiel im Park eine Banane an der Hundeleine Gassi führen, sich dann auf eine Bank neben eine attraktive Frau setzen und so tun, als würden sie die angeleinte Banane mit einer Banane füttern. Der Witz an diesen Übungen ist die Erfahrung, dass Peinlichkeiten lange nicht so katastrophal sind, wie wir glauben. Die meisten von Ellis' Patienten merkten, dass sie durch häufiges Üben immer weniger Angst und immer mehr Belustigung empfanden. Tatsächlich fiel ihnen sogar auf, dass sich die Passanten bei diesen bizarren Aktionen viel weniger wohl zu fühlen schienen als sie selbst!

Natürlich müssen Sie jetzt keine Banane an der Hundeleine Gassi führen, um zu lernen, wie man Frauen anspricht (obwohl das sicher guten Gesprächsstoff abgeben würde!). Wenn Sie sich gegen Körbe immunisieren wollen, müssen Sie langsam und systematisch vorgehen und in weniger stressigen Situationen mit dem Üben beginnen. Fangen Sie am besten damit an, dass Sie mit allen möglichen Leuten sprechen: mit dem Hermes-Boten, dem Kellner, dem Mann, der neben Ihnen parkt, alten Damen, die mit ihren Hunden spazieren gehen, Supermarktkassierern etc. Lächeln Sie und geben Sie einfach einen Kommentar ab – irgendeinen. Meistens lächeln diese Fremden dann zurück und antworten irgendetwas.

Sobald Sie sich im Umgang mit Kellnern und alten Damen sicher fühlen, fangen Sie mit durchschnittlichen oder unterdurchschnittlich aussehenden Frauen an. Probieren Sie einfach einmal, ein paar nette Worte mit einer Sitznachbarin oder mit der Starbucks-Angestellten zu wechseln. Sie muss keine Schönheit sein, und Sie müssen sie nicht aufreißen und ausführen – versuchen Sie einfach nur, für fünf Minuten ihre Aufmerksamkeit zu fesseln. Wiederholen Sie das Ganze bei einer anderen Frau und dann wieder bei einer anderen, bis Sie irgendwann das Gefühl bekommen, dass Sie mit jeder Frau reden können. Dann bitten Sie das Starbucks-Mädchen um ein Date und beobachten, wie das Gespräch verläuft. Jedes Mal, wenn Sie Erfolg hatten, wird es ein bisschen einfacher, und die Erinnerungen an Ihre Erfolge helfen Ihnen bei der Planung der nächsten Schritte. Wenn Sie glauben, den Bogen endlich rauszuhaben, können Sie sich an das Super-Pin-up heranmachen, auf das Sie schon länger ein Auge geworfen haben.

Entmystifizieren Sie den Sexappeal

Wenn Sie furchtlos auf heiße Frauen zugehen wollen, müssen Sie die Macht brechen, die deren Aussehen über Sie hat. Sie müssen die Schönheit entmystifizieren. Eines der wichtigsten Prinzipien beim Ansprechen von und Ausgehen mit schönen Frauen lautet: Lassen Sie sich nicht von ihrer Schönheit einschüchtern. Verhalten Sie sich so, als wären Sie von ihrem Sexappeal völlig unbeeindruckt. Bizarrerweise fühlen sich tolle Frauen gerade zu solchen Männern hingezogen. Sobald eine heiße Frau merkt, dass einer nicht vor ihrem Sexappeal in die Knie sinkt, fühlen sie sich wie eine frustrierte Fee, die entdeckt hat, dass ihr Zauberstab nicht immer funktioniert - und sie wird unbedingt das Herz dieses Mannes erobern wollen, um sich zu beweisen, dass sie ihn doch verzaubern kann. Wenn eine solche Frau merkt, dass Sie bei ihrem Anblick ganz weiche Knie kriegen, sind Sie keine Herausforderung mehr für sie. Dann sind Sie einfach nur wie all die anderen spitzen Typen, die hinter ihr herlaufen wie hungrige kleine Welpen. Doch je mehr Sie sich als Frauenkenner darstellen, umso größer wird Ihre Anziehungskraft auf sie sein. Ein Frauenkenner ist jemand, der schon genügend andere brandheiße Damen hatte und Schönheit wirklich schätzen kann - ohne sich von ihr blenden zu lassen. Ihre Haltung sollte sagen: »Ich bin schon mit vielen schönen Frauen ausgegangen und bevorzuge Schönheit mit Substanz. Egal, wie großartig du aussiehst, ich werde mich nicht weiter auf dich einlassen, wenn du mir nicht zeigen kannst, dass du mehr draufhast.«

Wenn Sie aus dieser Position heraus agieren, überlassen Sie es ihr, Ihnen mehr von sich zu zeigen als nur ihren Sexappeal. Und sollten Sie die Dame auch atemberaubend schön finden, zeigen Sie ihr nicht, wie hingerissen Sie sind. Tun Sie es doch, verlieren Sie die Kontrolle über die Situation und geben der Frau von Anfang an zu viel Macht. Statt sich als Mann von Welt zu präsentieren, der schon mehr als eine heiße Braut ausgeführt hat und weiß, wie man sie befriedigt, erscheinen sie dann wie ein tölpelhafter Novize.

! *Schönheit liegt im Auge des Betrachters.*

Wenn Sie merken, dass ihre Schönheit und ihr Sexappeal zu massiv auf Sie wirken, halten Sie einen Moment inne und »dekonstruieren« Sie ihr Aussehen. Stellen Sie sich vor, wie sie ohne Make-up aussieht, mit fettigen Haaren, auf der Toilette, beim Pupsen und Nasebohren – glauben Sie mir, so etwas machen auch die heißesten Frauen! Dann gehen Sie innerlich die Stationen durch, die sie durchlaufen hat, um ihr Aussehen zu verbessern. Wenn sie blond ist, hat sie sich höchstwahrscheinlich zumindest hellblonde Strähnchen färben lassen, und wenn das Haar sehr lang ist, trägt sie wahrscheinlich Extensions. Wahrscheinlich benutzt sie Make-up, um ihre Hautunreinheiten zu kaschieren, und Wimperntusche (oder sogar falsche Wimpern), um ihre Augen noch ausdrucksvoller aussehen zu lassen. Stellen Sie sich vor, wie sie in zwanzig, dreißig, vierzig Jahren aussehen wird, wenn ihre Schönheit verwelkt ist und sie nicht mehr dieselbe Wirkung auf Sie haben würde. Was könnte sie Ihnen dann noch bieten? Wenn Sie die Macht der Schönheit erst einmal entmystifiziert haben, wird Ihr Umgang mit Frauen wesentlich ungezwungener werden.

Sobald Sie merken, dass Sie beim Anblick einer sehr attraktiven Frau nervös werden, benutzen Sie diese Visualisierungstechnik. Denken Sie sich einfach, dass Sie nicht mit der heißen Braut reden, sondern mit Ihrer großmütterlichen Nachbarin. Stellen Sie sich ihr strubbeliges graues Haar und ihre schmutzige Schürze vor, während sie Ihnen ihre leicht verbrannten selbstgebackenen Kekse anbietet. Wahrscheinlich haben Sie dann schon einiges von Ihrer Nervosität verloren. Und wenn sie Ihnen am Ende doch einen Korb gibt, dann rufen Sie sich ins Gedächtnis, dass Sie auf jeden Fall ein ernstzunehmender Bewerber sind, und wenn sie Sie nicht mag, passen Sie vielleicht einfach nicht auf ihre *Love Map*.

Tipp Nummer 6

Wie Sie Ihre Angst überwinden und korbimmun werden:

- Hören Sie auf mit dem Katastrophendenken und der Schwarzmalerei.
- Fordern Sie Ihre Angst heraus, indem Sie nach dem logischen Zusammenhang forschen.
- Fragen Sie sich: »Was ist das Schlimmste, was mir passieren kann, wenn ich abgewiesen werde?« Und sagen Sie sich dann: »Na und?«
- Immunisieren Sie sich gegen Zurückweisungen, indem Sie sich mit vielen verschiedenen Frauen treffen.
- Entdecken Sie den komischen Aspekt an einer Angst auslösenden Situation.
- Entmystifizieren Sie die Schönheit, indem Sie sich vorstellen, wie ihre Angebetete in fünfzig Jahren aussehen wird.
- Visualisieren Sie, dass Sie nicht mit einer heißen Braut reden, sondern mit Ihrer Großmutter.
- Üben, üben, üben!

Von coolen Abenteurern und Kavalieren – seien Sie stark, aber einfühlsam

Die Bedeutung des Charakters

»Aussehen interessiert mich nicht, Maestro.
Eine Frau mit Geschmack interessiert sich nur für Talent.«

KATERINA CAVALIERI in *Amadeus*

Neben dem Selbstbewusstsein gibt es noch andere innere Werte, die Frauen anziehen und mindestens genauso wichtig sind wie Ihre äußerlichen Qualitäten. Bei Untersuchungen hat sich herausgestellt, dass Frauen in viel höherem Maße als Männer von sozial wünschenswerten Charaktereigenschaften angezogen werden.[19] Während Männer offensichtlich zwei Listen von Eigenschaften haben, die sie sich bei einer Frau wünschen – auf der einen steht »Aussehen«, und sie betrifft die Frauen, die sie sich nur für einen One-Night-Stand auserkoren haben, auf der anderen steht »Aussehen und Persönlichkeit«, und sie betrifft Frauen, mit denen sie eine längerfristige Beziehung eingehen wollen –, haben Frauen nur eine Liste mit Eigenschaften: Sie wollen einen selbstbewussten, fürsorglichen, intelligenten und verständnisvollen Mann, auch wenn sie nur einen One-Night-Stand mit ihm im Sinn haben.

Diese Schwäche für den »starken, aber einfühlsamen« Mann hat wahrscheinlich evolutionsbiologische Wurzeln, die tief in der weiblichen Psyche verankert sind. In der Zeit der Höhlenmenschen wurden Frauen viel leichter Opfer von Gewalt, daher sahen sie sich nach einem starken, aber gutmütigen Mann um, der ihnen – und ihrem Nachwuchs – Unterstützung und Schutz bieten konnte. Studien haben gezeigt, dass Frauen den nicht-körperlichen Eigenschaften eines potentiellen Partners mehr Gewicht beimessen als Männer. Sie wünschen sich beispielsweise Ehrgeiz, Persönlichkeit und Intelligenz – Züge, die die Überlebenschancen ihres etwaigen Nachwuchses optimieren würden.[20]

Für Sie bedeuten diese Fakten, dass sich höchstwahrscheinlich keine Superfrau in Sie verlieben wird, wenn Sie den grausamen, unsensiblen und labilen Vollidioten geben – ganz egal, wie reich und gut aussehend Sie dabei sein mögen. Aber keine Angst, Sie müssen all diese Qualitäten, die sich Frauen wünschen, gar nicht wirklich besitzen (obwohl Sie natürlich bei begehrenswerten Damen umso höher im Kurs stehen, je mehr davon Sie aufweisen). Sie haben es aber in der Hand, ihre positiven Eigenschaften zu pflegen und nach außen zu tragen.[21]

Humor und Witz

Fast alle Frauen mögen Männer, die lustig und geistreich sind. Tatsächlich hat jedes Pin-up in meinem Bekanntenkreis »Sinn für Humor« unter die gewünschten Top-Eigenschaften aufgenommen. Bei einer psychologischen Studie, bei der man Frauen mit College-Abschluss Fotos von Männern mit witzigen, beziehungsweise todernsten Selbstbeschreibungen vorlegte, wurden die »witzigen« als begehrenswertere Liebespartner eingestuft. Kurz und gut: Wenn Sie sie zum Lachen bringen, haben Sie schon ein paar dicke Pluspunkte auf ihrer Scorekarte.

Warum sind Humor und Witz so wichtig bei der Partnerwahl? Eine naheliegende Antwort lautet: Weil Lachen in uns Endorphine, die Glückshormone, freisetzt. Dann fühlen wir uns prima, und dieses gute Gefühl übertragen wir auf denjenigen, der uns so amüsiert hat. Außerdem bringen wir Lächeln und Lachen mit Wärme, Freundlichkeit und einer gutmütigen Veranlagung in Verbindung – allesamt Eigenschaften, die eine Person liebenswert machen. Wer uns zeigt, dass er die Dinge von der lustigen Seite nehmen kann, verspricht uns auch indirekt, dass er das Leben genießen und Spaß haben kann. Und alle heißen Frauen stehen auf Spaß – manche davon bezeichnen es sogar als das Wichtigste in ihrem Leben! Schlagfertigkeit und Witz ist das Gegenteil von Langeweile, und welche Frau will schon einen Langweiler an ihrer Seite? Zu guter Letzt erfordert eine subtile witzige Bemerkung ein gewisses Maß an Intelligenz, Selbstvertrauen und Spontaneität, auch das Züge, die Frauen an Männern sehr zu schätzen wissen.

Aber was bedeutet Sinn für Humor denn nun wirklich? Wie wir wissen, kann nicht jeder Zoten reißen wie Harald Schmidt, und nur wenige Männer haben Jim Carreys Talent zum Grimassenschneiden. Aber ein paar gute Witze kann sich jeder einprägen – oder sich einfach nur an einige komische Situationen in seiner Vergangenheit erinnern. Wenn Sie es schaffen, sie mit Ihren Geschichten über die Mätzchen Ihres verrückten Bruders oder Ihre etwas dämlichen Freunde zum Lachen zu bringen, hat das zwei nützliche Effekte: Zum einen steigt ihr Endorphinspiegel, zum anderen wird sie ebenfalls beginnen, von ihrer Familie und Freunden zu erzählen.

Sehen Sie es doch mal so: Wenn Sie ihr mitteilen, wie Sie sind, was für Eigenschaften Sie sich bei einer Frau wünschen oder welche Interessen Sie haben, und das Ganze in einem dramatischen, Unheil verkündenden Ton vortragen, stempeln Sie sich in ihren Augen zum waschechten Loser ab. Vermitteln Sie ihr dieselben Informationen jedoch mit einem Schmunzeln oder mit etwas Gelächter, wird sie Sie für einen »echten Mann« halten. Die Art von Humor, um die Sie sich bemühen sollten, ist die, die ihr ein entspanntes und sicheres Gefühl gibt. Verkneifen Sie sich rassistische, sexistische, politische, religiöse oder anzügliche Witze, bis Sie Ihre Angebetete besser kennen. Sonst treten Sie ihr am Ende noch ungewollt auf die Füße.

! *Humor ist ein universeller Anturner für die Frauenwelt.*

Ich glaube, dass Witze auf eigene Kosten immer besser ankommen als solche auf Kosten anderer Leute, denn diese können leicht nach hinten losgehen, wenn Sie Ihre Gesprächspartnerin noch nicht richtig kennen. Natürlich dürfen Sie sie schon necken oder spielerisch ein wenig durch den Kakao ziehen, solange Sie nicht die unsichtbare Grenze überschreiten, hinter der Herabsetzung, Sarkasmus und Zynismus lauern. Obwohl zwischen Humor und Sarkasmus nur eine dünne Trennlinie verläuft, lässt sich Letzteres doch treffend als »Lächelnd verletzen« beschreiben, und verletzend wollen Sie doch nicht sein, oder?

Wie man Humor zeigen kann

Zu empfehlen	*Nicht zu empfehlen*
originell/subtil	abgedroschen/vorhersehbar
auf eigene Kosten	andere Leute herabsetzend
verbal	in Form eines Streichs
neckend	gemein
ironisch	sarkastisch/zynisch

Nur wenige Frauen mögen sarkastische Bemerkungen, vor allem wenn sie mit ihrer äußeren Erscheinung zu tun haben, und ganz besonders, wenn Sie dabei auf künstliche, chirurgisch veränderte oder anderweitig unnatürliche Aspekte ihrer Schönheit abheben. Gehen Sie also auf eine Frau zu, die ein bisschen overdressed ist, und sagen: »Tolles Kleid, das Sie da anhaben – wollen Sie heute noch auf eine Hochzeit?«, dann kommen Sie damit wohl noch durch. Aber ein sarkastisches »Tolles Kleid haben Sie da an – dazu gab es wohl zwei Wassermelonen gratis?« wird Ihnen höchstwahrscheinlich eine glatte Sechs im Zeugnis bescheren.

Großmut und Freundlichkeit

Wenn das Wort »Großmut« Ihnen ein wenig Angst einjagt, stellen Sie sich stattdessen einfach das Gegenteil von Kleinlichkeit vor. Im Wörterbuch wird Großmut definiert als »extreme Großzügigkeit des Geistes« oder »großzügiges Übersehen von Beleidigungen«. Synonyme sind Großherzigkeit, Liberalität und Selbstlosigkeit. Großzügigkeit ist der zentrale Gedanke bei diesem Konzept, und ja, das bedeutet unter anderem auch, dass Sie nicht geizig sein sollten, obwohl die Bedeutung weit über das Materielle hinausgeht.

In einer Studie zeigte sich, dass Männer, die den Frauen teure Getränke spendierten, mehr Erfolg hatten als solche, die billigere Getränke wählten (Longdrinks und Cocktails funktionierten besser als Bier oder Wein). Die Rechnung beim Ausgehen zu übernehmen, viel Trinkgeld zu geben, ihr Parkticket zu zahlen und sie (später) mit netten Geschenken zu überraschen, gehört ebenfalls dazu.

Billig turnt zuverlässig ab. In seinem Buch *Die 24 Gesetze der Verführung* führt Robert Greene »mangelnde Großzügigkeit« unter den abschreckenden Eigenschaften auf, denn »wer in punkto Geld unfähig ist zu geben, ist normalerweise auch unfähig, in anderen Bereichen zu geben ... Versuchen Sie, mehr von Ihrem Geld und von sich selbst zu geben, und Sie werden sehen, wie viel verführerisches Potential in der Großzügigkeit liegt.«

Freundlichkeit steht in direkter Verbindung zu Großmut, manche würden es sogar als einen festen Bestandteil bezeichnen. In einer internationalen Studie stuften Frauen aus allen 37 ausgewählten Kulturen Freundlichkeit als eine der drei wichtigsten Eigenschaften ein, die ein Mann haben sollte (von insgesamt 13 vorgeschlagenen). Und auf dem Fragebogen, den ich an meine Pin-up-Freundinnen verteilt habe, wurde Freundlichkeit fast so hoch bewertet wie Selbstbewusstsein, das als begehrenswerteste Eigenschaft eines Mannes genannt wurde.

Warum ist Freundlichkeit für Frauen so wichtig? Sie signalisiert die Fähigkeit und Bereitschaft eines Mannes, Energie und Ressourcen in sie zu investieren und einfühlsam mit potentiellen Kindern umzugehen, die aus dieser Beziehung entstehen könnten.

Auch wenn eine Frau gar keine langfristige Beziehung oder Kinder im Sinn hat, wenn sie Sie kennenlernt, schwingen diese Themen unbewusst immer mit. Die weibliche Sexualität – und damit das, was Frauen anturnt – steht in sehr enger Beziehung zu ihrem Mutterinstinkt, und im Hinterkopf wird alles, was sie auf sexuellem Terrain (inklusive Verabredungen etc.) macht, letztendlich von ihrem Mutterinstinkt bestimmt, der sich in Millionen von Jahren ausgebildet hat. Vergessen Sie das nie, wenn Sie versuchen, auf eine Frau Eindruck zu machen: Ihre Eignung zum Versorger und Vater ist immer ein Thema, und alles was Sie tun, sollte darauf abzielen, diese Fähigkeiten ihr gegenüber besonders herauszustellen.

Wie zeigt man also Freundlichkeit? Indem man Rücksicht auf die Bedürfnisse seiner Mitmenschen nimmt. In einer Studie, die der Evolutionspsychologe David Buss durchgeführt hat, beschrieben Frauen Folgendes als die effektivsten Taktiken eines Mannes bei den ersten Annäherungsversuchen: gute Manieren zeigen, Hilfe anbieten, mitfühlend und fürsorglich handeln.

Buss kam zu der Schlussfolgerung, dass die Nachahmung der Eigenschaften, die sich eine Frau von einem Ehemann wünscht – also Freundlichkeit und ehrliches Interesse –, auch ein effektives Mittel seien, um Frauen für ein kurzes sexuelles Abenteuer zu gewinnen.

! *Frauen mögen nette, fürsorgliche Männer, also zeigen Sie Ihren Großmut, indem Sie sich wohltätig geben.*

Zu den effektivsten Verhaltensweisen, mit denen ein Mann eine Frau für sich einnehmen kann, gehört es, sich fürsorglich gegenüber Kindern zu verhalten. In einer Studie zeigte man Frauen Dias ein und desselben Mannes in drei verschiedenen

Situationen – erstens allein, zweitens in freundlichem Kontakt mit einem Baby und drittens desinteressiert neben einem schreienden Säugling. Am meisten fühlten sich die Frauen zu dem Mann hingezogen, der sich um das Baby kümmerte.[22] (Wenn man Männern Dias einer Frau in diesen drei Situationen zeigte, fanden sie sie jedes Mal gleich attraktiv.) Sollte sich Ihnen also eine Gelegenheit bieten, vor den Augen attraktiver Frauen zu beweisen, wie fürsorglich Sie mit Kindern umgehen können, dann zeigen Sie es unbedingt.

Eine süße Katze oder ein Hund ist ein großartiges »Requisit«, wenn man Frauen kennenlernen möchte. Das Tier bietet nicht nur Gesprächsstoff, sondern lässt Sie auch als netten, fürsorglichen Kerl erscheinen. Unbewusst wird die Frau natürlich aus der Art, wie Sie sich um Ihr Haustier kümmern, Ihre Eignung für die Vaterrolle beurteilen. Das gibt Ihnen die Chance, Ihren Freundlichkeitsfaktor zu zeigen, ohne dafür gleich eine Windel wechseln zu müssen.

Gelassenheit und Ausgeglichenheit

Auch Gelassenheit ist ein klangvolles Wort, das in Wirklichkeit nichts anderes bedeutet als Ruhe zu bewahren. Wenn sie Gelassenheit besitzen, bleiben Sie cool, wenn ein Rivale Sie beleidigt oder Ihnen einen Drink übers Hemd schüttet, oder wenn ein zerstreuter Verkehrsteilnehmer Sie plötzlich schneidet. Gelassenheit schließt auch Verlässlichkeit, psychische Stabilität und Reife mit ein. In einer internationalen Studie über die Vorlieben der Frauen lagen auf Platz zwei und drei der am häufigsten gewünschten Charaktereigenschaften Zuverlässigkeit und emotionale Stabilität beziehungsweise Reife. Die Forscher kamen zu dem Schluss, dass Frauen durch die Evolution darauf programmiert worden sind, sich Männer mit diesen Eigenschaften auszusuchen, weil ein emotional labiler Mann die Überlebenschancen der Frau verschlechtert hätte. Heutzutage haben Gelassenheit und Zuverlässigkeit aber immer noch dieselbe Anziehungskraft auf Frauen. Ein zuverlässiger, emotional gefestigter, reifer Mann ruft an, wenn er es versprochen hat, und rastet nicht aus, wenn er eifersüchtig ist. Wenn es Probleme gibt, rollt er sich nicht zusammen und nimmt die Embryonalhaltung ein, um darauf zu warten, dass Mama kommt und alles wiedergutmacht. Kurz und gut: Frauen wollen einen erwachsenen Mann, kein weinerliches Kind. Ein Mangel an Gelassenheit oder psychischer Stabilität lässt außerdem einen jähzornigen Charakter vermuten – oder sogar einen potentiellen Stalker. Außerdem wissen Frauen Verlässlichkeit und Stabilität zu schätzen, weil diese Eigenschaften die Vermutung nahelegen, dass der Mann nichts gegen feste Bindungen hat. Frauen hassen Männer mit Bindungsphobie!

!

Zeigen Sie ihr, was für ein stabiler, zuverlässiger, reifer Kerl Sie sind, und die Kurve ihres Interesses wird exponentiell nach oben steigen.

Die Art von Gelassenheit, die Frauen sich von Ihnen wünschen, erreichen Sie durch Selbstsicherheit. Sie müssen daran glauben, dass Sie mit beinahe jeder Situation zurechtkommen. Das heißt nicht, dass Sie James Bond imitieren oder die Coolness in Person geben müssen, wenn Sie von einer Horde bewaffneter Irrer angegriffen werden. Aber Sie sollten doch in der Lage sein, in einem Stau die Nerven zu behalten. Oder daran denken, Ihre Angebetete anzurufen, wenn Ihnen klar wird, dass Sie sich verspäten werden. Viele schöne Frauen heiraten ältere Männer oder gehen zumindest mit ihnen ins Bett – und das liegt nicht nur am Geld. Die Fähigkeit reiferer Männer, die Ruhe zu bewahren und auch in stressigen oder krisenreichen Zeiten besonnen und vernünftig zu handeln, wirkt auf Frauen sehr anziehend!

Ein weiterer wichtiger Schritt auf dem Weg zur Eroberung schöner Frauen besteht darin, dass Sie lernen, Ihr Temperament zu zügeln. Solche Frauen können nämlich besonders heikel auf böse Worte und launige Ausbrüche reagieren. Was in einer normalen Beziehung vielleicht einfach eine Meinungsverschiedenheit wäre, kann bei einem Pinup mit überempfindlichem Ego zu einer Riesenszene ausarten. Deswegen haben Sie die größten Chancen bei ihr, wenn Sie auch im größten Stress und in der heftigsten Auseinandersetzung einen kühlen Kopf bewahren. Es wird sich sehr vorteilhaft für Sie auswirken, wenn Sie ihr vermitteln, dass Sie dazu in der Lage sind. Also versuchen Sie, Mr. Cool zu sein, wann immer sich die Gelegenheit bietet.

Ehrgeiz und Fleiß

Wie bereits erwähnt, müssen Sie keineswegs reich sein oder einen tollen Job haben, wenn Sie mit heißen Frauen ausgehen wollen. Doch die meisten begehrenswerten Frauen wünschen sich einen Mann, der gerne arbeitet, der im Leben vorankommen will, der Ehrgeiz und gewisse Ziele hat. Studien haben gezeigt, dass sich Frauen weltweit zu Männern hingezogen fühlen, die ihre Arbeit gerne tun, sich karrierebewusst verhalten und Fleiß sowie Ehrgeiz an den Tag legen. Wenn Sie also keinen guten Job haben oder sogar arbeitslos sind, sollten Sie Ihrer Angebeteten unbedingt von Ihren Karriereträumen erzählen und davon, dass Sie es gar nicht erwarten können, auf Ihre Ziele hinzuarbeiten.

! *Die Aufmerksamkeit einer Frau lässt sich wunderbar fesseln, wenn Sie ihr von Ihren ehrgeizigen Zukunftsplänen erzählen.*

Es ist immer eine gute Idee, Frauen zu erzählen, was für Ziele Sie sich im Leben gesetzt haben, denn Frauen lieben charismatische Männer. Wenn zu diesen Zielen auch noch gehört, ein netter Mensch zu sein, umso besser, denn dann können Sie gleich doppelt bei ihr punkten. Streben Sie am Ende sogar eine Karriere als Unfallchirurg, Feuerwehrmann, Kinder- oder Tierarzt an, spielen Sie diese Karte unbedingt aus. Sie müssen allerdings keinen großartigen Job haben, um eine Frau zu beeindrucken, Sie sollten nur den Eindruck vermitteln, dass Sie sich für das begeistern, was Sie tun. Sammeln Sie gedanklich sämtliche positiven Aspekte Ihres Berufes, damit Sie sie bei Bedarf leidenschaftlich vortragen können.

Wie man Ehrgeiz demonstrieren kann

Zu empfehlen	*Nicht zu empfehlen*
Ihr Ihre beruflichen Ziele erläutern	Nur über Ihre Arbeit reden
Ihr erklären, dass Sie viel arbeiten	Ihr erklären, dass Ihre Arbeit Ihr Leben ist
Ihr voller Begeisterung von Ihrem Job erzählen	Sich bei ihr über Ihren Job beklagen

Vermitteln Sie ihr nie den Eindruck, sie wären eigentlich ein Stubenhocker, würden nur auf einen Lottogewinn hoffen oder verbrächten Ihre Zeit mit Computerspielen. Wer als Faulpelz rüberkommt, hat seine Chancen auf Verabredungen mit umwerfenden Pin-ups und schönen Frauen schon vergeigt. Da diese Damen in ihrem Narzissmus überzeugt sind, das Beste zu verdienen, und zudem aus einer großen Zahl von Bewerbern wählen können, glauben sie, höhere

Ansprüche an einen Mann stellen zu können. Außerdem werden sie ständig von Männern umworben, die sie nur ausnutzen wollen. Ihre Neigung zum kostspieligen Shopping lässt sie auf einen Mann hoffen, der sich eine solche Frau auch »leisten« kann. Wenn Sie also bei einem Pin-up landen wollen, zielen Sie hoch, und geben Sie ihr zu verstehen, dass Sie bezüglich ihrer Arbeit genauso vom Erfolg träumen wie in Ihrem Privatleben.

Ritterlichkeit und Höflichkeit

Heutzutage wird Ritterlichkeit meist als Aufmerksamkeit und Höflichkeit gegenüber Frauen verstanden. Das schließt auch gute Manieren mit ein - ihr die Tür aufzuhalten, den Stuhl für sie zurechtzurücken, damit sie sich hinsetzen kann, mit dem Essen zu warten, bis sie ihres auch bekommen hat -, all jene Verhaltensweisen also, die bereits für Ihren Vater und Großvater selbstverständlich waren.

Viele Männer gehen fälschlicherweise davon aus, dass es bei emanzipierten Frauen von heute nicht mehr gern gesehen ist, wenn sie sich wie Kavaliere verhalten. Doch die meisten Frauen sehnen sich durchaus nach solchen Höflichkeiten und Aufmerksamkeiten - egal wie emanzipiert oder finanziell unabhängig sie ansonsten sein mögen. Ich gehöre wahrscheinlich zu den leidenschaftlichsten Feministinnen, die Sie sich vorstellen können, doch wenn ein Mann mir nicht die Tür aufhält oder sich auf sein Steak stürzt, während ich noch auf mein Essen warte, turnt mich das vollkommen ab. Wann immer meine Pin-up-Kolleginnen sich über Männer beklagt haben, ging es in den meisten Fällen schlicht und einfach um hässliches Benehmen. Mangelnde Manieren gehen Hand in Hand mit einem Mangel an allgemeiner Höflichkeit, und Frauen mögen nun mal keine unhöflichen Männer. Manche Pin-ups haben mir sogar anvertraut, dass sie einen Mann danach beurteilen, wie er mit seiner Mutter umgeht – daran lässt sich abschätzen, wie viel Höflichkeit und Ritterlichkeit sie als seine Freundin von ihm erwarten können.

Unabhängigkeit und Autonomie

Zweifellos fühlen sich Frauen zu Männern hingezogen, deren Sinn für persönliche Unabhängigkeit sehr ausgeprägt ist. Ein unabhängiger Mann strebt nicht nach der Anerkennung der anderen und ihre Meinung interessiert ihn nicht. Er kann ein Außenseiter sein, ein Nonkonformist oder ein Radikaler, aber ein Jasager ist ein solcher Mann ganz bestimmt nie. Er versucht nicht, sich bei einer schönen Frau einzuschmeicheln, und er hat keine Angst davor, dass es ab und zu eine Meinungsverschiedenheit mit ihr geben könnte. Ein unabhängiger Mann ist für eine Frau attraktiv, weil er nicht an ihr klebt und sich nicht übermäßig besitzergreifend oder eifersüchtig gibt. Ganz sicher wird er nicht glauben, das Monopol auf ihre Zeit zu haben, und deshalb auch nicht wütend werden, wenn sie ab und zu einen Tag mit ihren Freundinnen oder ihrer Familie verbringen will.

!

Zeigen Sie ihr, dass Sie ein selbstständiger Mann sind, der für sich selbst sorgen kann – und für sie.

Andererseits ist es für Frauen einer der übelsten Abturner, wenn Männer zu sehr an ihren Eltern oder anderen Familienmitgliedern hängen. Das bedeutet natürlich nicht, dass es schlecht ist, ein enges, gefühlsbetontes Verhältnis zu seiner Familie zu haben. Wenn aber die Meinung Ihrer Familie bei Ihren Entscheidungen die größte Rolle spielt oder wenn Sie ständig die Zustimmung und den Beifall Ihrer Lieben suchen, dann werden die meisten Frauen Sie als unselbstständigen, schwachen Jammerlappen betrachten. Im Geheimen dürfen Sie sich darüber freuen, dass Sie emotional immer noch an Ihrer Mutter hängen wie an einer Nabelschnur, aber das sollten Sie auf keinen Fall der wunderschönen Frau erzählen, mit der Sie ausgehen wollen.

Intelligenz und Bildung

Obwohl Intelligenz an sich schwerer zu definieren ist als so manche andere Eigenschaft, bevorzugen Frauen eindeutig schlauere Männer. In einer internationalen Studie über die Vorlieben bei der Partnerwahl stellte sich heraus, dass Frauen Ausbildung und Intelligenz an die fünfte Stelle (von

18 vorgeschlagenen Eigenschaften) setzten. Und auch eine Analyse meiner von Pin-ups ausgefüllten Fragebögen zeigte, dass Intelligenz auf Frauen unheimlich attraktiv wirkt.

Der Grund, warum schlaue Männer bei Frauen so hoch im Kurs stehen, ist der, dass Intelligenz sich direkt mit anderen Faktoren in Zusammenhang bringen lässt: ein höheres Einkommen, bessere Vaterqualitäten, mehr Einfühlungsvermögen, eine größere Kommunikationsfähigkeit, ein besseres Urteilsvermögen, ein gewisses soziales Geschick und die Fähigkeit zur Problemlösung. Von den verschiedenen Arten von Intelligenz schätzen Frauen die emotionale Intelligenz am höchsten. Diese setzt sich aus interpersonaler und intrapersonaler Intelligenz zusammen (also einer Mischung aus der Fähigkeit, seine eigenen Bedürfnisse und Wünsche zu verstehen, und der Fähigkeit, die der anderen zu erkennen).

Bildung ist eine Unterkategorie von Intelligenz – hier geht es um erlerntes Wissen. Männer, die sich in vielen Bereichen auskennen und sich mit Leichtigkeit darüber unterhalten können, geben unterhaltsame, interessante Gesprächspartner ab. Und aufregende Frauen stehen auf Männer, die aufregende Dinge zu erzählen haben.

Doch hüten Sie sich davor, das Gespräch vollkommen an sich zu reißen und zu lange über ein Thema zu schwadronieren, das zu komplex für die Frau ist, die Sie gerade beeindrucken wollen (vor allem, wenn sie zwar schön, aber nicht unbedingt die Hellste ist). Wir suchen uns zwar gerne einen Partner, dessen Intelligenz unserer eigenen entspricht oder etwas höher liegt. Wenn Sie aber wesentlich intelligenter wirken als sie, wird das eine Frau sicher abturnen, denn dann kommt sie sich dumm vor. Vergessen Sie nie: Ähnlichkeiten zwischen den Persönlichkeiten der Partner ist der allergrößte Trumpf (dazu später noch mehr).[23]

Wie Sie Ihre Intelligenz am besten zeigen

Zu empfehlen	***Nicht zu empfehlen***
relevante, interessante Dinge erzählen	endlos irgendwelche Fakten aufzählen
ihr etwas erklären	von oben herab belehren
über alles ein bisschen Bescheid wissen	über jedes Thema ein Streitgespräch anfangen

Spontaneität und Risikobereitschaft

Soviel Frauen auch für Zuverlässigkeit übrighaben, finden sie es trotzdem langweilig, wenn ihr Gegenüber immer ganz durchschaubar ist. Unsere Gehirne sind darauf programmiert, langweilige, banale und alltägliche Informationen herauszufiltern. Wer immer überkorrekt, überpünktlich, streng und regelkonform ist, wird die Frau zunächst langweilen, und eines Tages wird sie ihr Interesse ganz verlieren. Spontaneität ist das Gegenteil von Langeweile – Frauen lieben mysteriöse Männer, die sie überraschen und sie immer ein wenig im Unklaren lassen.

Risikobereitschaft steht in direktem Zusammenhang mit dieser Eigenschaft. Deswegen bleiben so viele schöne Frauen auch bei den »bösen Jungs« hängen – weil sie so wagemutig sind. In den meisten Fällen gehören diese Männer in die Kategorie der Rockstars oder Spitzensportler, und sie haben eines gemeinsam: Sie suchen das Außergewöhnliche und gehen gerne Risiken ein.

Ein vieldeutiger Charakter

Wenn sich einige der oben genannten Eigenschaften scheinbar widersprechen, liegt das daran, dass sie zum Teil tatsächlich gegensätzlich sind. Stark, aber einfühlsam, mutig, aber nett, zuverlässig, aber spontan – wer solche widersprüchlichen Eigenschaften in sich vereint, schafft eine gewisse charakterliche Ambivalenz, und diese wiederum verleiht Tiefe und eine geheimnisvolle Aura und sorgt für Überraschungseffekte und Spannung. Robert Greene formuliert es so: »Wenn man Aufmerksamkeit erregen und längerfristig fesseln will, liegt der Schlüssel darin, dass man sich mit einem geheimnisvollen Flair umgibt.« Sie werden ein Rätsel, das sie unbedingt lösen will.

Tipp Nummer 7

Entwickeln Sie die Charakterzüge, die für Frauen attraktiv sind. Seien Sie:

- selbstsicher,
- freundlich,
- klug,
- witzig,
- ehrgeizig,
- cool,
- höflich,
- unabhängig,
- spontan.

Eine gute Mischung aus diesen Eigenschaften verleiht Ihnen die nötige charakterliche Ambivalenz.

Jenseits der Stammkneipe – wo Sie die heißesten Frauen finden

Raus auf die Straße!

»Ich nähere mich ihr nicht, ich streife nur die Peripherie ihrer Existenz ... Das ist das erste Spinnweb, in das sie eingesponnen werden muss ... Wahrscheinlich bemerkt sie unsere wiederholten Begegnungen, wahrscheinlich nimmt sie wahr, dass an ihrem Horizont ein neuer Planet erschienen ist, der plötzlich ihre Umlaufbahn kreuzt, aber sie hat keine Ahnung, welches Naturgesetz hinter dieser Bewegung steht ... Bevor ich zum Angriff übergehe, muss ich mich erst mit ihr und ihrem ganzen seelischen Zustand vertraut machen.«

Søren Kierkegaard, *Tagebuch des Verführers*

»Ich gehe in den Single-Bars von Barhocker zu Barhocker und hoffe, dass ich endlich mal Glück habe. Aber ich finde nie einen Kaugummi unter der Sitzfläche.«

Emo Phillips

Viele Männer klagen, sie würden weder gerne in Clubs gehen, noch oft auf Partys eingeladen werden, sodass sie nicht allzu viele Möglichkeiten hätten, Frauen kennenzulernen.

Diese Aussage spricht von einem Mangel an Fantasie. Es gibt buchstäblich Millionen von attraktiven Frauen vor Ihrer Haustür, und die sitzen nicht den ganzen Tag zu Hause und schmachten nach ihrem Traumprinzen. Nein, die gehen vor die Tür und unternehmen irgendetwas. Wenn Sie sich vorstellen können, was diese Frauen den lieben langen Tag so tun, dann können Sie auch dafür sorgen, dass Sie in ihrem Blickfeld auftauchen. Vielleicht stellt sich ja heraus, dass sie quasi nebenan zu finden sind - oder zumindest in der Einkaufspassage ein paar Blocks weiter.

Tatsächlich ist es ziemlich wahrscheinlich, dass Sie die Frau Ihrer Träume treffen, wenn Sie durch schlichte körperliche Präsenz regelmäßig mit ihr in Kontakt treten. Durch diese Begegnungen werden Sie von einer völlig fremden Person zu jemandem, den man wiedererkennt, zu einem Menschen mit Gesicht (und gerade Frauen fühlen sich immer etwas wohler mit jemandem, den sie zumindest vom Sehen kennen, als mit einem Fremden). Viele der aufregenden Frauen, die ich befragt habe, haben erklärt, dass sie einen Mann am liebsten durch solche zufälligen Begegnungen kennenlernen. Außerdem ist es eine sozialpsychologische Tatsache, dass wiederholter Kontakt mit irgendeinem fast völlig beliebigen Reiz dazu führt, dass man ihn als zunehmend positiv empfindet.

Werbung macht sich unsere Neigung zunutze, wohlwollend auf vertraute Bilder zu reagieren, indem sie uns mit Wiederholungen von Markennamen, Produkten und Bildern von Präsidentschaftskandidaten bombardiert. Wenn

Sie Ihrer Traumfrau also ständig über den Weg laufen, sei es auf dem Unigelände, im Fitness-Studio oder in der Reinigung (rein zufällig oder vielleicht auch nicht), steigt die Wahrscheinlichkeit, dass sie positiv auf Sie reagiert, wenn Sie irgendwann einfach einmal »Hallo!« zu ihr sagen. Wären Sie ein völlig Fremder, der sie in einem Nachtclub anspricht, hätten sie schlechtere Karten. Robert Greene empfiehlt, »immer wieder ›zufällige‹ Begegnungen zu inszenieren, als wären Sie und Ihre Zielperson dazu bestimmt, sich kennenzulernen – nichts ist verführerischer als das Gefühl von Schicksalhaftigkeit.«

> **!** *Eine Reihe von ungezwungenen, zufälligen Kontakten bringt Leute ganz automatisch zusammen.*

Manchmal bietet sich die Nähe von selbst, zum Beispiel wenn die brandheiße Tochter Ihres Stadtviertel-Italieners zu Ihrem großen Glück in den Sommerferien zufällig in der Pizzeria ihres Vaters mithilft. Dann müssen Sie die Gute nur noch einige Male lässig grüßen, bevor Sie sie irgendwann zu einem Drink einladen – zu diesem Zeitpunkt sind Sie für ihre Augen schon eine ganz vertraute Erscheinung.

Doch die physische Nähe lässt sich auch bewusst herbeiführen, und Männer mit internaler Kontrollüberzeugung treffen entsprechende Maßnahmen. Dazu müssen Sie zunächst herausfinden, wo Ihre Traumfrau sich am liebsten aufhält, und sich dann langsam aber sicher zu einem natürlichen Bestandteil dieses Aufenthaltsortes machen. Überlegen Sie sich, wie Ihre prototypische Frau aussieht und wo jemand wie sie wohl am ehesten seine Zeit verbringen könnte. Wenn Sie athletische Frauen bevorzugen, können Sie davon ausgehen, dass Sie sie auf Tennisplätzen, in Fitness-Studios, Eisstadien oder an anderen Orten finden, an denen Sport getrieben wird. Wenn Sie mehr auf den Modeltyp stehen, müssen Sie sich in der Nähe von Schönheitssalons, Nagelstudios, Solarien und Geschäften mit Designerkleidung herumtreiben. Sollten Ihre Interessen mehr in Richtung gebildete Schönheit tendieren, peilen Sie Buchhandlungen, Bibliotheken, das Univiertel oder Museen an.

Als Besucher ihres Lebensraumes haben Sie bereits große Chancen, die entsprechenden Frauen kennenzulernen, aber noch besser ist es, wenn Sie selbst zu diesem Lebensraum gehören. Wenn Sie beide beispielsweise im gleichen Fitness-Studio trainieren, werden Sie häufig Gelegenheit haben, sie zu treffen – aber wenn Sie dort als Trainer arbeiten, steigen Ihre Chancen noch einmal beträchtlich. Dasselbe gilt für den Designerladen: Gut, wenn Sie auch dort einkaufen, aber noch besser, wenn Sie dort verkaufen. Einige meiner Pin-up-Freundinnen haben ihre Friseure oder Stylisten geheiratet – diese Leute haben sie einfach regelmäßig gesehen und sich wohl mit ihnen gefühlt! Wenn Sie das Talent und die Zeit dazu haben, spezialisieren Sie sich auf einem Gebiet, für das sich heiße Frauen interessieren. Werden Sie Fitness-Trainer, Ernährungsberater, Yogalehrer, psychologischer Berater, Schauspiellehrer, Masseur oder Ähnliches. Es ist wichtig, dass Sie sich in die Nähe der Frauen bewegen, die Sie gerne kennenlernen wollen, den Rest können Sie dann dem »Zufall« überlassen.

> **!** *Körperliche Nähe lässt sich herstellen, indem Sie den natürlichen Lebensraum Ihres Prototyps aufsuchen.*

Vielen tollen Frauen widerstrebt es sogar, jemanden näher kennenzulernen, der ihnen nicht zumindest vom Sehen bekannt ist. *Penthouse Pet* Brea Lynn sagt: »Einem Unbekannten würde ich niemals meine Telefonnummer geben. Wenn ich ihn also nicht schon öfters gesehen habe oder er einen Freund von mir kennt, geht gar nichts.« Sie hat ihre Freunde in der Schule, auf Partys oder durch die Arbeit kennengelernt.

Sportveranstaltungen und Orte, an denen man gerne Sport treibt, ziehen oft die allerschönsten Frauen an: Autorennen, Skigebiete, Strände, Reitturniere - hier sieht man jede Menge Singles. Auch bei Turnieren, bei denen ein Mannschaftssport gespielt wird, tauchen immer wieder heiße Groupies auf, die hoffen, einen der Sportler aufreißen zu können. Da dies den meisten jedoch nicht gelingen wird, sind sie leichte Beute für einen Mann, der sich unter die Sportfans mischt. Bei Rockkonzerten kann man ebenfalls aufregende Frauen treffen, denn viele Models fahren hoffnungslos auf das Rockstar-Image ab. Meine Freundin, *Penthouse Pet* Krista Ayne, liebt Männer mit Irokesenfrisur und Rockstar-Tattoos. Wenn das Ihr Stil ist, dann sparen Sie fürs nächste Konzertticket.

Wenn Sie Ihre Hobbys mit potentiellen Jagdgründen kombinieren, können Sie problemlos Frauen treffen – während Sie selbst etwas dazulernen und dadurch noch interessanter werden. Versuchen Sie es doch mal mit Fotografieren oder Schauspielunterricht, gehen Sie zur Eröffnung einer Kunstgalerie oder besuchen Sie einen Malkurs, fangen Sie mit Yoga oder Standardtanz an. Die Chancen stehen gut, dass Sie einer der wenigen männlichen Teilnehmer sein werden – unter vielen heißen Frauen.

Wo immer Männer und Frauen zusammenkommen, sind großartig aussehende Mädchen dabei. Casinos, Rennbahnen, Cocktailbars, gut besuchte Restaurants, Sportbars, aber auch Geschäfte und Restaurants in Ihrem Viertel sind potentielle Hot Spots. All jene Orte, an denen die äußere Erscheinung besonders im Vordergrund steht, sind auch die Oasen heißer Frauen. In Praxen für plastische Chirurgie oder Zahnkosmetik sitzen durch die Bank bildschöne Frauen an der Rezeption. Mode-, Design- und Kosmetikerschulen haben hübsche Schülerinnen, und dazu kommen noch die süßen Mädchen, die sich dort als Modelle etwas dazuverdienen. Kunstschulen und Fotostudios beschäftigen ebenfalls sexy Models. Wenn Sie sich diesen Markt nicht entgehen lassen wollen, müssen Sie sich in den Restaurants und Coffeeshops in unmittelbarer Nähe herumtreiben, am besten in der Mittagspause oder der Happy Hour, wenn sie nur so zur Tür hereinströmen.

Aber auch das Café bei Ihnen um die Ecke ist ein guter Ort, um Frauen kennenzulernen. Neuere Untersuchungen von Online-Partneragenturen ergaben, dass für 90 Prozent der Befragten der Coffeeshop ihr Lieblingsaufenthaltsort ist. Zudem ist das eine ziemlich kostengünstige Methode, um sich mit jemand für eine halbe Stunde oder länger zu einem ersten Date zu treffen.

Auch Einkaufspassagen bieten gute Gelegenheiten, vielleicht ist es hier sogar am einfachsten, tolle Frauen kennenzulernen. Konzentrieren Sie sich auf hippe Klamotten- und Schuhgeschäfte, denn sowohl die Frauen, die dort arbeiten, als auch die, die dort einkaufen, sehen höchstwahrscheinlich extrem gut aus. Besuchen Sie auch die Schmuck- und Kosmetikabteilungen in besseren Kaufhäusern. Die Verkäuferinnen sind nicht nur sehr hübsch, sondern auch sehr nett zu potentiellen Kunden.

An solchen Mädchen können Sie prima Ihre Anmachsprüche testen. Es wird sich immer die eine oder andere Gelegenheit bieten, ihnen oder ihren Kundinnen Komplimente zu ihren Kleidern, Schuhen, Schmuckstücken oder was auch immer zu machen – oder sie um ihre Meinung zu einem Geschenk zu bitten, das Sie »für ihre Schwester« kaufen wollen. Eine völlig idiotensichere Gelegenheit bietet sich, wenn eine Frau Sie nach Ihrer Meinung zu einem Outfit fragt, das sie vielleicht kaufen will. Mit einem Satz wie: »Sie würden sogar in einem Kartoffelsack toll aussehen, aber dieses Kleid steht Ihnen fantastisch!«, bekommen Sie wahrscheinlich mehr als nur ihre Telefonnummer, bevor die Nacht vorbei ist.

Sie sollten es jedoch vermeiden, heiße Stripperinnen an ihrem Arbeitsplatz anzusprechen. Dort fühlen sie sich nämlich meistens ziemlich verletzlich und konzentrieren sich ausschließlich darauf, ihr Geld zu verdienen. Tendenziell haben sie eine zynische Einstellung zu Männern, die solche Etablissements besuchen, und betrachten sie als Loser. Wenn Sie eine solche Frau kennenlernen wollen, haben Sie als Türsteher oder DJ des Clubs bessere Chancen. Ich kenne einen Radiomoderator, der nachts Musik in Stripclubs auflegt und dort problemlos die Mädchen abschleppt.

Allzeit bereit!

Natürlich müssen Sie aktiv nach Gelegenheiten suchen, aufregende Frauen zu treffen, aber Sie sollten auch immer die Augen offen halten, ob sich nicht eine zufällige Begegnung ergibt. Sobald Sie genügend Selbstvertrauen entwickelt haben, um Frauen einfach anzusprechen, werden Sie merken, dass sich solche Gelegenheiten überall bieten. Sie müssen nur darauf vorbereitet sein, die Frau Ihrer Träume an der Straßenecke zu treffen. Halten Sie Ausschau nach einem Mädchen, das mit irgendeinem Problem zu kämpfen hat und dem Sie zu Hilfe eilen können.

Wenn sie aussieht, als hätte sie sich verlaufen, sprechen Sie sie an, und erklären Sie ihr, dass Sie zufällig auch in die gesuchte Richtung müssten. Stecken Sie an Tagen, an denen es nach Regen aussieht, einen großen Regenschirm ein, und wenn es losgeht, halten Sie nach einer Schönheit Ausschau, die die Wettervorhersage offensichtlich nicht gehört hat – bieten Sie ihr an, sie bis zu ihrem Ziel unter Ihrem Regenschirm gehen zu lassen. Genau so hat mein Vater auch meine wunderschöne Mutter kennengelernt (die zwanzig Jahre jünger war als er). Auch an der Tankstelle bieten sich immer wieder Gelegenheiten, einer Frau irgendwie behilflich zu sein.

> **!** *Seien Sie immer bereit, bei einer zufälligen Begegnung mit einer heißen Frau Ihre Chance zu nutzen.*

Und zu guter Letzt wären da noch die altbewährten Helfer: Bitten Sie Ihre Schwester, Ihren Kumpel oder einen Kollegen, Ihnen ihre Bekannte vorzustellen, die Sie so heiß finden. Vielleicht trauen Sie Ihrer kleinen Schwester nicht recht zu, die Frauen auszusuchen, mit denen Sie gerne ausgehen würden. Es schadet dennoch nichts, die Chance zu nutzen, wenn Sie sie im Gespräch mit dieser tollen Frau sehen, die Sie unbedingt kennenlernen wollen. Manchmal können Sie mit einer Freundin, zu der Sie absolutes Vertrauen haben, auch einen Deal machen. Ich kenne einen Typen, der mit einem Mädchen, mit dem er nur auf Kumpelbasis befreundet war, in Bars ging. Dort versuchten sie dann, potentielle Partner für den anderen aufzutun – indem sie einander die richtigen Bälle zuspielten, bildeten sie das perfekte Aufreißerteam! Er meinte, nichts sei wirkungsvoller, als wenn eine schöne Frau einer anderen in den höchsten Tönen von einem Mann vorschwärmt. Heutzutage gibt es in manchen Städten auch Frauen, die Sie dafür anheuern können, dass Sie sie begleiten und versuchen, Ihnen die Frauen Ihrer Wahl zuzuschanzen.

Sie müssen also einfach nur die Augen aufmachen und aktiv werden, wenn Sie heiße Frauen kennenlernen wollen – die sind nämlich überall. Überlegen Sie sich dazu, wo Ihr bevorzugter Typ höchstwahrscheinlich auftauchen wird, und dann sorgen Sie dafür, dass frau dort über Sie stolpert.

Tipp Nummer 8

Wenn Sie heiße Frauen kennenlernen wollen, sorgen Sie für körperliche Anwesenheit: Gehen Sie einfach dorthin, wo solche Frauen sich bevorzugt aufhalten.

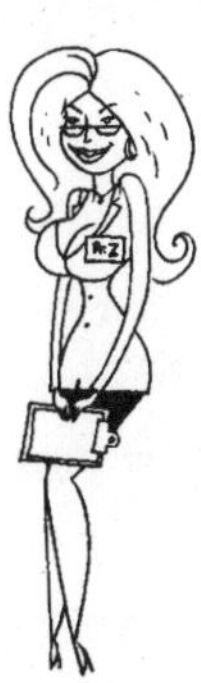

Die zehn geeignetsten Orte, um Frauen zu treffen

10. Klamotten- oder Schuhgeschäfte

Jede Frau kauft gern Kleider und Schuhe. Wenn Sie sich in den entsprechenden Läden herumtreiben - oder noch besser dort als Verkäufer arbeiten -, treffen Sie viele Frauen in ihrem »natürlichen« Lebensraum. Sie können sich genau auf Ihren Typ spezialisieren, indem Sie beispielsweise gezielt die Kleiderabteilung für zierliche Frauen oder die Sportabteilung aufsuchen. Schuhgeschäfte sind besonders günstig, wenn Sie einen Fußfetisch haben - wenn Sie ihnen beim Anprobieren zusehen, können Sie die Frauen mit hässlichen Hammerzehen gleich aussortieren. Eine todsichere Aufreißmethode: Beobachten Sie, wie das hübsche Mädchen ein teures Kleid ansieht und es widerstrebend wieder auf den Ständer hängt, dann schlagen Sie ihr vor, dass sie es trotzdem anprobiert. Wenn sie es tut, überschütten Sie sie mit Lobeshymnen, wie großartig es ihr steht, und bestehen Sie darauf, es ihr zu kaufen. Vergessen Sie nicht: Der schnellste Weg ins Herz einer Frau geht über ihren Kleiderschrank.

9. Kurse

Malen, Kochen, Klavierspielen, Yoga, Klettern oder Standardtanz - jeder dieser Kurse wird ein paar tolle Kandidatinnen anlocken. Karatekurse mit männlichen und weiblichen Teilnehmern sind super - dort bekommen Sie sogar die

Gelegenheit, sie anzufassen, bevor Sie sie um ein Date bitten. Suchen Sie sich einfach eine Eigenschaft heraus, die Sie sich an einem Mädchen wünschen, und höchstwahrscheinlich gibt es irgendeinen Kurs, in dem Sie sie finden können.

8. Casinos

Schlachten Sie Ihr Sparschwein, und bieten Sie der verzweifelten Frau am einarmigen Banditen Ihr Kleingeld an. Wenn sie verliert, wird sie traurig sein (aber nicht so traurig, als wenn es ihr eigenes Geld gewesen wäre), wenn sie gewinnt, wird sie in Hochstimmung sein – so oder so, extreme Gefühle führen zu kontaktfreudigerem Verhalten (was Ihre Abschleppchancen deutlich erhöht).

7. Flohmärkte und Haushaltsauflösungen

Wenn Sie eher nach einer weniger kostspieligen Frau suchen als nach einer verschwenderischen Profi-Shopperin, gehen Sie regelmäßig auf Flohmärkte. Wenn Sie gerade eine Trennung oder Scheidung hinter sich haben, können Sie eine Haushaltsauflösung inserieren und so gleich beweisen, dass Sie in der Lage sind, sich ganz unsentimental von den Sachen Ihrer Ex zu trennen. Legen Sie sich in irgendeinem Bereich Fachkenntnisse zu, zum Beispiel über Tiffanylampen oder alte Barbiepuppen. Dann warten Sie, bis Ihnen die Traumfrau über den Weg läuft und zeigen ihr, wie sie ein richtig tolles Stück für wenig Geld ergattern kann. Abgesehen von einem neuen Kleid gibt es nichts, was eine Frau so in Begeisterung versetzt, wie ein Schnäppchen.

6. Wellness-Studios und Schönheitssalons

Wenn Sie sowieso recht eitel sind, machen Sie es sich zunutze, indem Sie für Maniküre, Pediküre und Haarpflege in einen Salon für Frauen gehen. Plaudern Sie mit der Friseurin – die weiß normalerweise ganz gut, wer von den Stammkundinnen Single und auf der Suche ist. Halten Sie die Augen offen, denn man kann nie wissen, ob unter der Trockenhaube nebenan nicht eine atemberaubende Schönheit mit Lockenwicklern sitzt. Und wenn Sie schon mal da sind, können Sie sich gleich den Genitalbereich enthaaren lassen – fühlt sich toll an, und außerdem sieht Ihr Penis dann größer aus!

5. Männer-Stripshows

Wenn Sie den Körper dafür haben, heuern Sie doch einfach bei den Chippendales oder anderen männlichen Strippern an! Wenn nicht, lassen Sie sich als Türsteher für solche Vorstellungen engagieren.
Jede Menge Alkohol + halbnackte Männer + lüsterne Frauen = sicherer Erfolg!

4. Suppenküchen

Sollten Sie ein großes Herz besitzen, melden Sie sich als Freiwilliger in einem Wohnheim für Obdachlose oder in einem Hospiz. Die Frauen, die dort arbeiten, sind von Natur aus großzügig, fürsorglich und auch zum ungepflegtesten Mann noch nett. Wenn Sie dort anfangen, demonstrieren Sie damit Ihre Freundlichkeit, und das zieht alle Frauen magisch an. Legen Sie sich eine rührende Geschichte zurecht, über die Zeiten, als Sie »noch nicht so viel Glück hatten«, und dass Sie jetzt »der Gemeinschaft etwas zurückgeben« wollen. Und schon bald werden Sie die Suppe in *ihrer* Küche essen.

3. Selbsthilfegruppen

Seien es die Anonymen Alkoholiker, die Anonymen Kaufsüchtigen oder die Selbsthilfegruppe für Sexsüchtige – eine Gruppentherapie ist die beste Methode, um sofort Kontakt mit anderen Menschen aufzunehmen. Leute, denen es mies geht, sehnen sich nach verständnisvoller Gesellschaft. Habe ich da gerade »Selbsthilfegruppe für Sexsüchtige« geschrieben? Hm, ich glaube, die muss ich mir mal persönlich ansehen ...

2. Sprachschulen

Wenn Sie sinnliche Südamerikanerinnen oder Osteuropäerinnen mit hohen Wangenknochen mögen, verdingen Sie sich doch als Sprachlehrer. Sie wissen schon, diese langbeinigen Schönheiten brauchen immer etwas »Nachhilfe«! Außerdem haben viele oft ein bisschen Anlaufschwierigkeiten, wenn sie sich in einer fremden Kultur zurechtfinden sollen, und einen netten Lehrer fragt man doch immer gerne, oder?

1. Frauenvereine

Mag sein, dass Sie gegen die Frauenbewegung eine instinktive Abneigung verspüren, aber wenn sich die Feministinnen versammeln, sind jede Menge heißer Frauen dabei, die für Spaß zu haben sind. Also legen Sie sich Ihre feministischen Argumente zurecht, und halten Sie sich vor Augen, dass emanzipierte Frauen solche altmodischen Tugenden wie Ritterlichkeit und Höflichkeit viel eher über Bord werfen als andere – so können Sie ganz das Machoschwein sein, das Sie wirklich sind. Kein Türenaufhalten und keine hohen Restaurantrechnungen mehr, und obendrein geht Sie vielleicht sogar schon nach dem ersten Date mit Ihnen ins Bett!

Lächeln und ein selbstbewusster Gang – machen Sie sich bemerkbar

Wie Sie Aufmerksamkeit erregen

»Blicke sind die schwere Artillerie des Flirts:
Mit einem Blick lässt sich alles sagen, nur dass man es
hinterher immer noch leugnen kann, denn einen
Blick kann man nicht wörtlich zitieren.«

STENDHAL

Sobald Sie Ihre Schönheit erspäht haben und sie vor ihrem großen Frappuccino im Starbucks sitzt, sind Sie am Zug. Ihre anfänglichen Ängste, Frauen anzusprechen, haben Sie ja bereits überwunden, Sie haben Ihre Fähigkeiten an weniger attraktiven Vertreterinnen des weiblichen Geschlechts trainiert, Sie haben Ihren Körper mit Hilfe von Fitness-Studio, Schönheitssalon und Friseur in Topform gebracht und stecken in Ihrem besten Aufreißer-Outfit. Sie sind bereit zuzuschlagen, und dort drüben sitzt Ihr Ziel.

Ihre erste und wichtigste Aufgabe besteht darin, die Aufmerksamkeit Ihrer Traumfrau zu wecken. Das ist nicht unbedingt der einfachste Part – natürlich könnten Sie ihre Blicke auf sich ziehen, indem Sie einfach wild auf und ab hüpfen, aber damit würden Sie sich nur die Tour vermasseln. Sie müssen vielmehr dafür sorgen, dass sie Sie vor dem Hintergrund der Kunden, Verkäufer und Passanten wahrnimmt und sich auf Sie konzentriert. Außerdem wollen Sie, dass ihr erster Eindruck von Ihnen positiv ausfällt. Nur – wie bekommen Sie das hin? Ein attraktives Äußeres, eine gute Figur und ein stylishes Outfit (wie vorher bereits dargelegt) sind auf jeden Fall von Vorteil. Doch Ihr Aussehen ist nicht halb so wichtig wie Ihr Verhalten. Durch die Art, wie Sie sich bewegen und sich in ihrer Sicht- und Hörweite ausdrücken und benehmen, können Sie sich von der Menge abheben. Dabei entscheidet sich, ob Ihr Annäherungsversuch gelingen wird oder zum Scheitern verurteilt ist. Am wichtigsten ist dabei, dass Sie sich im Gesichtsfeld ihrer Angebeteten wie ein Alpha-Männchen benehmen – wie ein dominanter und selbstsicherer Typ. Wie stellen Sie das an?

1. Zeigen Sie Dominanzverhalten

Vielleicht hat es mit der prähistorischen Zeit zu tun, als wir noch in Stammesverbänden in Höhlen wohnten, dass Frauen sich zu dominanten Männern hingezogen fühlen. Die Forschung hat bestätigt, was wir instinktiv wissen: Männer, die sich dominant und extrovertiert geben, werden als attraktiver eingestuft als Geschlechtsgenossen, die sich relativ introvertiert bis unterwürfig benehmen. Wie sieht dominantes Verhalten aus?

Verleihen Sie Ihrer Stimme einen festen, autoritären Klang, wenn Sie mit dem Verkäufer oder Ihrem Kumpel reden, denn die Süße mit dem Frappuccino wird es garantiert hören. Zeigen Sie, dass Sie wissen, was Sie wollen, seien Sie freundlich, und machen Sie einen kleinen Scherz, wenn es gerade passt, und geben Sie Ihrer Umwelt zu verstehen, dass Sie vor Selbstsicherheit geradezu strotzen. Benehmen Sie sich, als würde Ihnen der Laden gehören!

Wie man dominant wirkt

Zu empfehlen	*Nicht zu empfehlen*
gesellig sein	großspurig daherreden
Platz beanspruchen	allen Platz für sich beanspruchen
sich sichtbar präsentieren	sich penetrant und aufdringlich gebärden

2. Schenken Sie ihr ein ehrliches Lächeln

Ihr Lächeln ist das wichtigste Instrument, um im Blickfeld Ihrer heißen Lady zu bleiben. Viele Pin-ups haben auf meinen Fragbögen angegeben, dass ein Lächeln zu den Dingen gehört, die sie an einem Mann als Erstes anziehend finden – mehr als jedes andere Verhalten. Mit dieser Vorliebe sind sie nicht allein. Wie die Forschung gezeigt hat, finden Menschen aller Altersklassen, Geschlechter und Kulturen ein lächelndes Gesicht anziehend.

Es gibt jedoch einen großen Unterschied zwischen einem ehrlichen Lächeln und einem aufgesetzten. Wenn Ihr Lächeln aufrichtig ist, lacht Ihr ganzes Gesicht mit, vor allem die Augen. Bei diesem Lächeln – in der Psychologie auch »Duchenne-Lächeln« genannt, nach dem Forscher, der es als Erster beschrieben hat – sind spezielle Muskeln am Auge beteiligt, die die Haut am Augenwinkel in Fältchen legen, das Augenlid Richtung Schläfe und Wangen und die Mundwinkel nach oben ziehen (nicht zur Seite, wie bei einem aufgesetzten Lächeln). Das Duchenne-Lächeln geht mit erhöhter Aktivität im linken präfrontalen Kortex einher, der als Sitz der positiven Gefühle bekannt ist. Jeder Betrachter stuft dieses Lächeln als spontan und als Zeichen echter positiver Gefühle ein. Und wenn Sie dieses Lächeln aufsetzen, aktivieren Sie Ihr Belohnungszentrum, sodass Sie nicht nur glücklich aussehen, sondern sich auch so fühlen. Welcher Mann möchte nicht so zufrieden wirken, wenn seine Traumfrau ihn anblickt?

Was zu einem ehrlichen Lächeln gehört

Zu empfehlen	***Nicht zu empfehlen***
an etwas denken, dass Sie froh macht	sich ausmalen, wie Sie sie flachlegen
lächeln, wenn Sie sie ansehen	unaufhörlich grinsen
lachen	kichern

3. Achten Sie auf Ihre Körpersprache

Es ist äußerst wichtig, dass Sie auf Ihre Körpersprache achten, wenn Sie sich einer tollen Frau nähern wollen, denn damit verraten Sie viel über Ihren emotionalen Zustand. Wenn Sie in sich zusammensinken, nervös an irgendwelchen Sachen herumfummeln, sich auf die Lippen beißen oder sonstige überflüssige Bewegungen machen – vor allem solche, bei denen ein Körperteil etwas mit einem anderen macht, zum Beispiel sich kratzen –, wird sie Ihr Verhalten als Nervosität deuten.[24] Kaugummiknatschen, Fingernägelkauen und Ähnliches sind negative Verhaltensweisen. Steife Bewegungen, die Hände in den Hosentaschen oder verschränkte Arme können ebenfalls Anzeichen von Anspannung und Verlegenheit sein. Außerdem erwecken Sie damit leicht den Eindruck, ein introvertierter Typ zu sein.

Stellen Sie sich so hin, dass Ihre Füße nicht direkt nebeneinander stehen und die Zehen leicht auswärts weisen, nehmen Sie die Schultern zurück und drücken Sie die Brust raus. Die Arme sollten entspannt sein, Sie können vielleicht lässig ein Glas in der Hand halten. Zögern Sie nicht, Platz und Zeit zu beanspruchen, lehnen Sie sich an der Bar gegen den Tresen, stellen Sie sich mitten im Lokal neben einen Tisch – wie gesagt, tun Sie so, als würde Ihnen der Laden gehören. Lassen Sie sich Zeit, wenn Sie bezahlen oder den Raum durchqueren, und lassen Sie sich von nichts und niemandem hetzen. Die Menge kann sich um Sie herum bewegen, gehen Sie ihr nicht aus dem Weg. Langsame, bedächtige Bewegungen zeigen, dass Sie extrem selbstsicher sind und sich nicht um die Meinung der anderen scheren.

4. Gewöhnen Sie sich einen erotischen Gang an

Psychologische Untersuchungen haben gezeigt, dass Körperbewegungen und der Gang wichtige Rückschlüsse auf den Gesundheitszustand und sogar die Charakterzüge eines Menschen zulassen. In einer Studie[25] zeigte man Testpersonen Videoaufnahmen von gehenden Leuten (nur im Schattenriss zu erkennen), die in bestimmte Kategorien eingestuft werden sollten: dominant-unterwürfig, sexy-unsexy, schüchtern-mutig etc. Außerdem sollte eine Schätzung über ihr Alter abgegeben werden. Die Ergebnisse zeigten, dass der Gang wichtige nonverbale Hinweise auf eine Person gibt. Ein jugendlicher Gang zeichnet sich durch stärkere Bewegungen der Hüften, eine stärkere Beugung der Knie, durch Federn und Geschmeidigkeit aus. Menschen mit einem derartigen Gang wurden als sexuell attraktiver, glücklicher und körperlich stärker eingeschätzt als solche mit weniger jugendlichem Gang. Unabhängig vom tatsächlichen Alter der Person wurde dieser Gang in hohem Maße mit Glück und körperlicher Kraft assoziiert.

In den folgenden Untersuchungen zeigte man den Teilnehmern die gleichen Videos, nur mit dem Unterschied, dass man nun nicht mehr nur bloße Silhouetten sah, sondern den ganzen Menschen. Obwohl hier zusätzlich sämtliche anderen nonverbalen Hinweise zur Verfügung standen, ließen sich die Testpersonen immer noch sehr stark durch den Gang der jeweiligen Person beeinflussen. Wieder stufte man solche mit jugendlichem Gang als stärker, attraktiver und glücklicher ein – ganz unabhängig von Faktoren wie ihrem tatsächlichen Alter.

Diese Ergebnisse zeigen, dass der Gang ganz entscheidenden Einfluss darauf hat, wie ein Mensch auf seine Umwelt wirkt! Also denken Sie an einen federnden Gang, bewegen Sie sich geschmeidig und locker, und schon werden Sie als jünger, sexuell attraktiver und kräftiger als andere Männer wahrgenommen.

5. Spiegeln Sie ihre Bewegungen

Versuchen Sie, eine ähnliche Körperhaltung einzunehmen wie sie. Diese Technik bezeichnet man als »Mirroring«. Experimente haben gezeigt, dass die Leute einen Menschen, der absichtlich ihre Haltung nachahmt, ganz unbewusst vorteilhafter beurteilen. Beim Flirten können Sie durch das Spiegeln der Körperhaltung Ihres Gegenübers ein Gefühl von Vertrautheit und Harmonie wecken. Wenn also Ihre Traumfrau die Hände vor der Brust verschränkt, vollziehen Sie die gleiche Bewegung; wenn sie an ihrem Getränk nippt, nippen Sie an Ihrem. Wenn Sie eine Bewegung nicht genau imitieren können, versuchen Sie es zumindest in Ansätzen: Wenn sie sich die schulterlangen Locken um die Finger wickelt (das tue ich zum Beispiel ganz gerne), dann können Sie sich immer noch mit der Hand durchs Haar fahren. Achten Sie darauf, dabei ganz subtil und ungezwungen vorzugehen und spezifisch feminine Gesten zu unterlassen. Wenn Sie anfängt, sich über die Brüste zu streichen, können Sie sich entspannt zurücklehnen: Die Gute ist schon ganz heiß auf Sie!

6. Achten Sie auf die richtige Gesellschaft

Noch eine wichtige Regel: Wenn Sie ausziehen, um die Frau Ihrer Träume zu erobern, achten Sie darauf, mit wem Sie unterwegs sind. So gemein es sich anhören mag, aber nehmen Sie bitte nicht Ihren Freund mit, der so furchtbar doof aussieht. Vielleicht fühlen Sie sich mutiger, wenn er dabei ist, aber seine Gesellschaft wird die Chancen, Ihre Traumfrau kennenzulernen, bedeutend mindern. Studien haben ganz klar gezeigt, dass die Einschätzung Ihrer Attraktivität vom Aussehen Ihrer Begleitung abhängt. Kurz und gut: Das Aussehen Ihres Freundes färbt in den Augen der Umwelt auf Sie ab.[26] Wenn Sie also mit einem unterdurchschnittlich aussehenden Kumpel unterwegs sind, werden Sie selbst als weniger attraktiv wahrgenommen, als wenn Sie mit einem gut aussehenden Freund losziehen.[27]

Deswegen sind Sie auch besser beraten, wenn Sie in Begleitung eines gut aussehenden (aber bereits vergebenen) männlichen Freundes oder einer gut aussehenden Kumpelfreundin ausgehen. Der gut aussehende Freund wird es Ihnen leichter machen, in die Gruppe der Frauen vorzudringen, mit der Ihre Traumfrau unterwegs ist. Das tolle Mädchen an Ihrer Seite hingegen (mit dem Sie das bereits erwähnte »Aufreißerteam« bilden) wird andere Frauen überzeugen, dass Sie ein guter Fang sind. Schöne Frauen begehren tendenziell Männer, die mit anderen schönen Frauen unterwegs sind, denn man geht automatisch davon aus, dass der weniger attraktive Part eines Paares reich, mächtig, klug, sexy oder berühmt sein muss, um seine Defizite in punkto Aussehen wettzumachen. Wenn Ihre weibliche Begleitung also um Längen besser aussieht als Sie, werden die anderen Frauen sich das erklären, indem sie Ihnen andere positive Eigenschaften zuschreiben. Sie denken: »An dem muss irgendetwas Besonderes sein, wenn er eine Frau wie die abbekommen hat.« Und dem ist ja auch so – Sie wissen nämlich wirklich, wie man eine Frau befriedigt, vor allem, wenn Sie dieses Buch zu Ende gelesen haben!

Tipp Nummer 9

So machen Sie eine heiße Frau auf sich aufmerksam:

- Legen Sie ein dominantes Verhalten an den Tag, indem Sie den Kopf hoch tragen, auf eine aufrechte Haltung achten, Raum beanspruchen und viel gestikulieren.
- Gewöhnen Sie sich einen entspannten, jugendlichen Gang an.
- Lächeln Sie häufig und »ehrlich«, indem Sie an etwas Schönes denken.
- Ahmen Sie unauffällig ihre Körperbewegungen nach.
- Lassen Sie Ihren albernen Kumpel zu Hause, wenn Sie auf die Piste gehen.

In den folgenden Fällen sollten Sie lieber keinen Annäherungsversuch unternehmen:

- Sie trägt ein Baseball-Käppi und eine Sonnenbrille.
- Sie ist mit ihren Eltern oder Geschäftsfreunden unterwegs.
- Sie ist in ihr Buch oder ihre Zeitung vertieft.
- Sie telefoniert gerade mit dem Handy.
- Sie weint oder ist sichtlich aufgewühlt.
- Sie geht allein vor Ihnen auf einer dunklen Straße.
- Sie sieht wütend aus.

Der erste Schritt

»Worte sind wie gemaltes Feuer –
Blicke sind das Feuer selbst.«

MARK TWAIN

Die meisten Männer glauben, dass ein erfolgreicher Flirt vom »richtigen Anmachspruch« abhängt. Sie machen sich deswegen so viele Gedanken über Anmachsprüche, weil ihnen nicht klar ist, dass der Inhalt ihrer Worte viel unwichtiger ist als der Kontext, in dem sie sie aussprechen, und dass ihr nonverbales Verhalten bei der ersten Begegnung eine viel größere Rolle spielt als ein geistreicher Spruch.

Der erste Eindruck, den sich eine Frau von Ihnen macht, wird zu 55 Prozent auf Ihrem Aussehen und Ihrer Körpersprache basieren, zu 38 Prozent auf Ihrer Sprechweise und nur zu 7 Prozent auf dem, was Sie letztlich gesagt haben. Ehrlich, ich kann mich kaum an einen der tausend Sprüche erinnern, die man mir vorgetragen hat, aber umso lebhafter erinnere ich mich an andere Aspekte, wie das Aussehen eines Mannes oder das Benehmen, das ich an ihm attraktiv fand.

Der Schlüssel zu einem guten ersten Eindruck liegt darin, dass Sie cool und ruhig bleiben, während Sie mit ihr reden. Und diese Fähigkeit erwerben Sie nur, wenn Sie zuvor mit vielen verschiedenen Frauen »trainieren«. Übung macht den Meister. Wenn Sie also wirklich mit einer heißen Frau flirten und sie dazu bewegen wollen, mit Ihnen auszugehen, dann pfeifen Sie auf abgedroschene, dümmliche Anmachsprüche, und konzentrieren Sie sich auf die Dinge, die wirklich zählen.

1. Stellen Sie Augenkontakt her

Ihre Augen sind Ihr Flirtinstrument Nummer eins. Tiefer Augenkontakt bedeutet menschliche Verbindung und Intimität - kein Wunder, dass man sie »die Fenster zur Seele« nennt. Menschen interpretieren häufigen Augenkontakt mit einer anderen Person als Zeichen von Sympathie und Freundlichkeit.[28]

Die berühmte Anthropologin Helen Fisher nennt einen solch romantischen Blick den »copulatory gaze«. Dabei schauen Sie dem Objekt Ihrer Begierde intensiv in die Augen, wobei sich Ihre Pupillen weiten, Ihre Augenlider herabsinken und Sie schließlich wieder wegblicken. Dieser Augenkontakt scheint einen primitiven Bereich des menschlichen Gehirns anzusprechen, der darüber bestimmt, ob wir uns dem anderen weiter nähern oder uns zurückziehen möchten. Möglicherweise ist dieser Blick ein evolutionsbiologisch bedingtes Verhalten, das in unsere Psyche eingeschrieben ist, denn auch bei anderen Primaten wurde beobachtet, wie sie sich tief in die Augen sehen, bevor sie zur Paarung schreiten. Versuchen Sie, die Aufmerksamkeit einer Frau zu fesseln, indem Sie sie einige Sekunden lang intensiv ansehen, die Augenlider senken und den Blick abwenden. Wenn sie interessiert ist, wird sie ihrerseits wahrscheinlich mit einem ebenso intensiven Blick antworten.

Aber Vorsicht: Es ist wichtig, die Lider nach ein paar Sekunden intensiven Blickkontakts zu senken und wegzuschauen, denn ununterbrochenes Anstarren macht die Leute nervös und angespannt.[29] Starren kann auch als Zeichen von Feindseligkeit gedeutet werden und löst häufig das Bedürfnis nach Rückzug aus.[30] Vermeiden Sie also, sie anzugaffen und die Augen von oben nach unten über ihren Körper wandern zu lassen (der »Fahrstuhlblick«), denn damit verraten Sie Ihre Lüsternheit, und sie fühlt sich nicht mehr wohl.

2. Signalisieren Sie Ihr Interesse mit dem Gesicht

Sobald Sie Augenkontakt hergestellt haben, können Sie Ihr Interesse signalisieren, indem Sie lächeln oder leicht nicken. Das sind sogenannte nonverbale Signale. Ein Lächeln ist dabei am deutlichsten. Wird es erwidert, wissen Sie, dass Sie eine günstige Reaktion hervorgerufen haben. Achten Sie immer darauf, dass es ein »Duchenne-Lächeln« ist! Ein Zwinkern ist auch ganz sexy, vor allem, wenn Ihr Lächeln vorher erwidert wurde.

Wenn Sie die Aufmerksamkeit einer tollen Frau am anderen Ende des Raumes erregen wollen, können Sie es auch mit dem »eyebrow flash« versuchen. Dazu ziehen Sie die Augenbrauen ganz kurz hoch, ungefähr zwei Zehntelsekunden. Damit wird allgemein ein Wiedererkennen signalisiert. Vorsicht: Machen Sie so etwas nicht in Japan, denn dort ist diese Geste so eindeutig sexuell unterlegt, dass Sie eine Ohrfeige riskieren.

3. Lassen Sie kein Zögern erkennen

Nachdem Sie ihre Aufmerksamkeit erlangt, ihr richtig in die Augen geblickt, das schönste »Duchenne-Lächeln« geschenkt, genickt oder kurz die Augenbrauen hochgezogen haben, müssen Sie die Reaktion Ihrer Angebeteten beobachten. Wahrscheinlich senkt sie den Blick, wendet sich ab oder lächelt scheu. Sobald sie wegschaut, müssen Sie innerlich zählen! Untersuchungen haben gezeigt, dass Sie ihr Interesse geweckt haben, wenn sie innerhalb der nächsten 45 Sekunden wieder zu Ihnen blickt. Wenn sie jedoch nicht interessiert ist, wird sie sich bemühen, nicht mehr in Ihre Richtung zu sehen. Dreht sie sich weg, hört auf zu lächeln und vermeidet bewusst Ihren Blick, lassen Sie es gut sein und wenden Sie Ihre Aufmerksamkeit lieber der nächsten Schönheit zu.

Sollten Sie ihren Blick zum zweiten Mal auffangen, lächeln Sie sie freundlich und mit geschlossenem Mund an (vermeiden Sie gefletschte Zähne oder lüsternes Grinsen). Sie können auch nicken, zwinkern oder die Augenbrauen kurz hochziehen – was immer Ihnen am ehesten liegt. Sobald Sie Ihr Interesse gezeigt haben, müssen Sie aktiv werden. Wenn Sie sie nämlich weiter ansehen, ohne sie anzusprechen, verraten Sie damit Ihr Zaudern, oder noch schlimmer, Sie stehen als aufdringlicher Idiot da. Je mehr Zeit Sie sich lassen, umso mehr werden Sie an sich zweifeln. Oder sie wird am Ende von einem anderen Herzensbrecher angesprochen. Halten Sie sich immer vor Augen, dass dem

Wie Sie ihre Aufmerksamkeit erregen können

Zu empfehlen	***Nicht zu empfehlen***
Ihr einige Sekunden lang intensiv in die Augen blicken	Sie anstarren
Zwinkern, wenn es natürlich aussieht	Zwinkern, wenn es aussieht wie eine nervöse Macke
Den Augenkontakt aufrechterhalten	Sie von oben bis unten mustern
Ehrlich lächeln mit geschlossenem Mund	Zähnefletschend von einem Ohr zum andern grinsen
Nicken oder kurz die Augenbrauen hochschnellen lassen	Einen anerkennenden Pfiff ausstoßen

Mutigen das Glück gehört, verbannen Sie negative Gedanken aus Ihrem Kopf, und benutzen Sie eine der oben genannten Techniken. Gehen Sie sofort auf sie zu!

Folgende Zeichen deuten auf Interesse ihrerseits:

- Einladende Gesten: Sie sieht Sie an, schlägt die Augen nieder, sucht immer wieder Ihren Blick, ihre Augen funkeln, die Pupillen werden größer, sie lächelt Sie mit einem echten Lächeln an.
- Demutsgesten: Sie legt sich die Hand ans Gesicht, dreht die Fußspitzen nach innen.
- Absichtsgesten: Sie reibt sich das Bein oder den Arm oder leckt sich die Lippen.
- Pflegegesten: Sie spielt mit ihrem Haar, bessert ihr Make-up nach, zupft sich die Kleidung zurecht.
- Orientierungsgesten: Sie wendet Ihnen den Körper zu, legt den Kopf schräg, drückt die Brust heraus.
- Nachahmungsgesten: Sie hält das Glas genauso wie Sie, lehnt sich auf die gleiche Seite.

Tipp Nummer 10

So starten Sie Ihren Annäherungsversuch am geschicktesten:

- Sehen Sie sie intensiv an, senken Sie dann den Blick und schauen Sie weg.
- Sehen Sie sie erneut an, und beobachten Sie, ob sie ihre Augen abwendet, nur um innerhalb der nächsten Minute wieder zu Ihnen hinzusehen.
- Lächeln, nicken oder zwinkern Sie, oder ziehen Sie kurz die Augenbrauen hoch, um zu signalisieren, dass Sie sich ihr gerne nähern würden.
- Gehen Sie ohne Zögern auf sie zu, und sprechen Sie sie an.

Enttarnter Mythos: »Man muss eine Frau innerhalb der ersten drei Sekunden ansprechen.«

Diese Regel setzt den Mann zu sehr unter Druck, ohne dabei wirklich bedeutende Vorteile zu bringen. Natürlich, je schneller Sie sie ansprechen, umso besser, denn wenn Sie die Frau im gleichen Moment ansprechen, in dem Sie sie sehen, sieht es aus wie ein Reflex auf ihre Schönheit. Aber es ist immer ganz geschickt, sich ein paar Minuten Zeit zu lassen, um die Situation abzuchecken (Ist sie mit einem Mann da? Hat sie es eilig?). Wenn sie ein besonders auffälliges Outfit trägt, können Sie es mustern und später beim Ansprechen darauf zurückkommen (»Tolle Schuhe, sind die von Prada?«, oder: »Ich weiß, dass Hüftjeans im Moment total in sind, aber die können doch nicht bequem sein, oder?«). Wenn irgendetwas an ihrem Outfit nicht stimmt, können Sie ihr zu Hilfe eilen (»Vorsicht, Ihre Handtasche ist offen.«).

Wenn Sie etwas gesagt haben, dann bleiben Sie nicht gaffend und grinsend bei ihr stehen. Wenn Sie noch mehr Zeit brauchen, Ihren korbimmunen Zustand zu erreichen, dann bestellen Sie sich lieber noch einen Drink oder telefonieren oder reden kurz mit jemand anderem. Doch wenn Sie nicht unsicher oder unheimlich wirken wollen, sollten Sie die Frau innerhalb von fünf bis acht Minuten nach dem ersten intensiven Augenkontakt ansprechen.

Charisma oder Anmache – so funkt es bei der ersten Begegnung

Wie man eine Unterhaltung beginnt

»Wer über andere Leute redet, ist ein Schwätzer,
wer über sich selbst redet, ist ein Langweiler,
wer über Sie redet, ist ein brillanter Gesprächspartner.«

LISA KIRK

Sie gehen nun also auf ihren Tisch zu, an dem sie ihren Frappuccino schon beinahe ausgetrunken hat. Sie lächeln ehrlich, aber mit geschlossenen Lippen, haben die Schultern gestrafft, Ihr Gang ist geschmeidig und selbstsicher, und Sie sind bereit, die Frau Ihrer Träume kennenzulernen. Und wie geht's jetzt weiter?

Psychologen plädieren dafür, eine Unterhaltung ganz locker, authentisch und freundlich zu beginnen. In einer entsprechenden Studie[31] wurden die Sätze zur Eröffnung eines Gesprächs in die folgenden drei Kategorien eingeteilt:

1. Witzig-flapsig:
»Ganz schön kalt, oder? Wollen wir nicht gemeinsam ein bisschen Körperwärme produzieren?«

2. Unverfänglich:
»Woher kommen Sie?«
3. Direkt:
»Hallo, Sie gefallen mir.«

Die beliebtesten Sprüche waren die unverfänglichen oder die direkten, während die witzig-flapsigen ein weniger positives Echo fanden. Die weiblichen Testpersonen reagierten auf Letztere negativer als die männlichen. Die Verfasser dieser Studie kamen zu dem Schluss, dass ausgerechnet diejenigen, die sich den Kopf über einen lustigen Spruch zerbrechen, mit dem sie einen guten Eindruck machen können, mit ihren Ergebnissen genau den gegenteiligen Effekt erzielen. Warum also verwenden so viele Menschen witzig-flapsige Sprüche? Die Psychologen nahmen an, dass solche Leute - insbesondere die Männer - Angst vor einem Korb haben und sich deswegen mit Humor dagegen zu wappnen versuchen.

Der unverfängliche Spruch ist die wesentlich sicherere Strategie, denn damit können Sie niemandem zu nahe treten (was auch vor einem Korb schützt) und erhöhen die Wahrscheinlichkeit, dass die Reaktion der Frau positiv ausfallen wird. Im Weiteren finden Sie mehrere Varianten aufgelistet, die Ihnen zeigen, wie man direkte, witzig-flapsige und unverfängliche Sprüche jeweils am effektivsten anbringt.

Vergessen Sie nie, sich ein paar Fragen zurechtzulegen, die Sie nach ihrer Antwort stellen können, und reden Sie nicht länger als eine Minute, bevor Sie ihr diese Frage stellen. Wenn Sie die unverfängliche Variante lieber mögen als die direkte, ist es ganz praktisch, ein paar Gegenstände dabeizuhaben. Auf diese können Sie dann Bezug nehmen, um das Gespräch einzuleiten - zum Beispiel eine Zeitung, einen Regenschirm, einen Aktenkoffer oder eine Kamera.

Eine aktuelle Zeitung eignet sich bestens, denn dann können Sie einen Kommentar zu den neuesten Nachrichten oder dem neusten Promi-Klatsch abgeben, die Frau beim Kreuzworträtsel um Hilfe bitten oder ihr anbieten, ihr Horoskop vorzulesen. Eine Kamera eignet sich sowohl für direkte als auch indirekte Annäherungsversuche: Sie können behaupten, Sie seien Amateurfotograf und würden gerne ihr schönes Gesicht fotografieren, wenn es ihr nichts ausmacht. Wenn Sie eine Digitalkamera haben, fragen Sie sie, was sie von Ihren bisherigen Aufnahmen hält. Am besten ist es natürlich, wenn Ihr Requisit zu Ihrem Prototyp passt - wenn sie der Musiker-Prototyp sind, sollten Sie immer einen Gitarrenkoffer dabeihaben, wenn Sie auf die Pirsch gehen.

Verleihen Sie Ihrem Interesse Ausdruck

Obwohl viele Frauen in meinen Interviews erklärten, dass sie gerne direkt angesprochen werden, würde ich Ihnen das nicht unbedingt empfehlen, es sei denn, Sie haben schon viel Erfahrung oder sind wirklich immun gegen Körbe. Für die Frauen ist diese Methode natürlich sehr schmeichelhaft, sie werden nicht groß auf die Folter gespannt, und es liegt ganz in ihrer Macht, ob sie den Annäherungsversuch des Mannes akzeptieren oder zurückweisen. Aber genau aus diesem Grund bringt sich der Mann auch in eine verletzlichere Position als bei einer eher unverfänglichen Annäherung. Für Anfänger eignet sich das direkte Ansprechen jedoch immer noch besser als die witzig-flapsige Variante. Damit können Sie die Frau zumindest nicht beleidigen, und wenn sie kein Interesse hat, wird sie höchstwahrscheinlich einfach höflich ablehnen. Wer sich für die flapsige Anmache entschieden hat, läuft Gefahr, sich eine grobe Retourkutsche von einer prüden oder humorlosen Frau einzufangen.

Hier sind zwei Vorschläge, wie Sie der Frappuccino-Trinkerin aus dem vorherigen Beispiel Ihr Interesse bekunden können:

»Hallo, würde es Ihnen etwas ausmachen, wenn ich mich zu Ihnen setze? Dann können wir unsere Frappuccinos zusammen trinken.«

Mit dem folgenden Vorschlag können Sie die direkte Variante mit der flapsigen mischen:

»Wir mögen beide Starbucks, das ist doch schon mal ein guter Anfang. Wollen wir nicht herausfinden, ob wir noch mehr gemeinsam haben? Dann könnten Sie statt dem Kaffee oder Tee doch einfach mal mich probieren.«

Machen Sie ihr Komplimente

Durch Komplimente zeigen Sie immer deutlich, dass Sie sie mögen. Wenn Sie ein direkter Mensch sind, der beim Ansprechen die direkte Variante bevorzugt, bietet ein Kompliment aber auch eine gute Gesprächseröffnung – solange es taktvoll, unzweideutig und neutral bleibt. Überlegen Sie, wodurch Ihnen diese Frau als Erstes aufgefallen ist. Ihre Augen, ihr Haar, ihr Outfit und ihr Lächeln dürften die Liste anführen. Aber greifen Sie bitte nicht zu einer Standardphrase wie »Sie haben wunderschöne Augen!«, wenn Sie ihre Augen nicht wirklich schön finden. Frauen haben ein feines Radar für Unehrlichkeit. Versuchen Sie stattdessen herauszufiltern, was sie wirklich einmalig macht. Sie können zum Beispiel ihre entzückenden Sommersprossen, ihre Löwenmähne oder ihre toll manikürten Fingernägel ins Feld führen.

Sollte Ihnen wirklich überhaupt nichts einfallen, strampeln Sie sich nicht unnötig ab, irgendetwas furchtbar Originelles zu erfinden. Dann sagen Sie einfach etwas Ähnliches wie: »Weiß steht Ihnen wirklich fantastisch, das hebt sich toll von Ihrem schwarzen Haar ab.« Falls Sie sich die Mühe machen, die neueste Damenmode zu verfolgen, haben Sie massenweise Aufhänger, denn schöne Frauen reden immer gern über Mode, Kleidung und Accessoires. Da sie meist viel Zeit mit der Wahl ihres Outfits verbringen, gefällt es ihnen, wenn ein Mann mit scharfem Auge für die neueste Mode ihre Anstrengungen würdigt.

Vermeiden Sie jedoch Komplimente zu intimeren Körperteilen (wie ihren Brüsten) oder potentiellen Fetischen (wie ihren Füßen). Reden Sie vorerst nicht von ihren offensichtlichen sexuellen Vorzügen, außer sie fordert Sie explizit dazu auf. »Du hast einen tollen Hintern, Baby!«, ist ein schönes Kompliment, wenn man nackt miteinander im Bett liegt. Wenn man sich gerade erst kennenlernt, klingt es dagegen grob und wird die meisten Frauen abturnen.

Machen Sie eine Bemerkung über Ihre Umgebung

Während viele Männer das weibliche Geschlecht lieber direkt oder witzig-flapsig ansprechen, bleibt der unverfängliche Annäherungsversuch der sicherste Weg. Wie aber kommt man zu einem möglichst unverfänglichen, aber guten Spruch? Geben Sie einfach irgendeinen Kommentar zu Ihrer Situation ab. Das kann eine ganz allgemein gehaltene Bemerkung über ein Ereignis, eine Tätigkeit oder die Umgebung sein, gerne mit einem Fragezeichen am Ende: »... finden Sie nicht auch?« Ein solcher Gesprächseinstieg könnte zum Beispiel so aussehen: »Dieser Künstler hat wirklich Talent, oder?«, oder: »Ich überlege die ganze Zeit, wer wohl die Musik ausgesucht hat – die ist doch klasse, oder?« Wenn sie nicht interessiert ist, wird ihre Antwort kurz und wenig enthusiastisch ausfallen, und Sie können sich ohne größere Peinlichkeit zurückziehen.

Wenn Sie eine solche Bemerkung fallen lassen, müssen Sie aufpassen, nicht wie ein chronischer Nörgler zu klingen. »Der Service in diesem Flugzeug ist ganz schön mies, was?«, klingt wirklich zu negativ, damit ziehen Sie Ihr Gegenüber bloß mit hinunter in die schlechte Laune. Ein weiterer Nachteil dieser Art Bemerkungen liegt darin, dass sie oft langweilig klingen und bei ihr nicht unbedingt Gesprächsbereitschaft wecken. Wenn Sie also einen solchen Kommentar anbringen, schieben Sie nach ihrer Antwort am besten einen witzig-flapsigen Spruch hinterher. Angenommen, Sie haben gesagt: »Ganz schön kalt hier, oder?«, und sie hat geantwortet: »Ja, allerdings«, dann könnten Sie hinzufügen: »Aber Sie würden jeden Eisberg zum Schmelzen bringen.«

Stellen Sie ihr eine Frage

Eine andere Möglichkeit, Ihre Traumfrau auf die unverfängliche Art anzusprechen, besteht in einer konkreten Frage. Fragen Sie sie nach der Zeit, ob Sie sie schon einmal irgendwo gesehen haben könnten, wie ihr Tag war oder woher sie den Gastgeber kennt. Aber vermeiden Sie es, das Gespräch mit einer zu persönlichen Frage zu eröffnen wie: »Was machen Sie beruflich?«, oder: »Was denken Sie gerade?« Genauso sollten Sie sich Fragen verkneifen, die so nebulös sind, dass Sie die Dame zwingen, sich eine schlaue Antwort auszudenken.

Ich werde immer wieder gern gefragt: »Na, was geht?« Meine Güte, was soll eine Frau darauf schon antworten?

Sie können die Frage auch Ihrem Anmachspruch voranstellen. Viele Männer bemerken meinen Akzent und fragen mich: »Woher kommen Sie denn?« Das ist okay, wenn das Mädchen tatsächlich einen Akzent hat. Wenn Sie aber gebildeter und weltgewandter wirken wollen, könnten Sie stattdessen raten, woher sie wohl ist. »Sie haben einen leichten Akzent, könnte vielleicht Schwedisch sein. Liege ich da richtig?« Wenn Sie eine Schwäche für ausländische Frauen haben, sollten Sie lernen, verschiedene Akzente auseinanderzuhalten und auch an Ihren geografischen und linguistischen Kenntnissen arbeiten. Es gibt nichts Peinlicheres, als wenn sie antwortet: »Ich bin aus Lima. Wissen Sie, wo das ist?«, und Sie haben keinen blassen Schimmer. Wenn Sie von allen möglichen Sprachen eine Handvoll Wörter lernen, haben Sie noch ein paar mehr Möglichkeiten, die Gesprächseröffnung oder die weitere Konversation unterhaltsam zu gestalten.

Anmachsprüche, mit denen Sie Erfolg haben könnten

- »Sie sehen aber nicht so aus, als dürften Sie schon Alkohol trinken.«

- Wenn sie antwortet: »Das darf ich aber«, könnten Sie entgegnen: »Wissen Sie noch, früher konnte man es kaum erwarten, bis man endlich Alkohol kaufen durfte – heute freut man sich direkt, wenn man nach dem Ausweis gefragt wird.«

- »Ihr Lächeln erhellt den ganzen Raum.«

Den Spruch sollten Sie nur bringen, wenn sie wirklich ein schönes Lächeln hat. Frauen stehen drauf, wenn man ihnen ein Kompliment zu ihrem Lächeln macht.

- »Sie sehen so aus, als würden Sie sich amüsieren.«

Und dann können Sie gleich hinzufügen: »Warum sind Sie denn so vergnügt?« So etwas zu hören, macht gleich gute Laune. Ganz im Gegensatz zu solch grauenvollen Sätzen wie: »Sie sehen so gelangweilt aus.« Und danach am besten noch: »Was ist denn los? Lachen Sie doch mal.« Ich hasse das.

- »Wie war Ihr Tag?«

Wenn Sie antwortet: »Super«, könnten Sie nachfragen, was denn so passiert sei. Antwortet Sie »okay«, könnten Sie sich erkundigen, warum ihr Tag nicht so toll war und Mitgefühl bekunden.

- »Sie sehen so aus wie jemand, den ich gerne kennenlernen würde.«

Wenn Sie wissen will, warum, könnten Sie erklären: »Sie sehen bezaubernd aus. Sie haben nicht nur ein schönes Gesicht – in Ihren Augen funkelt auch Intelligenz und Persönlichkeit.«

- »Wissen Sie, dass Sie aussehen wie …?«

Wenn Sie daraufhin sagt, dass sie das schon oft gehört hat, fragen Sie, ob sie diese Prominente für eine gute Schauspielerin, ein Vorbild oder Ähnliches hält.

- »Sie kommen mir irgendwie bekannt vor.«

Es ist nie verkehrt, wenn man so tut, als würde man die Frau von irgendwoher kennen. Besonders Erfolg versprechend ist diese Strategie bei Models und Schauspielerinnen, denn sie fühlen sich sehr geschmeichelt, wenn man sie wiederzuerkennen scheint. Blicken Sie die Frau an, dann sehen Sie sie noch einmal an und blinzeln, so als würden Sie ganz scharf überlegen, wo Sie dieser Person schon einmal begegnet sind. Sie können behaupten, dass Sie ganz sicher sind, sie schon einmal getroffen zu haben, oder sie fragen, ob Sie ihr nicht bekannt vorkommen. Geht ihre Reaktion über ein unenthusiastisches »Nein« nicht hinaus, sagen Sie einfach: »Sie sehen bloß so aus wie ein Mädchen, mit dem ich zur Schule gegangen bin.« Dann drehen Sie sich um und gehen.

- Fragen Sie sie nach ihrer Meinung oder um ihren Rat.

Eine weitere gute Gesprächseröffnung auf die unverfängliche Art bewerkstelligen Sie, indem Sie die Frau um ihre Meinung oder um einen Rat fragen. Das funktioniert am besten, wenn Sie zuvor noch keine Blicke mit ihr getauscht und geflirtet haben, sondern gerade »ganz zufällig« neben ihr zu stehen kommen. Wenn Sie im Feinkostgeschäft einkaufen und überlegen, was Sie eigentlich wollen, können Sie laut überlegen: »Hm, soll ich jetzt das Thunfischsandwich oder den Shrimpssalat nehmen?«, dann wenden Sie sich zu ihr und sagen: »Der Shrimpssalat sieht irgendwie matschig aus, Shrimps sind nie gut, wenn sie erst einmal ein paar Tage alt sind. Was meinen Sie?« Auf diese Art geben Sie ihr mehrere Möglichkeiten für einen Kommentar – und die meisten Frauen bekunden gerne ihre Meinung, vor allem wenn es um Essen, Kleidung oder Möbel geht.

Hier zwei Beispiele, wie Sie die Unterhaltung mit Ihrem Frappuccino-Babe einleiten können, indem Sie sie um ihre Meinung bitten:

- »Die machen hier echt ein Riesengeschäft, oder?«

Wenn sie antwortet, können Sie Ihren Unternehmergeist demonstrieren und Ihre eigene Geschäftsidee vorbringen: »Ich würde gerne etwas Ähnliches aufziehen. Meinen Sie, es könnte funktionieren, wenn ich dasselbe mit Teesorten aus aller Welt machen würde?« Das Tolle an diesem Spruch ist, dass es sich so anhört, als würden Sie bloß Meinungen einholen, weil Sie wirklich ein Geschäft aufmachen wollen – und nicht so, als wollten Sie sie anmachen.

- »Hi. Ich überlege gerade, ob ich einen Himbeer-Mokka- oder einen Schoko-Brownie-Frappuccino nehmen soll. Was würden Sie empfehlen?«

Wenn Sie antwortet, können Sie den Rat annehmen und zum Beispiel erwidern: »Sie sehen so aus, als würden Sie auf Schokolade stehen. Ich mag Schokolade auch, aber mit dem Brownie zusammen ... Ein bisschen Schokolade tut jedem gut, aber zu viel davon verstopft einem die Arterien, und schon bekommt man als Mann einen Herzinfarkt.« Die Chancen stehen gut, dass sie die Unterhaltung gerne fortführt – welche Frau würde nicht gern über die Vor- und Nachteile von Schokolade sprechen? Außerdem können Sie dadurch demonstrieren, wie gesundheitsbewusst Sie sind, das lohnt sich vor allem dann, wenn die Dame fit aussieht und neben ihr eine Sporttasche steht.

- Machen Sie eine hilfreiche Bemerkung, oder bitten Sie sie um einen Gefallen.

Sie können auch eine hilfreiche Bemerkung machen, vor allem wenn es so aussieht, als würde sie etwas suchen oder als hätten Sie ein kleines Problem. Wenn sie beispielsweise ihren Kaffee verschüttet, könnten Sie ihr sagen, wo sie Servietten findet. Wenn ihr Lippenstift verwischt ist, könnten Sie sie darauf aufmerksam machen. Und wenn sie den Kaffee in der einen Hand und die Handtasche in der anderen balanciert, könnten Sie ihr Hilfe anbieten.
Ein netter Trick: Stecken Sie einen alten Schlüsselbund ein, dann können Sie so tun, als hätten Sie ihn gerade gefunden und würden nun nach dem Besitzer suchen. Wenn

sie freundlich reagiert, schieben Sie eine lustige Geschichte nach, die Ihnen einmal passiert ist, als Sie selbst Ihren Schlüssel verloren hatten. Eine andere Möglichkeit: Sie bitten sie um einen Gefallen, zum Beispiel auf Ihre Aktentasche aufzupassen, während Sie kurz zur Toilette gehen.

- Machen Sie einen Witz, und/oder erzählen Sie eine komische Geschichte.

Zu guter Letzt können Sie das Gespräch auch mit einem Witz oder einer komischen Geschichte eröffnen. Natürlich funktioniert das am besten, wenn Sie wirklich geistreich und witzig oder gut im Geschichtenerzählen sind. Falls nicht, machen Sie sich nichts draus - nur wenige Männer sind geistreich genug, um spontan einen Witz aus dem Ärmel schütteln zu können (und von denen, die es können, sind viele ganz schön exzentrisch). Wenn Sie Ihre Traumfrau regelmäßig am selben Ort treffen, können Sie ja eine kleine Geschichte vorbereiten. Wenn sie zum Beispiel oft in Ihren Stamm-Starbucks kommt, könnten Sie in der Schlange zu ihr sagen: »Wann sind die eigentlich auf die Idee gekommen, einen großen Kaffee ›Venti‹ zu nennen? Als ich das letzte Mal hier war, stand neben mir eine Touristin, die in ihrem Wörterbuch geblättert hat, um eine Übersetzung für ›Venti‹ zu finden, die Arme.«

Vergessen Sie nicht, es ist gar nicht so wichtig, für welchen Spruch Sie sich entscheiden, solange Sie sich nur wohl damit fühlen und er zu Ihrer Persönlichkeit beziehungsweise

Ihrem angestrebten Prototyp passt. Wenn Sie als Unterhalter rüberkommen wollen, unterhalten Sie sich mit ihr über die lächerlichen Getränkenamen, wenn Sie der Unternehmertyp sind, fragen Sie sie nach ihrer Meinung zu Ihrer Geschäftsidee, wenn Sie der Anwaltstyp sind, machen Sie eine Bemerkung darüber, wie überarbeitet die armen Angestellten aussehen. Je offener Sie Ihr Interesse bekunden, umso verletzlicher machen Sie sich – also versuchen Sie es nur, wenn Sie schon korbimmun sind.

Die besten Methoden für jeden Prototyp

Im Folgenden habe ich Ihnen ein paar Sprüche aufgelistet, die sich für Ihren jeweiligen Prototyp eignen. Sie funktionieren natürlich am besten, wenn Sie dem gewählten Typ wirklich nahekommen – ich würde Ihnen nicht empfehlen zu schwindeln, um Frauen aufzureißen (obwohl die eine oder andere kleine Notlüge schon okay ist, wenn sie nicht gegen Ihre allgemeinen Grundsätze verstößt).

Innerhalb weniger Minuten werden Sie wissen, ob die Dame auf Sie steht – und ob Sie auf sie stehen! Wenn sie sich nicht für Sie interessiert, dann sind Sie wahrscheinlich einfach nicht auf ihrer *Love Map* – aber wenn doch, dann steht Ihrem Erfolg nichts mehr im Wege! Machen Sie einen Witz und sie lacht nicht darüber, sagen Sie sich einfach: Warum sollte ich mich mit einer Frau abgeben, die meinen Humor nicht versteht? Machen Sie eine intelligente Bemerkung und sie starrt Sie an, als würden Sie Chinesisch sprechen, müssten Sie sich ja jedes Mal »blöd stellen«, wenn Sie mit dieser Frau reden möchten, oder?

Das Großartige an einem am Prototyp orientierten Annäherungsversuch ist, dass es nicht nach Anmache aussieht, sondern so, als würden Sie sich einfach mit einem anderen Menschen unterhalten. Deswegen ist es auch besser, zuerst weder zu flirten noch Augenkontakt herzustellen, gehen Sie einfach auf sie zu und sprechen Sie sie an, als würden Sie sich bereits kennen.

Der Entertainer

Unterhaltsam und komisch zu sein ist wahrscheinlich der beste Weg, um eine Frau anzumachen. Doch anders als die vielen »Aufreißkünstler«, die behaupten, jeder Mann könnte lernen, witzig zu sein, glaube ich nicht, dass sich so etwas antrainieren lässt. Manche Männer sind von Natur aus unterhaltsam, geistreich und schlagfertig, andere sind es nicht. Versuchen Sie nicht krampfhaft, witzig zu sein, wenn Sie es nicht sind! Falls Sie allerdings komisches Talent besitzen, nutzen Sie es auch! Sie können auf sie zugehen und erklären, dass Sie gerade für die Hochzeitsfeier eines Freundes üben und ihre Meinung zu einem Witz hören wollen.

Der Schriftsteller

Das Großartige an Schriftstellern ist, dass sie immer Stoff für ihre Arbeit suchen. Sie können sie also ansprechen und erzählen, dass Sie gerade Meinungen über ein Buch sammeln, das Sie Ihrem Agenten unterbreiten wollen, oder zu einem Artikel, den Sie an eine Lokalzeitung schicken werden. Sollten Sie etwas für Poesie übrighaben, können Sie ein paar Gedichte (ich liebe Gedichte!) schreiben, sie auf kleine Zettel kritzeln und in die Jackentasche stecken. Wenn Sie eine tolle Frau sehen, tun Sie einfach so, als hätten Sie es gerade erst geschrieben und überreichen Sie es ihr. Oder Sie sagen, dass Sie an einem Drehbuch für einen Film schreiben und eine weibliche Meinung brauchen. Ich habe einen Freund, der mit dieser Masche die meisten Frauen aufreißt: Er erzählt, dass er gerade ein Filmdrehbuch schreibt – an dem schreibt er jetzt allerdings schon beinahe zehn Jahre!

Der Philanthrop

Vollbringen Sie vor ihren Augen ein gutes Werk. Basteln Sie ein »Welpe zugelaufen«-Plakat und stecken Sie es ein. Wenn Sie eine heiße Frau entdecken, bitten Sie sie, den Zettel in ihrem Viertel aufzuhängen. Erzählen Sie, dass Sie das Tierchen gefunden haben und jetzt nach dem Besitzer suchen. Oder bitten Sie ihre Angebetete, sich an einer Unterschriften-Aktion zu beteiligen – Ihre geliebte Nichte sei lange Jahre magersüchtig gewesen, und nun sammeln Sie Unterschriften, um dürre Models vom Laufsteg verbannen zu lassen. Ob sie da wohl mitmachen würde?

Der Esoteriker

Schütten Sie ein wenig Kaffee auf eine Serviette und falten Sie diese zusammen, sodass Sie damit eine Art Rorschach-Testbild bekommen. Lehnen Sie sich dann zu ihr hinüber und fragen Sie: »Was sehen Sie darin?« Auf ihre Antwort erwidern Sie: »Wissen Sie, was Freud dazu sagen würde?« Andere Möglichkeiten: Sie lesen ihr aus der Hand, aus den Teeblättern oder dem Kaffeesatz, analysieren ihre Handschrift oder erstellen ihr ein Horoskop. Oder schlagen Sie das Horoskop in der Zeitung auf und sagen Sie zu ihr: »Mein Horoskop trifft heute haargenau zu. Hier steht, dass ich einer beeindruckenden Person begegnen werde. Wollen Sie Ihres auch hören?« Wahrscheinlich funktioniert das bei vielen heißen Frauen, denn die meisten lieben die Wahrsagerei (außer mir – ich hasse so etwas!).

Der Unternehmer

Gut, wenn Sie mit einer Zeitung in der Hand das Lokal betreten. Tun Sie so, als würden Sie darin blättern, dann sagen Sie zu ihr: »Ich glaube, ich investiere in eine Solarien-Kette. Glauben Sie, damit könnte man hier Geld machen? Gehen Frauen heutzutage immer noch regelmäßig auf die Sonnenbank?« Oder Sie können sie bitten, auf Ihren Aktenkoffer aufzupassen, während Sie auf die Toilette gehen. Sagen Sie etwas wie: »Würde es Ihnen etwas ausmachen, kurz auf meine Aktentasche aufzupassen? Ich mag das Ding nicht mitschleppen, aber es sind Papiere für einen wichtigen Geschäftsabschluss darin.«

Der Retter

Engagieren Sie einen Kumpel, der so tut, als wollte er Ihre Traumfrau ärgern oder belästigen. Dann schreiten Sie ein und retten sie vor ihm oder weisen ihn einfach für sein schlechtes Benehmen zurecht. Oder Sie können Ihrer Traumfrau sagen, dass Sie lieber gut auf ihre Handtasche aufpassen sollte, weil neulich erst in dieser Gegend einer Dame die Tasche geraubt wurde. Diese Masche funktioniert natürlich am besten, wenn Sie wirklich Polizist oder Leibwächter sind.

Der Athlet

Sprechen Sie eine Frau an, indem Sie ihr erzählen, dass Sie für ein Fitness-Studio arbeiten und durchtrainierte Leute suchen, denen Sie eine kostenlose Mitgliedschaft anbieten. Fragen Sie sie, ob Interesse besteht, und wenn ja, lassen Sie sich ihre Nummer geben, damit Sie sie später wegen der notwendigen Informationen anrufen können. Das funktioniert am besten, wenn Sie nicht nur Mitglied in einem Fitness-Studio, sondern am besten als Personal Trainer dort tätig sind – dann können Sie dem Clubmanager sicher auch ein paar freie Mitgliedschaften aus dem Kreuz leiern.

Der Intellektuelle

Machen Sie einen intelligenten Kommentar über irgendetwas in Ihrer Umgebung. Wenn sie Rotwein trinkt, lehnen Sie sich zu ihr hinüber und sagen Sie: »Rotwein hat von allen alkoholischen Getränken den höchsten Gehalt an Antioxidantien. Und Sie sehen aus, als würden Sie jede Menge Antioxidantien zu sich nehmen – Ihre Haut strahlt ja geradezu!« Oder Sie ziehen eine Zeitung aus der Tasche und beginnen, das Kreuzworträtsel auszufüllen. Dann fragen Sie sie nach einem Wort (suchen Sie sich am besten das einfachste aus!).

Der Künstler

Machen Sie Ihrer Traumfrau ein Kompliment zu ihrer einzigartigen Schönheit, und fügen Sie dann hinzu, dass Sie sie gerne malen oder für Ihre Website fotografieren würden. Oder Sie zeichnen einfach ein rasches Portrait und geben es ihr mit den Worten, sie habe Sie inspiriert. Signieren Sie es auf der Rückseite und schreiben Sie Ihre E-Mail-Adresse dazu. Sie können ihr auch erklären, dass Sie auf der Suche nach einer Muse sind und Sie ihr gern Ihre Kontaktdaten geben würden, falls sie interessiert ist. Wenn Sie eher der Entertainer-Typ als der Künstler sind, zeichnen Sie ein Strichmännchen, überreichen Sie es ihr und sagen Sie, Ihre Kreativität sei gerade auf Hochtouren gelaufen. Die meisten Frauen werden Ihnen mit einem Lächeln antworten.

Tipp Nummer 11

Auf welche Art Sie ein Gespräch eröffnen können:

- Fragen Sie die Frau um Rat.
- Fragen Sie die Frau um ihre Meinung.
- Machen Sie eine hilfreiche Bemerkung.
- Machen Sie eine witzige Bemerkung.
- Machen Sie ihr ein Kompliment.
- Bitten Sie die Frau um einen Gefallen.
- Erzählen Sie ihr eine lustige Geschichte.

Gute Einleitungen für eine Unterhaltung

Zu empfehlen	***Nicht zu empfehlen***
Wie war Ihr Tag heute?	Wie geht's, wie steht's?
Sie sehen so glücklich aus, ist Ihnen heute etwas Schönes passiert?	Was geht?
Vorsicht, Ihre Handtasche ist offen!	Wie heißen Sie?
Hallo, haben wir uns nicht schon mal getroffen?	Hallo, ich bin Thomas.
Ich kann mich einfach nicht entscheiden, was ich bestellen soll.	Darf ich Ihnen einen Drink spendieren?
Sie strahlen ja richtig!	Sie sehen so gelangweilt aus.
Hier ist es super, oder?	Hier ist es total öde, oder?
Dieses Getränk/Dessert ist ziemlich heiß/eine klebrige Angelegenheit.	Dieses Getränk/Dessert hat zu viele Kalorien.

Schlüsselwörter und Gemeinsamkeiten – so bekommen Sie ihre Telefonnummer

Wie man ein Gespräch weiter ausbaut

»Tadelt sie, tadle du auch; und lobt sie,
lobe du gleichfalls. Sag, wenn sie Ja sagt, Ja;
Nein, wenn sie etwas verneint.
Lächelt sie, lächle du mit; wenn sie weint,
so versuche zu weinen,
richte nach ihrem Gesetz Mienen und Blicke du ein.«

OVID, *Liebeskunst*

»Vögel werden mit Pfeifen gefangen, die ihre eigenen Stimmen imitieren, und Menschen mit Worten, die am besten zu ihren eigenen Ansichten passen.«

SAMUEL BUTLER

Manche Männer bleiben nach dem ersten Ansprechen stecken und versuchen krampfhaft, irgendetwas Intelligentes zu finden, womit sie anknüpfen können. Hey, keine Sorge! Wenn es sich nicht gerade um etwas Kränkendes oder Beleidigendes handelt, ist es völlig egal, was Sie zu Ihrer Traumfrau sagen, denn sie achtet gar nicht so sehr auf den Inhalt

Ihrer Worte. Meistens weiß sie ja sowieso, dass Sie nur einen Vorwand suchen, um mit ihr zu reden. Also wird sie Sie nun erst einmal mustern – Ihr Outfit, Ihre Eigenheiten und Ihr Benehmen. Wenn Sie jetzt ganz cool und entspannt bleiben, und vor allem unbeeindruckt von ihrer Schönheit, wird sie sich höchstwahrscheinlich weiter mit Ihnen unterhalten.

Achten Sie auf Schlüssel- und Anschlusswörter

Der schlimmste Fehler, den Sie machen können, wenn Sie nach den ersten Sätzen nicht weiterwissen, besteht darin, dass Sie eine Frage nach der anderen auf sie abfeuern. Die Unterhaltung sollte ganz natürlich weiterlaufen, wie ein Tennisspiel, bei dem jeder dem anderen wieder den Ball zuspielt.

Sie können ja ein Kompliment machen, um das Gespräch auszudehnen. Wenn sie ihre Meinung zu irgendetwas äußert, sagen Sie: »Sie wissen aber viel darüber«, oder: »Es gefällt mir, dass Sie so offen sind und ehrlich Ihre Meinung sagen«, oder: »Sie scheinen ja nicht nur schön, sondern auch intelligent zu sein« (mit einem Schmunzeln), oder: »Sie haben so ein ansteckendes Lachen.«

Wenn sie reserviert bleibt und Ihnen keine Fragen stellt, müssen Sie in der Lage sein, ihre Antworten weiter zu kommentieren, ihr eine Geschichte oder etwas Persönliches von sich selbst zu erzählen , damit sie sich ein wenig öffnet. Aber widerstehen Sie der Versuchung, ihr eine Frage nach der anderen zu stellen – sonst hört es sich schnell so an, als hätte die Dame ein Bewerbungsgespräch bei Ihnen.

Entscheidend ist, dass Sie auf Schlüsselwörter achten –

Wörter, die Sie benutzen können, um die Unterhaltung in Schwung oder um sie zum Reden zu bringen. Zum Beispiel so:

Sie: »Wie finden Sie dieses Fitness-Studio?«
(Beginnen Sie nicht mit: »Woher kommen Sie?«)
Ich: »Ganz okay. Es ist nur immer ziemlich voll.«
(»Voll« ist das Stichwort, an dem Sie sich jetzt im Gespräch weiterhangeln.)
Sie: »Da geht es mir wie Ihnen. Ich mag so große Menschenmengen auch nicht. Übrigens, kennen Sie irgendwelche Bioläden in der Nähe?«
(Sie zeigen ihr, dass Sie ähnlich sind wie sie.)
Ich: »Ich kenn mich nicht so besonders aus in der Gegend, ich bin eigentlich nicht von hier.«
(»Nicht von hier« ist Ihr nächster Aufhänger.)
Sie: »Ich hab schon gemerkt, dass Sie so einen ganz leichten Akzent haben, das klingt hübsch. Sie sind nicht hier geboren, oder?«
Ich: »Nein, ich bin in Kiew geboren, in der Ukraine.« (»Ukraine« beziehungsweise »Kiew« sind Ihre nächsten Stichwörter.)
Sie: »Aha! Die Ukraine hat doch früher zur Sowjetunion gehört, oder? Wahrscheinlich haben Sie damals auch jede Menge Propaganda über den bösen Westen zu hören bekommen, oder?«
Ich: »Ja, allerdings. Ich hatte als Studentin damals sogar richtige Angst, hierherzukommen.«
(»Angst haben« ist Ihr nächster Aufhänger.)

Sie: »Plötzlich in ein anderes Land zu ziehen, würde wahrscheinlich jedem Angst machen. Das muss ganz schön hart gewesen sein. Ich bewundere Ihren Mut, ich weiß echt nicht, ob ich das so gekonnt hätte. Wie sind Sie denn damit zurechtgekommen?«

Jetzt geht das Gespräch schon mehr in die Tiefe – von bloßen Fakten zu einem persönlicheren Austausch – und darin liegt der Schlüssel zu ihrem Herzen und ihrem Schlafzimmer.

Sorgen Sie für ein Gefühl von Nähe

Hatten Sie bei der Unterhaltung mit einem Fremden schon einmal das Gefühl, Sie würden ihn schon lange kennen? Diesen Eindruck kann man bei seinem Gesprächspartner bewusst herbeiführen, indem man die richtige Sprache verwendet. Wenn sich Leute zum ersten Mal begegnen, betreiben sie zunächst Smalltalk, tauschen kleine Scherze, Klischees, Fakten und Banalitäten aus. Je weiter die Beziehung fortschreitet, umso tiefer gehende, persönliche Themen und Gefühle werden zur Sprache kommen.

Sie können dem Gehirn Ihrer Traumfrau einreden, dass Sie der lang gesuchte Seelenverwandte sind, indem Sie die Oberflächlichkeiten überspringen und gleich persönlicher werden. Es erzeugt ein Gefühl von Nähe und Intimität, wenn man gewisse Überzeugungen und Gefühle gemeinsam hat, und Sie müssen ja nicht gleich schmalzig oder melodramatisch werden. Statt eines unpersönlichen »Was würden Sie gerne trinken?«, fragen Sie: »Ich finde diesen Drink super, wollen Sie den vielleicht auch mal probieren?« Oder Sie machen eine Bemerkung über die Situation, in der Sie beide sich gerade befinden und versuchen dabei herauszubekommen, wie sie darüber denkt. Zum Beispiel: »Der Beat von diesem Song packt mich jedes Mal wieder. Mögen Sie den Sänger auch?« Wenn sie bejaht, beziehungsweise erklärt, dass sie einen anderen vorzieht, können Sie einfach Ihre Zustimmung ausdrücken, indem Sie erwidern: »Da gebe ich Ihnen völlig recht.«

Auch durch »Wir«-Sätze kann man den Level der Intimität in die Höhe schrauben. Verkünden Sie dem Barkeeper: »Wir finden diesen Drink super.« Oder dem Gastgeber: »Wir finden Ihr Haus wirklich wunderschön.« Wenn Sie gemeinsam einem langweiligen Dritten zuhören müssen, flüstern Sie ihr zu: »Wir müssen nur noch zehn Minuten durchhalten.«

Benutzen Sie ihren Namen so oft wie möglich

Sie können das Gefühl von Vertrautheit auch steigern, indem Sie die Frau während Ihrer Unterhaltung möglichst oft mit ihrem Namen ansprechen. Sobald Sie sich vorgestellt hat, merken Sie sich den Namen, fragen aber gleich nach, wie sie von Familienmitgliedern und Freunden genannt wird. Diesen Namen benutzen Sie dann im Gespräch. Sollten Sie ihren Namen vergessen, fragen Sie nach: »Wie werden Sie am liebsten genannt?«, oder: »Gibt es eine Abkürzung für Ihren Namen?« Erlauben Sie sich aber nicht, ihn selbst abzukürzen, es sei denn, sie hat es Ihnen ausdrücklich erlaubt. Ich hasse es, wenn man mich »Vickie« oder »Vic« nennt, »Victoria« oder »Vika« ist mir lieber. Benutzen Sie ihren Namen oft. Die meisten Leute mögen den Klang ihres Namens, und Frauen lassen sich von so etwas ganz besonders einnehmen.

Seien Sie ein aktiver Zuhörer

Es ist viel wichtiger, richtig zuzuhören, als das Richtige zu sagen. Sobald Sie sie in ein Gespräch verwickelt haben, sichern Sie sich ihr weiteres Interesse, indem Sie immer den passenden Gesichtsausdruck aufsetzen. Heben Sie die Augenbrauen, um Überraschung zu signalisieren, nicken Sie, um Zustimmung auszudrücken, und lächeln Sie, wenn sie etwas Lustiges sagt. Vermasseln Sie sich nicht selbst die Tour, indem Sie sich Zerstreutheit gestatten oder ihr unverhohlen auf den Busen starren! Nehmen Sie ihre Fragen auf und haken Sie nach: Was, wer, wie, wo?

Wenn Sie noch einmal aufnehmen, was sie gerade gesagt hat, und dabei ihre Gefühle interpretieren, wird sie sich Ihnen wahrscheinlich noch mehr öffnen. Sagt sie zum Beispiel: »Ich musste eine halbe Stunde anstehen, um in diesen Club zu kommen!«, dann antworten Sie: »Das muss ja grässlich gewesen sein, bei diesem kalten Wetter so lange draußen zu warten.« Diese Technik, auch »reflektives Zuhören« genannt, wird von Psychotherapeuten angewendet, um ihre Patienten zum Weitersprechen zu ermuntern und eine Bindung aufzubauen. Wenden Sie dieselbe Technik an – und die heiße Lady wird schon bald auf Ihrer Couch liegen! Es turnt Frauen an, wenn ein Typ sich bemüht, sie zu verstehen, und es ihm offensichtlich auch noch zu gelingen scheint. Bevor die Frau weiß, wie ihr geschieht, wird sie glauben, Sie schon ewig zu kennen – und bereit sein, diese Beziehung auch fortzuführen!

Zeigen Sie ähnliche Einstellungen

»Gleich und gleich gesellt sich gern«, heißt es nicht zu Unrecht. Schon Aristoteles bemerkte, dass wir Leute mit ähnlichen Einstellungen leichter sympathisch finden. Die Menschen reagieren positiv auf ein Gegenüber, das mit ihnen übereinstimmt, und negativ auf jemanden der ihnen widerspricht. Forscher haben festgestellt, dass zwei Personen zu Beginn einer Begegnung immer in dem Maße positiv reagieren, wie es dem Grad der ausgedrückten Ähnlichkeiten entspricht: Je höher die Übereinstimmung der Ansichten, umso sympathischer findet man die neue Bekanntschaft, je geringfügiger die Ähnlichkeiten, umso unsympathischer ist man sich.

Vergessen Sie also den Spruch »Gegensätze ziehen sich an«, denn die Forschung hat das genaue Gegenteil bewiesen. Wenn Sie das Herz Ihrer Traumfrau gewinnen wollen, müssen Sie ihr zeigen, wie ähnlich Ihre Einstellungen, Überzeugungen, Werte und Lebensziele sind. Studien haben ergeben, dass Frauen dafür noch viel empfänglicher sind als Männer.[32] Ein Grund dafür ist sicher der, dass er von ihrem schönen Gesicht und ihrem Körper so abgelenkt ist, dass er alles andere vernachlässigt – also auch ihre Einstellungen.

Tauschen Sie persönliche Informationen aus

Einer der wichtigsten Aspekte beim verbalen Flirten besteht darin, dass die Beteiligten sich wechselseitig persönliche Informationen anvertrauen. Menschen, die uns Informationen über sich selbst geben, sind uns sympathischer als solche, die damit hinterm Berg halten.[33] Wenn sie Ihnen also irgendetwas Persönliches erzählt, sollten Sie so bald wie möglich etwas ähnlich Persönliches von sich präsentieren. Doch achten Sie darauf, nicht vorschnell allzu viel von sich preiszugeben, sondern steigern Sie den Level der Vertrautheit ganz allmählich.

Natürlich sollten Ihre Informationen positiver Art sein (ohne dabei zu prahlen), obwohl Sie hier und da ruhig auch eine kleine, witzige Bemerkung einstreuen können, mit der Sie sich selbst ein wenig herabsetzen – dann sieht sie, dass auch Sie ein verletzlicher Mensch sind. Achten Sie jedoch darauf, nichts wirklich Negatives von sich zu erzählen. Wenn Sie sagen, dass Sie auch an den Nägeln kauen, ebenfalls allergisch auf Minzlikör reagieren und Menschenmengen genauso abstoßend finden wie sie, wird sie sich Ihnen näher fühlen. Wer eine kleine Schwäche zugeben kann, kommt sympathisch rüber, denn das lässt Ehrlichkeit vermuten, eine Eigenschaft, die Frauen an Männern sehr zu schätzen wissen. Die Tatsache, dass Sie gerade die x-te Scheidung hinter sich haben oder Ihnen wegen Alkohol am Steuer der Führerschein entzogen wurde, wird sie dagegen höchstwahrscheinlich abturnen.

Geben Sie sich fröhlich

Studien haben gezeigt, dass humorvolle Menschen bei sozialen Begegnungen sympathischer wirken, und dass sowohl das Vertrauen als auch das Interesse des anderen/der anderen steigen, wenn man fröhlich auf ihn/sie zugeht. Ein etwas gewagter Scherz im richtigen Augenblick kann den Level der Vertrautheit steigern - sparen Sie sich aber die groben, vulgären und fäkallastigen Witze bitte lieber für Ihre Kumpels auf. Scherze über Körperausdünstungen oder Erektionsprobleme fördern sicher nicht gerade die romantische Stimmung, auf die Sie hinarbeiten. Und wenn das Mädchen Ihrer Wahl blond ist, verkneifen Sie sich bitte auch die Blondinenwitze - es sei denn, sie fordert Sie dazu auf, indem sie selbst welche zum Besten gibt!

Ein bisschen Aufziehen ist durchaus in Ordnung, vor allem wenn sie Ihnen etwas erzählt hat, was sie nicht allzu glänzend dastehen lässt. Aber werden Sie niemals grob oder fies. Sie wollen doch, dass Ihre Traumfrau mit Ihnen lacht, und das wird sie sicher nicht tun, wenn Sie sie oder ihre Wertvorstellungen verletzen.

Berühren Sie sie flüchtig

Sobald Sie Ihr Gegenüber in ein Gespräch verwickelt haben, können Sie die Verbundenheit verstärken, indem Sie »zufällig« ihre Hand oder ihren Arm streifen. Experimente haben gezeigt, dass eine leichte, kurze Berührung des Arms bei einer Begegnung zwischen Fremden einen sofortigen, dauerhaften Effekt hat. Wenn sie Sie sympathisch findet, müsste eine solche Berührung also sofort ein tieferes Vertrauen nach sich ziehen, das sich durch vermehrten Augenkontakt, häufigeres Lächeln und den verstärkten Austausch persönlicher Informationen äußert. Wenn Sie eine positive Reaktion auf die Berührung ihres Armes feststellen, warten Sie eine Weile, und versuchen Sie dann, ihre Hand zu streifen - was zu einer noch größeren Vertrautheit führen sollte. Aber bleiben Sie immer ganz locker und beiläufig. Und es ist ganz sicher nicht möglich, ihre Brüste oder den Hintern »zufällig« zu berühren!

Wie man der Sache ein vorläufiges Ende bereitet

Gute Verkäufer wissen, wann sie ein Geschäft zum Abschluss bringen können – und das sollten Sie auch! Verwenden Sie ein wenig Zeit darauf, sie kennenzulernen, und wenn Sie merken, dass die heiße Lady sich Ihnen öffnet und Ihnen Persönliches über sich mitteilt, dann sollten Sie sie um ihre Nummer bitten und sich zurückziehen. Wenn Sie sie zu bald um eine Verabredung bitten, wird sie denken, dass Sie sich nur für ihr Aussehen interessieren. Auch wenn heiße Frauen sich durchaus gerne für ihr Aussehen bewundern lassen, möchten sie doch auch für andere Eigenschaften geschätzt werden und mehr sein als nur ein Sexobjekt. Geben Sie ihr das Gefühl, etwas Besonderes zu sein (intelligent, lustig, interessant), indem Sie ihr vermitteln, dass Sie diese Eigenschaften sehr wohl bemerkt haben. Sobald sie persönliche Informationen über sich preisgibt, reagieren Sie darauf, als hätte sie Ihnen gerade etwas furchtbar Interessantes mitgeteilt. Auf diese Art wirken Sie wahnsinnig aufmerksam – und nicht wie ein geiler Bock. Und sie wird sich fühlen, als hätte sie gerade ein Casting mit Bravour bestanden.

Sobald Sie Persönliches zu erzählen beginnt, ist es an der Zeit, sich zu verabschieden (Sie sind schließlich ein vielbeschäftigter Mann!) und sie nach ihrer Nummer oder Adresse zu fragen. Wenn sie Ihnen nicht deutlich signalisiert hat, dass sie noch heute Nacht in Ihr Schlafzimmer eingeladen werden will, fordern Sie das Schicksal nicht heraus, indem Sie das Gespräch in die Länge ziehen und ihr Ihre ganze Lebensgeschichte erzählen. Viele Männer hinterlassen einen guten ersten Eindruck, nur um dann anschließend alles zu verderben, weil sich die Begegnung zu sehr in die Länge zieht. Eine Frau hat es einmal folgendermaßen formuliert:

»Manche Männer scheinen einfach zu wissen, was sie tun. Sie wissen, wie sie dich ansprechen müssen und was sie sagen müssen, damit du dich gut fühlst. Auf der anderen Seite gibt es diese immer gleichen Idioten, die einfach alles falsch machen. Erst legen sie sich voll ins Zeug, aber dann kommt die Sache irgendwie ins Stocken ... und trotzdem bleiben sie hartnäckig an einem kleben, bis man es endgültig über hat und auf die Toilette verschwindet oder zu einer Freundin flüchtet.«[34]

Bleiben Sie also nicht zu lange bei ihr hängen. Bewahren Sie sich stattdessen eine gewisse geheimnisvolle Aura. Wenn Sie merken, dass Sie ihr Interesse geweckt haben, erklären Sie, dass Sie jetzt wirklich gehen müssen, und fragen Sie nach ihrer Nummer oder E-Mail-Adresse. Fragen Sie sie ruhig ganz direkt: »Wie erreiche ich dich am besten?« Oder: »Ich bin per Mail am besten zu erreichen. Gibst du mir deine E-Mail-Adresse?« Oder: »Hast du ein Handy oder soll ich dich auf dem Festnetz anrufen?« Oder sagen Sie, dass es schön war, sich mit ihr zu unterhalten, und dass Sie sie gerne wiedersehen würden. Geben Sie ihr einen Zettel und einen Stift, und bitten Sie sie, Ihnen ihre E-Mail-Adresse aufzuschreiben, oder zücken Sie Ihr Handy, um ihre Nummer zu speichern. Sie können ihr auch Ihre Karte geben und sagen: »Ruf mich an, wenn du Lust hast, die Unterhaltung fortzusetzen.« Wenn Sie sie wirklich beeindrucken wollen, lernen Sie eine Mnemotechnik, mit der Sie Telefonnummern und E-Mail-Adressen auswendig lernen können.

Für den Fall, dass ihr Interesse an Ihnen ganz offensichtlich ist, können Sie den Spieß auch umdrehen und so tun, als würde im Grunde **sie** die Kontaktdaten erbitten. Sie sagen so etwas wie: »Was müssen wir tun, um sicherzustellen, dass wir uns wiedersehen?« Oder: »Diese Ausstellung würde ich mir zu gerne mit dir ansehen.« Oder: »Ich rufe dich morgen an.« Oder: »Schick mir doch eine E-Mail mit dem Link zu diesem Film, den du erwähnt hast« – und dann stehen Sie auf, um den Tisch zu verlassen. Höchstwahrscheinlich ruft Sie Ihnen hinterher: »Du hast meine Nummer doch gar nicht!«, oder: »Aber du hast vergessen, mir deine E-Mail-Adresse zu geben.«

Eine andere Möglichkeit (besonders effektiv, wenn Sie merken, dass sie das Interesse verliert oder die Distanzierte spielt) besteht darin, sich zu verabschieden und gehen zu wollen, sich in letzter Minute aber umzudrehen und zu fragen: »Wie war noch mal deine E-Mail-Adresse?« Versuchen Sie freundlich, aber lässig und nonchalant zu klingen – und vermeiden Sie auf jeden Fall, sie um eine Fortsetzung des Kontakts anzubetteln. Vergessen Sie nicht: Das Image, das Sie ausstrahlen wollen, ist das eines beliebten und vielbeschäftigten Typen, der Frauen am laufenden Band kennenlernt. Das bedeutet, es würde Sie sicher freuen, von ihr zu hören, aber Sie wären auch nicht böse, wenn nichts daraus wird. Wenn sie bereit ist, Ihnen ihre E-Mail-Adresse zu geben, reichen Sie ihr Zettel und Stift.

Allerdings ist es immer etwas persönlicher und auch ein größerer Vertrauensbeweis, wenn sie Ihnen gleich ihre Telefonnummer gibt. Am besten fragen Sie sie direkt danach, das lässt Sie selbstsicherer wirken. Wenn Sie etwas kühner auftreten möchten, können Sie sagen: »Schreib mir doch gleich deine Nummer mit dazu – es sei denn, du glaubst, die hätte ich nicht verdient!« Oder: »Du kannst auch deine Telefonnummer dazuschreiben – ich schwöre, ich verkaufe sie an keine Telemarketingfirma!«

Wenn Sie wissen wollen, ob sie wirklich interessiert ist, können Sie den Austausch persönlicher Informationen überspringen und gleich ein Date ausmachen. Sagen Sie ihr, dass Sie sie in den nächsten Tagen am gleichen Ort oder in einer nahegelegenen Bar wiedertreffen wollen, zu einer Zeit, die Ihnen beiden passt. Wenn sie sich einverstanden erklärt, sind Ihre Chancen groß, dass sie auch auftaucht. In Ermangelung einer Möglichkeit, die Verabredung doch noch telefonisch abzusagen, wird sie wahrscheinlich kommen – ansonsten muss sie sich entschuldigen und sich eine Ausrede einfallen lassen, wenn sie Ihnen einmal wieder über den Weg laufen sollte.

Sobald Sie ihre Kontaktdaten haben, schreiben Sie nicht nur ihren Namen sowie Datum und Ort der ersten Begegnung dazu, sondern auch die Gesprächsthemen, über die Sie schon geredet haben. Das ist besonders wichtig, wenn Sie viele Frauen treffen. Wenn Sie direkt und selbstsicher auftreten und nicht bedürftig, lüstern oder allzu verzückt klingen, werden Sie nicht nur mit ihrer Telefonnummer in der Tasche davonziehen, sondern auch mit der Zahlenkombination zu ihrem Herzen!

Tipp Nummer 12

Mit folgenden Techniken können Sie die Unterhaltung verlängern:

- Horchen Sie auf »Anschlusswörter«, an denen Sie sich weiterhangeln können.
- Merken Sie sich ihren Namen und benutzen Sie ihn häufig.
- Hören Sie mehr zu, als dass Sie selbst reden.
- Machen Sie eine Bemerkung über etwas, das sie Ihnen erzählt hat, und fügen Sie hinzu, wie sie sich Ihrer Meinung nach bei diesem Erlebnis gefühlt haben muss.
- Finden Sie Gemeinsamkeiten heraus und betonen Sie, wie ähnlich sich Ihre Ansichten sind.
- Rufen Sie den Eindruck hervor, Sie würden sich schon länger kennen, indem Sie »Wir-Sätze« verwenden.
- Machen Sie Witze – aber keine beleidigenden.
- Berühren Sie sie flüchtig am Arm.
- Hängen Sie nicht Ewigkeiten bei ihr herum – besorgen Sie sich ihre Nummer und dann Abmarsch.

Wie Sie sich einer Gruppe von Frauen nähern können

Sich einer ganzen Gruppe von Frauen zu nähern erfordert ein bisschen mehr Einfallsreichtum. Wenn die Mädels zusammenstehen, ihre Augen aber durch den Raum wandern lassen, halten sie wahrscheinlich nach Männern Ausschau. Wenn sich immer wieder eine von ihnen aus der Gruppe löst und allein auf die Toilette geht, sind sie definitiv auf der Pirsch. Sollten die Mädels jedoch die Köpfe zusammenstecken und kichern, während sie zugleich die Männer vor Ort mustern, lassen Sie es lieber gleich. Dann sind sie wahrscheinlich nur ausgezogen, um sich mal wieder über die Herren der Schöpfung lustig zu machen.

Wenn Sie sich einer Gruppe nähern, konzentrieren Sie sich auf keine spezielle Frau. Richten Sie stattdessen einfach eine Frage an alle oder bitten Sie allgemein um eine Meinung: »Ich brauche weiblichen Rat: Mein Kumpel heiratet und ich habe absolut keine Idee, was ich dem Hochzeitspaar schenken soll.« Frauen lieben es, wenn Männer sie nach ihrer Meinung fragen, und wenn Sie bewusst die ganze Clique ansprechen statt nur eine von ihnen, werden die Frauen um Ihre Aufmerksamkeit wetteifern.

Die zehn wichtigsten Anzeichen für ihr Interesse

Natürlich gibt es da auch noch den schlimmsten Alptraum eines jeden Mannes: Sie glauben, sobald Sie die heiße Lady nach ihrer Telefonnummer fragen, sinkt sie Ihnen in die Arme und haucht ein lüsternes »Ja, ich will es doch auch«. Stattdessen lässt sie Sie auflaufen. In einem solchen Moment wünschen Sie sich sicher verzweifelt, Sie hätten den Grad ihres Interesses an Ihnen besser abschätzen können. Hier ist eine Liste mit nonverbalen Hinweisen, nach denen Sie Ausschau halten müssen:

1. Sie lächelt oder kichert über Ihre Scherze

Wenn eine Frau an Ihnen interessiert ist, lächelt sie kokett oder lacht über Ihre Witze, auch über die schlechten. Zwinkern Sie ihr zu und beobachten Sie, ob sie mit einem Lächeln reagiert. Wenn Sie in Ihrer Gegenwart anfängt zu lachen und sich leutselig verhält, ist sie wahrscheinlich ziemlich interessiert, denn eine interessierte Frau möchte einen fröhlichen Eindruck machen. Sie sollten sich allerdings vergewissern, dass ihr Gekicher keine nervöse Angewohnheit ist – albernes Gegacker ist das Letzte, was Sie brauchen können, wenn Sie sich vor ihr ausziehen.

2. Sie streicht sich übers Haar, wirft es mit einer Kopfbewegung in den Nacken oder wickelt es sich um die Finger

Mit den Haaren herumzuspielen ist eine subtile Einladung zum Vorspiel. Sie schlägt Ihnen damit sozusagen schon einmal vor, was Sie alles mit ihr anstellen könnten.

3. Sie fummelt an einem Gegenstand herum, zum Beispiel an ihrem Glas

Anzeichen von Nervosität bedeuten, dass sie bei Ihrem Anblick Herzklopfen bekommt. Natürlich könnte es auch sein, dass sie ein Tollpatsch oder wirklich mit den Nerven am Ende ist – das sollten Sie vorher herausfinden.

4. Sie errötet, wenn Sie ihr ein Kompliment machen

Machen Sie ihr ein intimeres Kompliment, zum Beispiel: »Wow, Sie haben aber volle Lippen!« Dann warten Sie ab, ob Sie errötet oder einfach erwidert: »Ja, ich habe sie mir grade mit Kollagen aufspritzen lassen.« Ist Letzteres der Fall, sollten Sie gleich ein Haus weiter ziehen.

5. Sie zieht einen Schmollmund oder berührt ihre Lippen

Wenn sie sich die Lippen leckt oder am Strohhalm oder dem Glasrand saugt, ist das ebenfalls ein gutes Zeichen. Das bedeutet, dass sie sich vorstellen könnte, geküsst zu werden. Allerdings könnte es natürlich auch heißen, dass sie durch zu viel Ecstasy dehydriert ist – halten Sie also auch hier die Augen offen …

6. Sie stottert oder verhaspelt sich

Wenn eine Frau sich von ihrem Gegenüber sexuell angezogen fühlt, wird ihre Stimme höher und ihre gesamte Sprechweise kann sich verändern; vielleicht bekommt sie gar keinen vernünftigen Satz mehr zustande. Sollte dies jedoch das einzige Anzeichen sein, schließen Sie nicht sofort auf ein gesteigertes Interesse - sie könnte auch an einer Sprachstörung oder einer Angstneurose leiden.

7. Sie wendet sich Ihnen zu oder lehnt sich zu Ihnen hinüber

Ein besonders günstiges Zeichen! Das bedeutet, dass sie sich ganz auf Sie konzentriert und sich einen höheren Grad von Intimität wünscht. Wenn Sie ein solches Verhalten an ihr wahrnehmen, dürfen Sie Ihr Gespräch ruhig etwas heißer werden lassen.

8. Sie streichelt einen Gegenstand (zum Beispiel ihre Handtasche) oder – noch besser – sich selbst

Wenn sie sich über Gesicht oder Körper streicht, zum Beispiel über den Handrücken, den Oberschenkel oder die Brüste, gehen Sie in Startposition. Das sind beinahe unfehlbare Anzeichen ihres sexuellen Interesses. Wenn nicht gerade ein Pornofilm läuft oder ein männlicher Stripper im Raum ist, der sie erregt haben könnte, dürfen Sie schon einmal Ihren Kondomvorrat überprüfen.

9. Sie blickt Sie intensiv an und senkt die Augen, wenn Sie sie ansehen

Ein solcher Blick ist ein deutliches Signal ihres Interesses an Ihnen. Vergewissern Sie sich aber lieber noch einmal, dass sie nicht den Typen hinter Ihnen meint. Wenn ihre Augen während Ihrer Unterhaltung durch den Raum wandern, bedeutet das, dass sie nach besserer Beute Ausschau hält.

10. Sie streift oder berührt Sie

Wenn eine Frau den ersten Körperkontakt herbeiführt, ist das ein klares Zeichen für ihren Wunsch nach Intimität. Berührt sie immer wieder Ihren Arm oder Ihr Bein, während Sie reden, ist es Zeit für die Frage: »Zu dir oder zu mir?«

Folgende Zeichen signalisieren, dass sie nicht an Ihnen interessiert ist:

- Sie vermeidet den Augenkontakt.
- Sie lächelt nicht oder gekünstelt.
- Sie lehnt sich von Ihnen weg.
- Sie antwortet einsilbig.
- Ihre Schultern sacken herab.
- Sie sieht jemand anderen mit diesem »Bitte rette mich!«-Blick an.
- Sie schaut auf ihre Armbanduhr.
- Sie wippt ungeduldig mit dem Fuß.
- Sie rutscht auf ihrem Stuhl hin und her.
- Sie sieht Sie ausdruckslos an.

Enttarnter Mythos: »Heiße Frauen werden ständig angesprochen.«

Das stimmt nicht. Heiße Frauen werden mehr als alle anderen angestarrt, mit bewundernden Pfiffen bedacht und von irgendwelchen Idioten belästigt. Durchschnittliche Männer sprechen sie seltener an, weil sie sich von solchen Frauen eingeschüchtert fühlen.

TEIL 2

Die Kunst der Verführung – von der Verabredung zur Paarung

Die Vorbereitungen – fit für das allererste Date

Wie Frauen ticken

»Verführung ist der Wunsch,
überwältigt und mitgerissen zu werden.«

DANIEL SIBONY, *L'Amour Inconscient*

»Aufspüren, jagen und erlegen – so lautet die biologische
Programmierung der männlichen Sexualität.«

CAMILLE PAGLIA

Bevor wir uns in die logistischen Details des erfolgreichen ersten Dates stürzen, möchte ich Ihnen in einem kurzen Crashkurs näherbringen, wie Frauen denken. Obwohl die meisten von ihnen Sex genauso mögen wie Männer – jedenfalls unter den richtigen Umständen –, sind nur wenige von ihnen auf der Suche nach einer bloßen sexuellen Zufallsbegegnung. Vielmehr wünscht sich die Mehrheit der Frauen **intimen** Sex – das ist nicht unbedingt dasselbe wie Verbindlichkeit, aber es schließt schon eine gewisse emotionale Beteiligung ein, die über den rein biologischen Akt hinausgeht.

Selbst die emanzipierteste Frau bevorzugt unbewusst intimen Sex, denn wegen diverser biologischer, evolutionärer und soziologischer Gründe ist das weibliche Gehirn darauf programmiert, Liebe, Zuneigung und Partnerbindung zu suchen. Nach dem sexuellen Genuss schüttet die weibliche Großhirnrinde eine viel größere Menge Oxytocin aus als die des männlichen Gehirns. Oxytocin ist auch als »Bindungshormon« bekannt, denn unter seiner Einwirkung haben wir das Bedürfnis, nach dem Sex zu kuscheln. Es ist die stärkste Triebfeder hinter dem Verlangen nach Bindung und Intimität und hat außerdem einen extrem angenehmen Effekt auf die Seele. Auf Grund der Oxytocin-Flut nach dem Sex fühlen sich Frauen zu dem Mann hingezogen, der ihnen ihrer Meinung nach die sexuelle Intimität geben kann, nach der sie sich sehnen.

Heutzutage ist eine Frau natürlich nicht mehr den gleichen Beschränkungen unterworfen, unter denen ihre Urahninnen zu leiden hatten. Sie ist nicht mehr von einem Mann abhängig, der ihre Höhle vor Raubtieren schützt und Mammuts jagt, denn sie kann ihren Lebensunterhalt alleine verdienen und entscheidet selbst, ob sie schwanger werden will oder nicht. Aber obwohl sich die Umstände geändert haben, ist die weibliche Psyche immer noch von dieser Vergangenheit geprägt. Und auf subtile, manchmal auch auf deutlichere Art propagiert unsere Gesellschaft immer noch das Bild, dass jede Frau Romantik und Liebe braucht, um Sex genießen zu können – und um sich wahrhaft erfüllt zu fühlen.

Ihre Herausforderung liegt also darin, in den Köpfen der heißen Frauen die Vorstellung zu wecken, Sie könnten ihr Traumprinz sein. Das bedeutet nicht, dass Sie sich unbedingt wie Julias Romeo geben müssen. Vergessen Sie nicht, dass auch die Frauen in den Märchen bereit sind, eine Menge Frösche zu küssen (und mit ihnen ins Bett zu gehen!), bis sie ihren Prinzen gefunden haben. Wie Belle in *Die Schöne und das Biest* haben sie die Fähigkeit, den wahren Prinzen an seinem Charakter zu erkennen.

Sie sollten niemals zu erkennen geben, dass Sie nur an Sex interessiert sind. Gerade die heißesten Frauen sind besonders misstrauisch, denn sie werden viel öfter aus diesem Grund angemacht – und ausgenutzt – als andere Frauen. Je weniger Eifer Sie also zeigen, sie ins Bett zu bekommen, umso mehr wird sie glauben, dass Sie der Prinz auf dem weißen Pferd sind, und umso schneller wird sie in Ihre Arme sinken. Von dem Moment an, in dem Sie ihre Telefonnummer ergattert haben, sollten Sie alles, was Sie tun, darauf ausrichten, das geheimnisvolle, galante Bild eines edlen Ritters abzugeben – eines Ritters, der bereit ist, ihr die emotionale Bindung zu geben, die sie sich bewusst oder unbewusst wünscht.

Wann es Zeit für den nächsten Schachzug ist

Während Sie mit einem Himbeer-Mokka-Frappuccino und der Telefonnummer Ihrer Traumfrau den Coffeeshop verlassen, brennt Ihnen bewusster Zettel schon ein Loch in die Hosentasche. Koste es, was es wolle, geben Sie auf keinen Fall der Versuchung nach, ihre Nummer zu wählen, nur um zu testen, ob es auch die richtige ist! Ebenso wenig sollten Sie natürlich ihre Nummer wählen und dann auflegen, sobald sie ans Telefon geht. Sie wird ohnehin wissen, dass Sie es sind, und schon stehen Sie auf ihrer Vollidioten-Liste. Schreiben Sie ihre Nummer lieber in Ihr Adressbuch und legen Sie sich Ihre Strategie für die nächsten Tage zurecht. Als Erstes stellt sich die Frage: Wie lange sollten Sie warten, bevor Sie sich melden?

Die folgende Liste vermittelt Ihnen eine Vorstellung davon, wie die durchschnittliche Superbraut einen Mann einschätzt, der sich mit dem ersten Anruf beeilt, beziehungsweise Zeit lässt.

Wie lange Sie sich mit dem Anruf Zeit lassen können

Zeit, die zwischen dem ersten Treffen und Ihrem Anruf verstrichen ist	***Das denkt sie von Ihnen***
wenige Minuten	Kontrollfreak oder – noch schlimmer – Psychopath
wenige Stunden	bedürftiger Loser
der gleiche Abend	einsam und verzweifelt auf der Suche
der nächste Morgen	übereifrig
ein bis zwei Tage	interessiert, bleibt am Ball

vier Tage	beschäftigt oder darauf erpicht, den Coolen zu spielen
fünf Tage	beschäftigt, schlecht organisiert oder zu nervös, um früher anzurufen
mehr als eine Woche	beschäftigt, hat eine Freundin (vielleicht auch zwei?) oder eine Ehefrau
zwei (oder mehrere) Wochen	Spielertyp oder Vollidiot

Ich würde alleine schon aus dem Grund lieber zu früh als zu spät anrufen, weil das Interesse Ihrer Traumfrau ein Zeichen dafür war, dass es zu diesem Zeitpunkt keinen Mann in ihrem Leben gab. Und wie sollen Sie sonst erfahren, ob sie wirklich Lust auf Sie hat? Der Augenkontakt bei Ihrer ersten Unterhaltung, die Tatsache, dass sie häufig gelächelt und Sie nach persönlichen Informationen gefragt hat – all das waren Hinweise, aber die sind nicht immer ganz zuverlässig. Schließlich sind Frauen Meisterinnen darin, Interesse zu heucheln, einfach um den Typen wieder loszuwerden – und gerade die heißesten unter ihnen haben damit die größte Erfahrung. Am besten können Sie ihr Interesse daran abschätzen, wie viele Kontaktdaten sie Ihnen gegeben hat (oder auch nicht). Je mehr Sie bekommen haben, umso bereitwilliger wird sie auch auf Ihre weiteren Annäherungsversuche reagieren.

Wenn Sie ihre E-Mail-Adresse haben, können Sie generell früher Kontakt mit ihr aufnehmen – auch gleich am nächsten Tag. Ich finde E-Mails praktischer und weniger aufdringlich als Telefonanrufe. Eine E-Mail kann eine Frau ein paar Tage ignorieren, wenn sie nicht gleich Lust hat zu antworten, während ein Anruf sie in Verlegenheit bringen, sie auf dem Sprung, schlecht gelaunt oder bei einem Telefonat auf der anderen Leitung erwischen kann. Wenn sie nicht gleich weiß, wer Sie sind, kommt sie sich am Ende blöd vor oder lässt Sie abfahren. Bei einer Mail können Sie zudem jederzeit ein schmeichelhaftes Foto mitschicken, damit Sie sich erinnert, welches Gesicht zu diesem Namen gehört – insbesondere, wenn Ihre Begegnung nur flüchtig war und schon ein paar Tage zurückliegt. (Wenn Sie ein Foto schicken, stellen Sie es ans Ende Ihrer Nachricht, als wäre es Teil Ihrer Signatur. Bitte nicht an den Anfang mit der Frage: »Erinnern Sie sich noch an mich?«)

Ein weiterer Vorteil von E-Mails ist, dass Sie sich in aller Ruhe einen netten Text ausdenken können. Sie müssen weder reaktionsschnell sein, noch haben Sie mit Ihrer etwaigen Nervosität zu kämpfen. Viele Männer können besser schreiben als reden und bauen durch ihre E-Mails im Kopf der Frau ein positives Bild von sich auf, bevor sie sie ums erste Date bitten.

Andererseits erzeugt eine Mail natürlich nicht dasselbe Maß an Intimität wie ein persönlicher Anruf, und der Frau fehlt die Gelegenheit, am Klang Ihrer Stimme Ihre Aufrichtigkeit einzuschätzen. Wenn man die Bitte um eine Verabredung per E-Mail schickt, kann sie auch leicht ignoriert werden – zum Beispiel wenn die Frau zwar prinzipiell interessiert ist, aber noch schwankt (weil sie überlegt, ob sie ihren derzeitigen Freund verlassen oder ihn betrügen soll oder Ähnliches). Eine über das Telefon vorgebrachte Bitte um ein Date ist schwerer abzulehnen. Also sind Sie – auch wenn Sie schon ein paar E-Mails ausgetauscht haben – am besten beraten, wenn Sie ihr diese entscheidende Frage am Telefon stellen. Doch dieser erste Anruf muss sorgfältig geplant sein.

Tipp Nummer 13

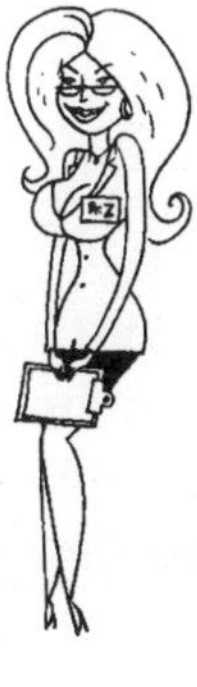

Nehmen Sie zwei bis vier Tage nach der ersten Begegnung Kontakt mit ihr auf, je nachdem, wie stark Ihr Interesse ist. E-Mails oder SMS können Sie auch schon früher schicken. Wenn Sie korbimmun sind, rufen Sie die Lady an, ansonsten greifen Sie erst auf SMS oder E-Mail zurück, um ihr Interesse abzuschätzen.

Anruf oder Mail – das ist die Frage

Mailen Sie oder schreiben Sie eine SMS, wenn

- Sie noch nicht korbimmun sind;
- Sie die Frau nur kurz an einem dunklen Ort getroffen haben;
- Ihnen leicht die Stimme zittert;
- sie nicht sonderlich interessiert schien.

Rufen Sie an, wenn

- sie Sie gebeten hat, anzurufen;
- sie Ihnen ihre Handynummer aufgeschrieben hat;
- Sie eine tolle Stimme haben;
- Sie am Telefon selbstsicher rüberkommen.

Wohin bei der ersten Verabredung?

Bevor Sie Ihre Traumfrau per Telefon oder Mail um eine Verabredung bitten, müssen Sie sich überlegen, wohin Sie sie ausführen wollen. Sie brauchen einen ganz konkreten Plan und sollten die Entscheidung nicht ihr überlassen. Frauen mögen entschlossene, dominante Männer, und wenn Sie die Wahl des Treffpunktes ihr überlassen, wird sie Sie wahrscheinlich einfallslos und schwächlich finden. Vergessen Sie nicht, dass Sie ihr Prinz sein wollen, und Prinzen würden niemals andere Leute bitten, Entscheidungen für sie zu treffen. Haben Sie also mindestens eine Idee parat, bevor Sie zum Hörer greifen, und vielleicht gleich noch einen Ersatzvorschlag, falls ihr der erste gar nicht zusagt.

Von allen Möglichkeiten halte ich – trotz gegenteiliger Behauptungen sogenannter »Aufreißergurus« – ein Abendessen in einem netten Restaurant für den unumstritten besten Platz für das erste ernsthafte Treffen.

Wenn Sie nicht so viel Geld ausgeben wollen, können Sie sie fragen, ob sie nicht die Mittagspause oder eine nachmittägliche Kaffeepause miteinander verbringen möchten. Aber nicht alle Frauen gehen mittags essen und viele lieber nur mit ihren Kollegen. Außerdem könnte es organisatorisch ein bisschen schwierig werden, wenn jeder an einem anderen Ende der Stadt arbeitet. Und im schlimmsten Fall wäre sie gedanklich noch halb bei der Arbeit.

Obwohl ein Mittagessen nicht die schlechteste Idee ist, gibt Ihnen ein abendlicher Restaurantbesuch einfach mehr Zeit, um sie kennenzulernen, einzuschätzen und zu beeindrucken. Mit dieser Vorliebe bin ich nicht allein. Die meisten Pin-ups, die ich für dieses Buch befragt habe, gaben »Abendessen und Drinks in einem netten Restaurant« als Lieblingstreffpunkt für das erste Date an.

! *Die meisten heißen Frauen bevorzugen für ihr erstes Date ein Abendessen im Restaurant.*

Und wohin laden Sie sie abends ein? Manche Frauen möchten das Restaurant gerne selbst aussuchen. Wenn Sie ihren Geschmack noch nicht so gut kennen, wäre es keine schlechte Idee, ein paar Vorschläge parat zu haben und ihr die Wahl zu lassen. Sollte sie selbst ein Lieblingslokal haben und es als Alternative vorschlagen, nehmen Sie an. Ansonsten aber müssen Sie einen entschlossenen Eindruck machen und zeigen, dass Sie sich mit den Restaurants in der Gegend gut auskennen. Ihr Anruf könnte ungefähr so verlaufen:

Sie: »Wie wär's, wenn wir diesen Donnerstag essen gehen?«
Traumfrau: »Okay, hört sich gut an.«
Sie: »Wenn du gerne französisch isst, wüsste ich da so ein Bistro – die Atmosphäre ist eher rustikal, aber das Essen ist wirklich klasse dort. Wenn du lieber asiatisch essen gehst, kenne ich noch ein Lokal mit 200 Gerichten auf der Karte und einem All-you-can-eat-Buffet. Oder vielleicht hast du ja selbst ein Lieblingsrestaurant?« (Machen Sie eine Pause, damit sie es gegebenenfalls nennen kann.)
Traumfrau: »Oh, asiatisches Essen find ich super. Gehen wir doch einfach da hin.«

Indem Sie ihr die Alternativen aufzählen, zeigen Sie, dass Sie der Typ Mann sind, der die Dinge in die Hand nehmen kann. Gleichzeitig beweisen Sie dadurch, dass Sie sie auch nach einem eigenen Vorschlag fragen, Respekt für ihren Geschmack und ihre Wünsche. Auf keinen Fall sollten Sie jedoch von vornherein fragen: »Wo würdest du denn gerne hingehen?« Das ist besonders gefährlich, wenn Sie ein gewisses Budget im Kopf haben – anspruchsvolle Schönheiten würden höchstwahrscheinlich ein Festmahl in einem der besten Restaurants der Stadt vorschlagen. Außerdem sollten Sie darauf achten, dass Sie nicht jede Frau ins gleiche Lokal ausführen. Am Ende macht noch ein flapsiger Kellner irgendwann eine dumme Bemerkung darüber, wie nett es doch ist, Sie jede Woche mit einer anderen Schönheit zu Gast zu haben.

Wenn Sie bei Ihrer ersten Begegnung erfahren haben, dass sie eine bestimmte Länderküche mag oder einen bestimmten ethnischen Hintergrund hat, suchen Sie ein Restaurant aus, das ihren Geschmack anspricht. Versuchen Sie, die besten Orte im Voraus herauszubekommen, noch vor Ihrem ersten Anruf. Falls Sie keine Ahnung haben, was ihre Traumfrau am liebsten isst, suchen Sie einfach Lokale aus, die Sie mögen und kennen. Das verschafft Ihnen den zusätzlichen Vorteil, ihr Gerichte empfehlen zu können oder sie zu beeindrucken, weil der Oberkellner Sie persönlich begrüßt.

> **!** *Suchen Sie ein Restaurant aus, das mit Ihrem Prototyp übereinstimmt, denn sie wird das gesamte Ambiente mit Ihnen in Verbindung bringen.*

Das Ambiente des Lokals ist fast genauso wichtig wie das Essen, denn unbewusst wird sie ihren Begleiter damit in Verbindung bringen und die dort empfundenen Gefühle auf Sie übertragen. In einer Studie wurden Bilder von Männern und Frauen in verschiedenen Situationen gezeigt. Dabei wurde eine Person immer dann vorteilhafter beurteilt, wenn sie in einem hübscheren Zimmer mit Bildern und Vorhängen saß. Das demonstriert, wie wir unsere Gefühle in einer Umgebung auf die Person übertragen, mit der wir gerade zu tun haben.[35]

Wenn Sie also den modernen, fortschrittlichen Mann markieren wollen, suchen Sie ein Restaurant mit zeitgenössischem Thema aus. Wenn sie ein Faible für Antikes und altmodische Gentlemen hat, suchen Sie ein Lokal mit viktorianischem Flair aus.

Doch selbst wenn Sie möchten, dass sie Sie als weltgewandten, erfolgreichen Mann betrachtet, der sich eine anspruchsvolle Frau leisten kann, suchen Sie nicht gerade das teuerste Lokal aus. Psychologische Studien haben gezeigt, dass Leute, die für eine Aufgabe sehr üppig entlohnt wurden, diese hinterher als weniger angenehm einstuften, denn sie brachten sie nur noch mit der Bezahlung in Verbindung. Wenn man ihnen jedoch wenig bis gar nichts dafür gab, stuften sie die Aufgabe eher als angenehm ein – warum hätten sie sie sonst übernehmen sollen?

Unbewusst würde sie am Ende vielleicht doch noch auf den Gedanken verfallen, dass ihr das Date nur gefallen hat, weil Sie sie in dieses edle Restaurant ausgeführt haben, das gerade in aller Munde ist. Und Sie wollen doch schließlich, dass sie ihr Date genießt, weil Sie ein solch interessanter Mann sind. Außerdem werden schöne Frauen ständig von reichen Typen belagert, sodass sie ein teures Lokal vielleicht automatisch mit »unzweideutigen Angeboten« assoziiert. Ein weiterer Grund, nicht gleich das teuerste auszusuchen (auch wenn Sie im Geld schwimmen sollten), ist der, dass Sie die Messlatte nicht gleich zu hoch legen sollten. Sie könnten später nämlich unmöglich tiefer stapeln, ohne die Frau zu enttäuschen – sie wird nämlich erwarten, dass Sie sie während der Zeit Ihres Zusammenseins auf demselben Level unterhalten. Suchen Sie sich von Anfang an ein Niveau aus, das Sie sich auch längerfristig leisten können. Sparen Sie sich die superteuren Restaurants für später auf, wenn Sie ihr eine ganz besondere Freude machen wollen.

> **!** *Suchen Sie ein romantisches Restaurant aus, das nicht zu teuer ist und ihr positive Gefühle vermittelt.*

Das von Ihnen gewählte Lokal sollte starke, positive Gefühle bei ihr wecken. Untersuchungen haben gezeigt, dass es eine enge Verbindung zwischen allgemeiner Gefühlsbewegung und sexueller Anziehungskraft gibt. Um sie emotional zu berühren, können Sie einen Ort aussuchen, der sie an ihre Kindheit erinnert oder persönliche, intime Assoziationen bei ihr weckt. Wenn sie in New Orleans aufgewachsen ist, laden Sie sie in ein Restaurant mit Jazzmusik ein; wenn sie Biologie studiert hat, schlagen Sie das Museum für Naturgeschichte vor.

Eine Verabredung zum Abendessen ist als erstes Date sehr gut geeignet, aber wenn Ihnen noch eine andere Unternehmung einfällt, die Ihnen mehr Zeit gibt, um einander kennenzulernen, und mehr Spaß verspricht, dann hat sie hinterher eine positive Meinung von Ihnen, egal wie prickelnd Sie die Unterhaltung mit Ihnen fand. Die beliebtesten Unternehmungen bei der Umfrage unter meinen *Penthouse*-Freundinnen waren – ob Sie es nun glauben oder nicht – kulturelle Events wie Galerie- und Konzertbesuche oder körperliche Aktivitäten wie Bowling, Eislaufen, Reiten oder Spaziergänge im Park oder am Strand.

Falls Sie sich für eine kulturelle Aktivität entscheiden, versuchen Sie, eine besonders aufregende zu finden, zum Beispiel eine Ausstellung zu moderner (oder alter) erotischer Kunst, oder ein bewegendes Konzert oder Theaterstück. Körperliche Betätigung lässt den Adrenalinspiegel steigen, aber verausgaben Sie sich nicht zu sehr, indem Sie Wettkämpfe anzetteln oder etwas Ähnliches. Die gemeinsam verbrachte Zeit liefert Ihnen später beim Abendessen guten Gesprächsstoff, also versuchen Sie auch, die Unternehmungen ein bisschen auf das Restaurant abzustimmen.

Ein Kinobesuch, ebenfalls angeblich sehr beliebt bei der ersten Verabredung, ist allerdings keine so gute Wahl! Die meisten heißen Pin-ups, die meine Fragebögen ausgefüllt haben, führten Kino ganz unten in ihrer Liste auf, kurz vorm Stripclub, den sie als schlechteste Option für ein erstes Date bewerteten. Filme eignen sich nicht so gut, weil man sich währenddessen weder richtig unterhalten noch in die Augen sehen kann, und für einen ersten Körperkontakt kennen Sie sich zu diesem Zeitpunkt noch nicht gut genug. Abgesehen vom Unterhaltungswert des Films gibt es also wenig, was die Beziehung voranbringen könnte. Wenn Sie sich entscheiden, erst ins Kino und dann zum Essen zu gehen, suchen Sie wenigstens einen Frauenfilm aus oder irgendetwas anderes, von dem Sie wissen, dass es ihr gefällt.

> **!** *Wenn Sie für Ihre erste Verabredung einen aufregenden Ort finden, steigen die Chancen, dass sie sich in Sie verliebt.*

Auch eine Unternehmung mit einem Hauch von Gefahr eignet sich für ein erstes Date. Vergnügungsparks, ein Flug im Heißluftballon, eine Kajakfahrt, Paintball, Paragliding oder ein Ausritt würden sich dafür anbieten. Es gibt definitiv eine psychologische Verbindung zwischen Gefahr und körperlicher, beziehungsweise romantischer Anziehung.

So wurden in einem Experiment Gruppen von Männern gebeten, eine Höhle zu durchqueren – entweder auf einer festen, soliden Brücke oder auf einer wackligen. Dann zeigte man ihnen das Bild einer weiblichen Mitarbeiterin der Studie und bat sie, sich eine Geschichte dazu auszudenken. Die Männer, die die schwankende Brücke überquert hatten, schrieben sexy Geschichten und riefen die Wissenschaftlerin hinterher eher an, um über das Erlebnis zu sprechen.[36] In einer anderen Studie erzählte man den einen Männern, dass sie im Laufe des Experiments schmerzhafte Elektroschocks bekommen würden, den anderen, dass die Schocks sehr sanft ausfallen würden. Erstere fanden die weibliche Mitarbeiterin der Studie attraktiver.[37]

Ein wenig Angst kann die Situation also erotisch aufladen und verleiht dem potentiellen Partner einen zusätzlichen romantischen Appeal, weil unser Gehirn die Adrenalinausschüttung mit der Anziehungskraft in Verbindung bringt.

Wenn sie nicht gerade ein ganz großer Sportfan ist und obendrein ihre Mannschaft spielt, würde ich nicht empfehlen, eine Superfrau zu einer Sportveranstaltung einzuladen. Dann könnte sie sich nämlich all diese äußerst männlichen Spieler genauer ansehen – ein Vergleich, der vielleicht nicht unbedingt zu Ihrem Vorteil ausfallen würde – es sei denn, Sie sind außergewöhnlich gut gebaut.

Es gibt noch einige andere Orte, die immer wieder genannt werden, die Sie für eine erste Verabredung aber keinesfalls in Erwägung ziehen sollten: Stripclubs, Nachtclubs und Partys bei Ihren Freunden gehen gar nicht! Sie wollen sich von ihr doch nicht dabei beobachten lassen, wie Sie andere Frauen beim Ausziehen betrachten. Obendrein ist eine Unterhaltung an solchen Orten so gut wie unmöglich, und Sie laufen Gefahr, dass sie sich einen anderen attraktiven Mann ausguckt. Eine Party bei Freunden klingt zunächst ganz harmlos, aber wie *Playmate* Charlotte Kemp sagte: »Ich kam mir vor, als würde ich vorgeführt und begutachtet ... und eins kann ich dir sagen, mit dem bin ich kein zweites Mal ausgegangen.« Nur eins ist noch schlimmer als die Party bei Freunden: Sie zu Ihren Eltern oder auf ein Familientreffen mitzunehmen. Das würde Sie in den Augen jedes *Playmates,* das ich kenne, zum absoluten Loser degradieren. Im Folgenden noch eine Liste mit anderen unpassenden Orten für die erste Verabredung.

Die acht schlechtesten Orte für das erste Date

1. Ein Fastfood-Restaurant

Egal wie pleite oder ausgehungert Sie sind, betreten Sie mit Ihrer Traumfrau kein Lokal, das auch nur annähernd einem Fastfood-Restaurant oder einer Autobahnraststätte ähnelt. Die Ansichten Ihrer Angebeteten mögen ansonsten noch so proletarisch sein, Fastfood bringt Ihnen nichts als Minuspunkte.

2. Beerdigungen oder Friedhöfe

Wenn sie nicht gerade Vampirfan oder ein Gothic sind, vermeiden Sie alles, was mit Tod und Sterben zu tun hat. Heiße Pin-ups, die »Grabräuberei« als Hobby angeben, sind mir nicht bekannt.

3. Die Schultheateraufführung/die Geburtstagsfeier Ihrer Kinder

Egal wie großartig Sie Ihre Kinder finden, Ihre Traumfrau wird sich durch Ihren Nachwuchs ständig daran erinnert fühlen, dass es eine andere wichtige Frau in Ihrem Leben gab. Seien Sie geschickter und fädeln Sie die erste Begegnung mit Ihren Kindern erst dann ein, wenn Sie das »Wenn du mich liebst, musst du auch meinen Hund lieben«-Stadium erreicht haben.

4. Zu Hause bei Ihren Eltern

Es gibt unzählige Gründe, warum Sie es so lange wie möglich hinauszögern sollten, Ihre Eroberung Ihren Eltern vorzustellen. Es ist ja nicht unwahrscheinlich, dass Sie Ihrem Vater ähneln – und dann bekommt sie einen Vorgeschmack darauf, wie Sie in dreißig Jahren aussehen könnten, inklusive Bierbauch und Haare in den Ohren.

5. Stripclub, Erwachsenenfilme oder Swingerpartys

Faustregel: Vermeiden Sie Orte, an denen knapp bekleidete Frauen herumlaufen oder an denen sexuelle Aktivitäten freizügig dargestellt werden. Einzige Ausnahme ist eine Ausstellung zu erotischer Kunst – vor allem wenn Ihre Lady intellektuelle Neugierde oder Expertentum zu diesem Thema für sich in Anspruch nimmt (so wie ich).

6. Party bei Ihrer Ex-Freundin

Selbst wenn Sie zu Ihrer Ex-Freundin ein ganz entspanntes Verhältnis haben, vermeiden Sie so lange wie möglich eine Begegnung zwischen ihr und Ihrer neuen Flamme. Frauen hassen es, wenn sie sich ersetzt sehen, und unternehmen alles Mögliche, um zu verhindern, dass ihr Ex mit einer neuen Frau schläft.

7. Kirche (Taufe, Hochzeit etc.)

Ich glaube, dass Religion das Gegenteil von Sex ist, denn sie scheint nur dafür gut zu sein, uns beständig daran zu erinnern, wie teuer wir irgendwann für jeden Spaß im Leben bezahlen müssen.

8. Schaufensterbummel

Für heiße Frauen gibt es keinen Schaufensterbummel. Wissen Sie noch, wie die Rote Königin in *Alice hinter den Spiegeln* Alice ihr Essen vorstellte? Sie sagte: »Alice, das ist der Pudding! Pudding, das ist Alice!«, und dann erklärte sie, dass Alice den Pudding nicht mehr essen könne, jetzt, nachdem sie ihn kennengelernt hatte. Machen Sie diesen Fehler nicht mit Ihrer Traumfrau. Sie möchte ihre Kleider nicht nur »kennenlernen« – sie möchte sie tragen!

Tipp Nummer 14

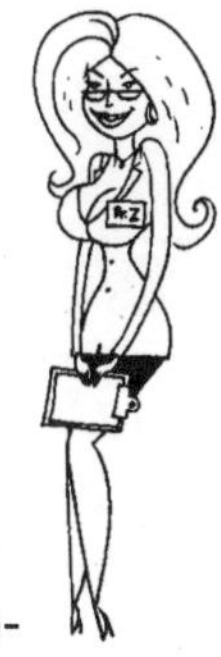

Denken Sie sich mehrere Vorschläge aus, und unterbreiten Sie sie Ihrer Flamme. Fragen Sie sie nicht nach einem eigenen Vorschlag, wenn Sie nicht bereit sind, im schlimmsten Fall eine Menge Geld für ihre kulinarischen Wünsche hinzublättern. Suchen Sie einen Ort aus, der mit Ihrem Prototyp harmoniert, denn sie wird das allgemeine Ambiente auf Sie übertragen.
Führen Sie sie an Orte aus, die ihr starke positive Gefühle vermitteln, zum Beispiel ein Konzert, eine Veranstaltung, die nostalgische Erinnerungen weckt, ein Restaurant, in dem Essen aus ihrer Heimat serviert wird, oder eine Unternehmung, die Nervenkitzeln beinhaltet wie ein Flug im Heißluftballon oder eine Achterbahnfahrt.

Die Kontaktaufnahme – jetzt geht's ums Ganze

Der nervenaufreibende erste Anruf

»Charme ist die Kunst, als Antwort ein Ja zu bekommen, ohne etwas gefragt zu haben.«

Albert Camus

Sobald Sie die erste Verabredung geplant haben, ist die Zeit für den großen Anruf gekommen. Viele Männer, vor allem solche, die noch nicht richtig korbimmun sind, werden jetzt furchtbar nervös. Bevor Sie sie also anrufen, lesen Sie vielleicht noch einmal das Kapitel über die Korbimmunität durch (s. Seite 84 ff.) und wappnen sich gegen die Angst vor der Ablehnung. Sie sind der selbstsichere Superheld und keine Frau, so schön und sexy sie auch sein mag, kann Sie davon abhalten, ein solcher zu sein.

Bevor Sie zum Hörer greifen und ihre Nummer wählen, vergewissern Sie sich, dass Sie ihren Namen, eventuell auch den Spitznamen oder Familiennamen, den sie Ihnen mitgeteilt hat, im Kopf haben. Ebenso die Themen, über die Sie sich bereits unterhalten haben, und Details über ihr Haar oder ihren Körper, die Ihnen aufgefallen sind. Denn falls Sie viel unterwegs sind und jede Menge Frauen kennenlernen – und das sollten Sie! –, können Sie leicht durcheinanderkommen, vor allem wenn Sie meinen Rat nicht befolgt haben, sich diese Informationen gleich zu ihrer Telefonnummer dazuzunotieren. Das Letzte, was eine Frau am Telefon hören möchte, ist ein: »Hallo ... äh ... ich weiß nicht mehr, wie du heißt, aber wir haben uns letzte Woche kennengelernt ...«

Abgesehen von ihrem Namen und ein paar Details zu ihrer ersten Begegnung ist der Inhalt Ihrer weiteren Worte nicht so wichtig wie der Ton, in dem Sie sie vorbringen. Am wichtigsten ist, dass Sie nonchalant und cool bleiben, nicht allzu übereifrig wirken, aber natürlich auch nicht desinteressiert. Halten Sie sich vor Augen, dass die Lady Sie schließlich zu diesem Anruf aufgefordert hat – als sie Ihnen ihre Nummer gab, hat sie Ihnen deutlich gezeigt, dass sie von Ihnen hören will.

> **!** *Bevor Sie ihre Nummer wählen, »pushen« Sie noch einmal Ihr Selbstvertrauen.*

Die mentale Einstellung, »eingeladen« und kein »Eindringling« zu sein, wird sich auch in Ihrer Stimme niederschlagen. Es wäre nicht schlecht, wenn Sie diesen Anruf zuvor ein bisschen üben, zumindest im Geiste, bis Sie die Bitte um die erste Verabredung mit dem richtigen Maß an Selbstsicherheit vorbringen können. Genieren Sie sich nicht, den Anruf einmal richtig durchzuspielen. Sehen Sie außerdem nach, an welchen anderen Tagen Sie noch verfügbar wären, sodass Sie ihr einen Alternativtermin anbieten können, falls sie an dem von Ihnen vorgeschlagenen Tag verhindert ist. Und rufen Sie sie um Gottes willen nicht an, wenn Sie betrunken sind – oder auch nur leicht beschwipst! Wenn Sie merkt, dass Sie ein bisschen undeutlich sprechen, wird sie davon ausgehen, dass Sie sich Mut antrinken mussten, um sie anzurufen.

Eine weitere wichtige Entscheidung müssen Sie im Hinblick auf die richtige Tageszeit für den Anruf treffen. Ich hasse es wie die Pest, wenn ich zu früh am Morgen angerufen werde, bevor ich richtig startklar für den Tag bin. Viele tolle Frauen sind nicht unbedingt Frühaufsteherinnen – manche gehen gerne bis in die frühen Morgenstunden auf die Piste, und die meisten sind morgens noch damit beschäftigt, sich hübsch zu machen. Am besten vermeiden Sie es, sie vor 10 Uhr und nach 22 Uhr anzurufen. Ansonsten hängt die optimale Zeit davon ab, ob sie Ihnen ihre private Festnetznummer, ihre Nummer am Arbeitsplatz oder ihre Handynummer gegeben hat. Da sehr wenige heiße Frauen ihre private Festnetznummer herausrücken und die meisten auch nicht gerne an ihrem Arbeitsplatz gestört werden, sollten Sie sie am besten gegen Abend auf dem Handy anrufen. Abends ist immer besser, denn dann ist sie wahrscheinlich eher in der Stimmung, sich zu verabreden.

Okay – jetzt haben Sie sich also für einen Tag und eine Zeit entschieden und sich einen Vorschlag für das Date ausgedacht. Nun heißt es tief durchatmen und die Nummer wählen, die Sie bei Ihrer ersten Begegnung von ihr bekommen haben. Wenn Ihre Traumfrau abnimmt, melden Sie sich mit Namen und erwähnen kurz, wo Sie sich kennengelernt haben. Dann können Sie sie fragen, wie es ihr geht und wie ihr Tag war. Wenn Sie während der ersten Begegnung ein besonderes Hobby erwähnt hat, können Sie auch das in den Dialog einbauen. Aber lassen Sie den Smalltalk nicht ausufern, sondern kommen Sie zum Thema, und zum Schluss sollten **Sie** der derjenige sein, der das Gespräch beendet. Hier ein Beispiel, wie ein solcher Anruf aussehen könnte:

Traumfrau: Hallo?
Sie: Nanette? Hier ist Robert. Wir haben uns letzte Woche bei Starbucks kennengelernt. Du hast gesagt, ich könnte dich gerne mal anrufen.
Traumfrau: Ja, genau. Na, wie geht's denn so?
Sie: Ganz gut, ich bin gerade auf dem Weg zum Fitness-Studio. Und, wie geht's dir, Nanette?
Traumfrau: Mir geht's auch gut. Ich mach mich gerade fertig, ich geh heute Abend noch essen.
Sie: Du hast erwähnt, dass du aus Frankreich kommst, da gehst du sicher gern französisch essen.
Traumfrau: Ja, klar.
Sie: Bei mir in der Nähe hat so ein neues französisches Restaurant aufgemacht. Ich würde nächste Woche gerne mal hingehen, hast du Lust mitzukommen?
Traumfrau: Ja, warum nicht?
Sie: Wie wär's denn am Donnerstag, den 12. März, so um 18 Uhr?
Traumfrau: So bis 19 Uhr könnte ich's schaffen.

Sie: Okay, dann sagen wir um 19 Uhr. Treffen wir uns doch einfach bei Starbucks.
Traumfrau: Okay.
Sie: Du, ich muss aufhören. Lass dir dein Abendessen schmecken. Und wir sehen uns dann nächsten Donnerstag!

Für viele Männer wird sich das obige Beispiel ziemlich kurz und unfreundlich anhören. Doch es ist wichtig, dass Sie gegenüber einer Frau eine etwas geheimnisvolle Aura bewahren, deswegen sollten Sie sie beim ersten Telefonat nicht völlig zuquatschen. Vielmehr sollte sie danach über Sie nachdenken, ein bisschen was zu Rätseln haben und sich auf ihr erstes Date mit Ihnen freuen. Vergessen Sie nicht, sie hat dieses Gespräch vorher nicht geprobt und wohl auch nicht lange überlegt, was sie sagen soll, wenn Sie anrufen. Vielleicht hat sie gehofft, dass Sie anrufen würden, aber das Date an sich hat sie sicher noch nicht geplant. Sie waren derjenige, der mit diesem Anruf die Initiative ergriffen hat, also sollten Sie auch das Gespräch beenden. Außerdem können Sie vielleicht an ihrer Stimme erkennen, ob sie sich nach einem Treffen mit Ihnen sehnt, doch ihre Reaktionen in einem längeren Gespräch können Sie am Telefon kaum einschätzen. Sie müssen ihr dabei gegenübersitzen, um anhand ihrer nonverbalen Signale überprüfen zu können, was für einen Eindruck Sie auf sie machen. Also, fassen Sie sich kurz und sparen Sie sich größere Themen für die Verabredung auf.

Wenn Sie können, schlagen Sie ein Date mitten unter der Woche vor anstatt am Wochenende. Wie Sie später noch sehen werden, müssen Sie so tun, als wären Sie schwer beschäftigt und könnten sich vor sozialen Verpflichtungen kaum retten – wenn Sie ihr ein Treffen am Wochenende vorschlagen, sieht das sicher nicht so aus. Sie wollen doch nicht dastehen wie der Typ Mann, der am Wochenende nichts vorhat?! Unter der Woche sind auch die Chancen größer, dass sie Zeit für Sie hat, also besteht ein geringeres Risiko, eine Abfuhr zu bekommen. Wenn sie am Mittwochabend noch Zeit hat, warum sollte sie dann nicht mit einem interessanten Mann essen gehen? Nicht zuletzt ist es unter der Woche in den Restaurants oder bei den Veranstaltungen, die Sie sich ausgesucht haben, nicht so überfüllt, und das gibt Ihnen die Möglichkeit, sich viel privater zu unterhalten.

!

Laden Sie sie zu einem Treffen unter der Woche ein, nicht am Wochenende, denn Sie sollen den Eindruck hinterlassen, als hätten Sie ein reges Sozialleben.

Wenn sie sich schon gehetzt meldet, dann sollten Sie das Gespräch möglichst kurz halten. Sie können der Lady Ihre eigene Nummer geben und sie lässig bitten, Sie zurückzurufen, sobald es ein bisschen günstiger für sie ist. Besser wäre es jedoch, sie zu fragen, wann sie ein wenig mehr Zeit hat, und anzubieten, dass Sie sich später noch einmal melden – auf diese Art stellen Sie sicher, dass sie nicht am Ende noch vergisst zurückzurufen. Verlieren Sie nicht den Mut, wenn sie gehetzt oder unaufmerksam klingt – Frauen neigen viel stärker als Männer zum Multitasking, also könnte sie gerade am Steuer sitzen, sich zum Ausgehen fertigmachen oder Familie oder Freunde zu Besuch haben. Nehmen Sie ihre Unfähigkeit zu einem Gespräch in eben diesem Moment also nicht persönlich.

Victoria: Hallo?
Sie: Hallo, spreche ich mit Victoria?
Victoria: Ja, ich bin's. Du, hör mal, es ist gerade ein bisschen schlecht.
Sie: Kein Problem. Wann kann ich dich denn am besten erreichen?
Victoria: Heute Abend zwischen 18 und 20 Uhr.
Sie: Gut, ich meld mich. Bis dann.
Victoria: Okay, ciao.

Wenn sie nicht zu erreichen ist oder sich jemand anderes meldet, legen Sie nicht einfach auf. Manche Männer glauben sofort, dass es sich bei der Männerstimme am anderen Ende der Leitung automatisch um den Freund handelt. Tatsächlich könnte es aber jeder beliebige Mann im Leben Ihrer Traumfrau sein – ihr Vater, ihr Bruder, ihr Cousin, ihr Kumpel, ihr WG-Mitbewohner ... oder vielleicht haben Sie sich auch einfach verwählt! Ziehen Sie also keine voreiligen Schlüsse. Wenn jemand anderes ans Telefon geht, fragen Sie einfach nach ihr, und wenn sie nicht da ist, hinterlassen Sie Ihren Namen und Ihre Nummer. Aber geben Sie keine weiteren Informationen heraus, auch wenn Sie danach gefragt werden – Sie kennen ihre genaue Situation nicht und wollen schließlich keine Schwierigkeiten verursachen.

Und wenn Sie ihr nun eine Nachricht hinterlassen haben und die Lady Sie nicht zurückruft? Dann sollten Sie sie zumindest noch einmal anrufen – für den Fall, dass sie versehentlich Ihre Nachricht gelöscht oder Ihre Nummer verlegt hat, oder dass Ihre Stimme aus irgendeinem Grund nicht deutlich zu verstehen war. Doch nach der zweiten unbeantworteten Nachricht würde ich es auf sich beruhen lassen, sonst wirken Sie am Ende noch wie ein Stalker.

Was ist, wenn Sie Ihre Traumfrau erreichen und sie Ihnen erklärt, dass sie für ein Treffen mit Ihnen gerade keine Zeit hat? Woher sollen Sie wissen, ob diese Entschuldigung der Wahrheit entspricht oder ob es nur eine magere Ausrede ist, um Sie abzuwimmeln? Frauen greifen manchmal zu Ausreden wie: »Ich habe gerade so furchtbar viel um die Ohren«, oder: »Bei mir im Büro ist momentan die Hölle los.« Sie können ihre Behauptung überprüfen, indem Sie sie bitten, sich mit Ihnen zu treffen, wenn die heiße Phase im Job überstanden oder das eilige Projekt abgegeben ist. Wenn sie Ihnen daraufhin eine konkrete Deadline nennt, ist es sehr wahrscheinlich, dass sie die Wahrheit sagt. Wenn sie Ihnen jedoch ausweicht oder ständig »sooo beschäftigt« ist, dann handelt es sich wahrscheinlich eher um eine höfliche Ausflucht.

Sie können Ihre Chancen allerdings steigern, indem Sie ein verlockendes Element in Ihre Einladung einbauen. Erzählen Sie ihr, Sie hätten eine Überraschung für sie, die ihr ganz bestimmt gefallen wird, oder Sie hätten eine Kleinigkeit für Sie gekauft (aber geben Sie keinesfalls mehr als ein paar Euro für so ein erstes Mitbringsel aus). Oder erzählen Sie, Sie hätten sich den perfekten Spitznamen für sie ausgedacht oder von Ihrem hellseherisch begabten Freund etwas sehr Wichtiges über sie erfahren – aber damit werden Sie nur herausrücken, wenn sie sich persönlich mit Ihnen trifft.

> **!** *Wenn Sie Ihnen erklärt, dass sie beschäftigt ist, überlisten Sie sie, indem Sie behaupten, eine Überraschung für sie zu haben.*

Sehen Sie zu, dass Sie Ort und Zeit für die Verabredung genau festlegen und beides am Ende des Gesprächs noch einmal festhalten. Ein Anruf am Tag vor dem Date, um sich die Verabredung noch einmal von ihr bestätigen zu lassen, ist ebenfalls eine gute Idee – so können Sie vermeiden, dass sie am Ende gar nicht auftaucht, vor allem wenn sie viele gesellschaftliche Verpflichtungen hat oder ein bisschen chaotisch ist, oder wenn das Date eine Woche im Voraus ausgemacht wurde.

So ein Bestätigungsanruf wirkt glaubwürdiger, wenn Sie beim ersten Gespräch gewisse Details bewusst auslassen, zum Beispiel indem Sie versprechen, sich noch einmal wegen der genauen Adresse oder des Dresscodes oder Ähnlichem zu melden. Rufen Sie nicht einfach an, um sie noch einmal an die Verabredung zu erinnern, das wirkt obsessiv und kontrollfanatisch. Wenn Sie ihre Handynummer haben, können Sie ihr auch eine SMS schicken. Das ist weniger aufdringlich als ein Anruf, und eignet sich besonders gut, um die Lage zu sondieren, wenn Sie den korbimmunen Zustand noch nicht erreicht haben.

Was Sie noch beachten sollten

Gibt sie Ihnen ihre Mailadresse anstelle der Nummer, können Sie sie ohne Anruf um ein Date bitten – aber erst, nachdem Sie eine erste Testmail geschickt haben. Der größte Nachteil der Kommunikation via E-Mail besteht darin, dass Sie nicht an ihrer Stimme hören können, wie sie auf Sie reagiert. Aber sollten Sie dazu neigen, allzu nervös auf jedes Anzeichen einer eventuellen Ablehnung zu reagieren, ist der Mailverkehr eindeutig vorzuziehen. In der ersten E-Mail sagen Sie einfach hallo und erwähnen noch einmal, wo Sie sich getroffen haben. Halten Sie sich ansonsten kurz, und schlagen Sie einen lockeren Ton an, aber formulieren Sie die Mail so, dass klar wird, dass Sie eine Reaktion erwarten. Verkneifen Sie sich allzu langweilige Zeilen wie: »Hallo, ich bin's, Jonas. Wir haben uns gestern kennengelernt. Wie geht's dir?«, und versuchen Sie, ihr Interesse weiter zu wecken, zum Beispiel so:

»Hallo, Janine. Hier ist Jonas, wir haben uns gestern bei Starbucks kennengelernt. Du hattest erwähnt, dass Du gerne skandinavische Filme anschaust. Ich hab gerade einen richtig tollen schwedischen Film im Kino gesehen. Mail mir doch mal, dann erzähl ich Dir mehr davon.«

Wenn sie antwortet, schreiben Sie einfach, dass Sie sich vorstellen könnten, den Film noch einmal anzuschauen, und ob sie nicht mitkommen möchte. Obwohl das nicht die ideale Unternehmung für ein erstes Date ist, könnten Sie in diesem Fall damit punkten. Ich weiß, dass ein spanischer Almodóvar-Streifen oder ein erotischer französischer Film mich durchaus zu einer Verabredung locken würden.

Ich hab's verpatzt, weil sie mir meine Nervosität angehört hat

Wenn Sie merken, dass Sie sich zögerlich oder atemlos anhören, können Sie es auf die Umstände schieben. Sollten Sie also etwas zu lange brauchen, um sich Ihre Worte zu überlegen, behaupten Sie einfach: »Tut mir leid, ich sitze grade am Steuer, ich bin ein bisschen abgelenkt.« Wenn Sie atemlos klingen oder Ihnen die Stimme versagt, können Sie sich damit herausreden, dass Sie gerade beim Training waren: »Ich bin gerade vom Stepper gestiegen.« Vergessen Sie nicht, sie kann Sie nicht sehen, und Ihnen selbst kommt Ihre Nervosität grundsätzlich schlimmer und auffälliger vor als Ihrer Umwelt.

Sollte ich ...

- **... ihr anbieten, sie abzuholen?**

Das können Sie schon tun, aber es ist nicht nötig, wenn sie nicht selbst sagt, dass sie ein Problem hat, von ihrem Wohnort zum Treffpunkt zu kommen. Aber bestehen Sie niemals darauf – das wäre zu aufdringlich.

- **... Blumen mitbringen?**

Nein. Das sieht zu gefallsüchtig aus, und außerdem muss sie die Blumen dann den ganzen Abend mitschleppen oder sie im Auto welken lassen.

- **... ein Geschenk mitbringen?**

Generell: Nein. Es sei denn, sie sehen etwas, das mit ihren Interessen zu tun hat und nicht viel kostet, wie ein Buch oder eine andere Kleinigkeit (ich zum Beispiel bin vernarrt in Schneekugeln).

Tipp Nummer 15

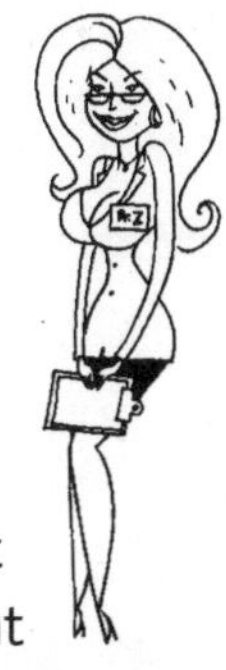

Rufen Sie Ihre Traumfrau zwischen 10 und 22 Uhr an, melden Sie sich mit Namen und versuchen Sie, ein Treffen auszumachen. Wenn sie nicht zu sprechen ist, der Anrufbeantworter anspringt oder jemand anderes ans Telefon geht, legen Sie nicht auf. Hinterlassen Sie eine knappe Nachricht und Ihre Telefonnummer. Wenn sie Sie nach zwei Nachrichten nicht zurückgerufen hat, vergessen Sie die Geschichte. Sollte sie selbst am Apparat sein, machen Sie nach einem kurzen Gespräch ein Date aus, aber sparen Sie sich ein paar Details auf, um einen Grund zu haben, vor der Verabredung noch einmal anzurufen. Auf diese Art vermeiden Sie, dass die Dame kneift.

Grundlegende Wertvorstellungen und Gemeinsamkeiten – das erste längere Gespräch

So lenken Sie die Unterhaltung

»Ich war bei einem Date, fühlte mich total unwohl in meiner Haut und hatte Schmetterlinge im Bauch, richtig unangenehm. Also dachte ich mir, ich frag sie einfach: ›Hey, sag mal, wie heißt du überhaupt?‹«

GARY SHANDLING

»Es gibt Momente, in denen Worte angebracht sind, aber zu viel Gerede zerstört meist den Zauber, lässt oberflächliche Unterschiede deutlicher zutage treten und verleiht manchen Dingen unnötiges Gewicht. Die meisten Menschen, die viel reden, reden über sich – ihnen scheint völlig diese innere Stimme abzugehen, die irgendwann die Frage stellt: Langweile ich den anderen auch nicht?«

ROBERT GREENE, *Die 24 Gesetze der Verführung*

Die erste Verabredung ist immer die wichtigste, denn bei dieser Gelegenheit wird nicht nur entschieden, ob Sie sich noch öfter mit ihr treffen werden, sondern wie interessant und begehrenswert sie Sie findet. Es kann gut sein, dass Sie es beim ersten Mal nicht in ihr Bett schaffen – und das sollten Sie auch nicht erwarten, denn die meisten heißen Frauen sind sich nicht nur der Gefahr von AIDS etc. bewusst, sondern haben schon mehr Angebote für unkomplizierten Nebenbei-Sex bekommen, als Sie Verabredungen hatten. Aber die Weichen für die Chance, irgendwann mit ihr zu schlafen, werden bei der ersten Verabredung gestellt. Wie sehr Sie sich auch wünschen, ihr schnellstmöglich an die Wäsche zu gehen, sollten Sie Ihre Traumfrau dazu bringen, Sie als potentielle Romanze zu sehen, als den Mann, mit dem Sie mehr Zeit verbringen will – als jemanden, mit dem sie auch ins Bett gehen würde, wenn der »richtige Zeitpunkt« gekommen ist. Das sollte immer Ihr übergeordneter Plan sein.

Bewahren Sie sich eine geheimnisvolle Aura

Wenn wir zum ersten Mal einen sympathischen Menschen treffen, fangen wir unbewusst an, ihn zu idealisieren, Dinge in ihn hineinzuprojizieren und ihm so die Qualitäten zuzusprechen, die wir an einem Partner wünschenswert finden. Wenn Sie nun zu früh zu viele persönliche Informationen über sich preisgeben, könnte Ihrer Herzensdame allzu schnell klar werden, dass zwischen ihrem idealisierten und ihrem realen Gegenüber ein gewaltiger Unterschied besteht. Dann verpufft ihre ganze schöne Fantasie und sie fühlt sich desillusioniert – und damit sind auch Ihre Chancen dahin, mit der Dame ins Bett zu gehen!

Wenn sie zum Beispiel glaubt, Sie seien der unabhängige Typ Mann, der sich von seiner Familie emanzipiert hat und sein eigenes Leben führt, sollten Sie ihr vielleicht nicht eröffnen, dass Sie jeden Sonntag bei Muttern zum Essen erscheinen. Dann fallen Sie prompt als »Muttersöhnchen« bei ihr durch – wie ihr Ex, den sie verlassen hat, weil er permanent um seine Eltern herumschlich. Sollten Sie öfter mit ihr ausgehen, müssen Sie diese Information irgendwann auch mit ihr teilen, aber nicht bevor sie eine gewisse Zuneigung zu Ihnen gefasst hat. Wenn eine Frau sich erst einmal in einen Mann verliebt hat, ist sie bereit, über eine Menge negativer Eigenschaften hinwegzusehen (oftmals in der Hoffnung, dass er sich irgendwann ändern wird). Also vermeiden Sie die Erwähnung solcher potentieller Knockout-Kriterien bei den ersten Verabredungen!

Hören Sie ihr aufmerksam zu, sodass sie Vertrauen fasst und sich Ihnen öffnet

Ihre Strategie für die Konversation beim ersten Date sollte darin bestehen, so wenig wie möglich über Ihr Eigenleben zu enthüllen und so viel wie möglich über Ihre Traumfrau zu erfahren. Damit erreichen Sie drei Ziele:

1. Sie halten Ihre eigene geheimnisvolle Aura aufrecht, sodass sie ihr männliches Ideal auf Sie projizieren kann.
2. Sie wird es als Herausforderung sehen, Ihr Innerstes zu ergründen.
3. Sie können sie besser kennenlernen und Ihre Gemeinsamkeiten beziehungsweise die sich ergänzenden Unterschiede besser herausarbeiten.

   Sobald sie Ihnen allerdings eine direkte Frage stellt, sollten Sie nicht ausweichen, sondern bei der Antwort darauf

Worüber Sie sich unterhalten sollten

Zu empfehlen	*Nicht zu empfehlen*
Ihr Leben, ihre Ziele, ihre Arbeit	Ihr Aussehen, ihre sexuellen Erfahrungen
Die Lebensführung bestimmter Promis	Neid auf bestimmte Promis (wegen ihres Geldes, ihres Aussehens oder Ähnlichem)
Ihre Reisepläne	Ihre Kindheit, Ihre Familie, Ihre Finanzen
Bücher, die Sie gelesen haben	Ihre liebsten Computerspiele
Fernsehsendungen, die Sie beide gerne ansehen	Sportstatistiken
Kommentare über Ihre Umgebung, den Service des Restaurants oder Ähnliches	Kritik an der Umgebung, am Essen, am Service oder Ähnliches
Ihre jeweiligen Hobbys	Ihre Briefmarkensammlung
Ihr Haustier	Wie sehr Sie an Ihrem Haustier hängen
Ihre Ex-Freunde	Kritik an Ihren Ex-Freundinnen

achten, dass Sie nicht zu viel Persönliches von sich ausplaudern oder ins Schwadronieren geraten. Benutzen Sie Ihre Antwort, um zu unterstreichen, wie stark sich Ihre Ansichten mit ihren decken (**nachdem** sie Ihnen ihre eigenen Interessen und Überzeugungen dargelegt hat). In der Tabelle auf S. 225 finden Sie ein paar Beispiele, worüber Sie bei Ihrem ersten Date bedenkenlos reden können – und worüber Sie vorerst lieber schweigen sollten.

In erster Linie sollten Sie sie jedoch dazu ermutigen, über sich selbst zu sprechen. Für die meisten Frauen ist das überhaupt kein Problem, denn sie reden viel lieber als Männer. Eine Frau kann mühelos 6000 bis 8000 Wörter pro Tag benutzen. Hinzu kommen weitere 2000 bis 3000 Geräusche, die ebenfalls der Kommunikation dienen, sowie 8000 bis 10 000 Gesichtsausdrücke, Kopfbewegungen und andere Signale der Körpersprache. Das macht einen täglichen Durchschnitt von 20 000 Kommunikationseinheiten – und erklärt, warum britische Forscher herausgefunden haben, dass Kieferprobleme bei Frauen viermal so häufig auftreten wie bei Männern.[38]

Frauen fühlen sich auch körperlich wohl, wenn sie reden. So wurde in Studien entdeckt, dass Frauen allein durch eine Unterhaltung schon Oxytocin (das Intimitätshormon) ausschütten – wahrscheinlich ein Ergebnis davon, dass Frauen sich in prähistorischer Zeit zusammentaten, wenn ihre Männer draußen auf der Jagd waren. Männer erleben diese Hormonausschüttung durch bloßes Plaudern nicht (okay, mit Ausnahme von Anwälten vielleicht).

Sie sehen, es ist also sehr einfach, eine Unterhaltung mit einer Frau zu führen - bringen Sie einfach ein Thema aufs Tapet, hören Sie aktiv zu und überlassen Sie den Rest ihr! Sie können sie zum Weiterreden animieren, indem Sie immer wieder empathische Einwürfe bringen, zum Beispiel: »Ja, ich weiß genau, was du meinst.«, »Ja, da hast du wirklich recht.«, »Das kann ich aber nachfühlen«, oder einfach: »Ja, ich versteh schon.«

Dringen Sie tiefer in ihre Gedankenwelt ein

Wie bereits erwähnt, ist das beste Gesprächsthema beim ersten Date ihre Traumfrau selbst. Wenn sie über sich selbst reden kann, fühlt sie sich nicht nur gut, sondern Sie können auch Informationen über sie sammeln (womit Sie später Ihre Ähnlichkeiten unterstreichen können - ein Schlüssel zum Aufbau einer engeren Bindung). Fragen Sie sie nach ihrem Beruf, ihren Hobbys und Interessen, ihren Zielen und Träumen, und geben Sie vor, dass Sie sich wirklich für das interessieren, was sie erzählt. Der Schlüssel liegt darin, sie über ihre Gefühle und nicht nur über reine Fakten sprechen zu lassen. Frauen sind emotional orientiert, für sie ist es also völlig normal, nach ihren Gefühlen gefragt zu werden. Auf die gleiche Weise gehen ja auch Gesprächstherapeuten vor, die uns helfen, unseren Emotionen auf den Grund zu gehen - deshalb fühlen wir uns so gut, wenn wir mit unserem Therapeuten reden.

Wie bereits zuvor geschildert, versuchen Sie die Technik des aktiven Zuhörens einzusetzen - wiederholen Sie zusammenfassend, was sie gesagt hat, und interpretieren Sie dabei ihre entsprechenden Gefühle. Sagen Sie beispielsweise: »Es muss hart für dich gewesen sein, die Aufnahmeprüfung auf die Schauspielschule nicht geschafft zu haben.«

Sie sollten nur positive Informationen über Ihre Familie vortragen (zum Beispiel wie Ihr Vater Ihre Mutter vergöttert hat) und lieber Stillschweigen über Ihre ehemaligen Beziehungen bewahren. Doch Sie sollten Ihre Traumfrau nach ihrer Familie und ihren Ex-Freunden fragen. Wenn Sie erzählt, dass ihre Familie ihr viel bedeutet, erwidern Sie, dass dies zeige, was für ein liebevoller Mensch sie sei (ob Sie das nun glauben oder nicht). Meine Schwester etwa, die sich um unseren Vater kümmert (der nicht viel Englisch spricht und sehr anspruchsvoll sein kann), würde nur mit Männern ausgehen, die sie dafür bewundern. Sollte sie Ex-Freunde erwähnen, fragen Sie näher nach: Was mochte sie an diesem Ex-Freund? Die Antwort wird Ihnen verraten, welche Eigenschaft Sie dieser Traumfrau gegenüber hervorkehren sollten. Aus welchem Grund ging die Beziehung in die Brüche? Was immer der Grund gewesen sein mag, stellen Sie sich ganz auf ihre Seite (auch wenn Sie überhaupt nicht so empfinden). Er war ein Fußballfan und ist am Wochenende nie mit ihr Shoppen gegangen? Sagen Sie: »Ach Mensch, es ist echt ein Jammer, dass manche Männer so eindimensional sind – du verdienst wirklich einen, der dich mehr schätzt als seinen Lieblingsverein.«

Suchen Sie nach Gemeinsamkeiten

Wie ich bereits zuvor erwähnt habe, fühlen wir uns zu Partnern mit ähnlichen Einstellungen, Werten und Interessen hingezogen. Die Forschung hat gezeigt, dass die Anziehungskraft, die wir bei der Begegnung mit einer Person empfinden, mit dem Grad von Ähnlichkeit korreliert, den wir wahrzunehmen glauben.[39] Sobald man entdeckt, dass man das Leben ähnlich sieht wie der andere, hat man ein Déjà-vu-Gefühl, den Eindruck, dass man sich schon eine Ewigkeit kennt und dass man seinen Seelenverwandten gefunden hat – und nach diesem Gefühl sehnt sich jede Frau. Es ist wichtig, dass sie glaubt, eine Menge mit Ihnen gemeinsam zu haben, denn unbewusst bewertet sie Ihre Eignung als langfristiger Partner, und sie weiß instinktiv, dass Menschen mit ähnlichen Einstellungen eine größere Chance haben, nach dem Abkühlen der ersten Leidenschaft zusammenzubleiben. Ob Ihre Ansichten tatsächlich mit ihren übereinstimmen, ist in diesem Moment nicht so wichtig, denn zum einen passt eine Frau sich meist an, sobald sie sich in einen Mann verliebt hat, und zum anderen sind auch die meisten Typen bereit, ihre Ansichten übers Leben ein bisschen zugunsten derjenigen einer erotischen Frau zu ändern!

Doch bevor Sie ihr das Gefühl vermitteln können, dass sie schon ihr ganzes Leben lang nach Ihnen gesucht hat, müssen Sie herausfinden, was für Ansichten sie denn nun wirklich hat (und das einigermaßen unauffällig). Vermeiden Sie, zu einem Thema eine allzu zementierte Meinung zu vertreten, bevor Sie wissen, wie Ihre Lady darüber denkt. Andererseits müssen Sie aber auch nicht zum völligen Jasager mutieren und jedem Satz zustimmen, den sie sagt. Ein kleiner verbaler Schlagabtausch über ein marginales Thema kann ihre Leidenschaft sogar ein wenig anheizen. Doch indem Sie sich in den großen Fragen hinter ihre Glaubensgrundsätze stellen, sichern Sie sich einige wertvolle Pluspunkte. Studien haben gezeigt, dass es nicht die Anzahl der Ähnlichkeiten ist, die Leute zusammenbringt, sondern die Intensität der Ähnlichkeiten in den allerwichtigsten Fragen.

Wenn sie beispielsweise eine flammende Tierschützerin ist, handeln Sie sich mit Witzen über Massentierhaltung und Kunstpelzträgerinnen wahrscheinlich einen vernichtenden Blick ein. Sollten Sie hingegen einfließen lassen, dass Sie ehrenamtlich im Tierheim arbeiten, könnte Ihnen das bald den ersten Kuss einbringen – wenn nicht mehr.

Ihre Übereinstimmung muss nicht unbedingt verbal sein, denn auch nonverbale Signale können Bände sprechen. Beobachten Sie, wie Ihre Traumfrau auf ihre Umgebung reagiert, und zeigen Sie dann dieselben Gefühle, nur noch intensiver. Gibt sie dem Bettler auf der Straße fünfzig Cent, geben Sie ihm einen Euro.

Finden Sie heraus, was für Wertvorstellungen sie hat

Was Sie unbedingt herausfinden müssen, sind ihre Wertvorstellungen, denn auf diesen Werten baut sie ihre Weltsicht auf, sie bestimmen ihren Erwartungshorizont in einer Beziehung, und nach diesen Maßstäben sucht sie ihr Glück. Sobald Sie einen Einblick gewonnen haben, können Sie signalisieren, dass Sie damit übereinstimmen, und bald wird es ihr vorkommen, als wären Sie ihr lang ersehnter Seelenverwandter.

Hier sind die Fragen, auf die Sie in jedem Fall eine Antwort von ihr haben müssen:

- Wonach sucht sie im Leben?
- Was würde sie gerne haben?
- Was glaubt sie zu verdienen?
- Was hatte sie einmal, hat es aber jetzt verloren?
- Wovor hat sie Angst?
- Was macht sie glücklich?
- Was macht sie an?

Meistens können Sie diese Fragen nicht direkt einbringen. Stattdessen müssen Sie sie in generelle Fragen über ihr Leben einbauen. So können Sie zum Beispiel fragen, wie ihre Kindheit war, was ihr an ihrem derzeitigen Job oder ihrem Wohnort gefällt oder wo sie gerne in zehn Jahren wäre. Indem Sie Ihre Traumfrau nach dem fragen, was der Psychologe Abraham Maslow als »Gipfelerlebnisse« bezeichnet, bekommen Sie auch leichter Zugang zu ihren Wertvorstellungen. Fragen Sie nach den beeindruckendsten Erfahrungen ihres Lebens, und sie wird Ihnen indirekt verraten, wonach sie im Leben sucht – und tun Sie dann so, als könnten Sie es ihr bieten.

Fragen wie: »Wann fühlst du dich am schönsten?«, »Was war der glücklichste Moment in deinem Leben?«, »Wann warst du am beliebtesten?«, »Was ist das Aufregendste, was du jemals getan hast?«, erlauben Ihnen, einen Blick auf ihre »Gipfelerlebnisse« zu werfen. Wenn Sie fragt, warum Sie derart persönliche Dinge wissen wollen, erwidern Sie einfach, dass Sie Leute gerne auf einem tieferen Level kennenlernen, und da Sie sie sehr interessant finden, möchten Sie gerne mehr von ihr wissen als nur Oberflächlichkeiten.

Wenn Ihnen nicht wohl dabei ist, solch persönliche Fragen zu stellen (oder wenn sie nur widerstrebend derart intime Informationen preisgeben will), können Sie immer noch versuchen, mit »Wenn«-Fragen tiefer in ihre Gedanken vorzudringen. Sehen Sie sich um und sagen Sie: »Wenn dir dieser Laden gehören würde, was würdest du ändern?«, oder wenn Sie über den Lotto-Jackpot reden, fragen Sie: »Was würdest du als Erstes kaufen, wenn du im Lotto gewinnen würdest?« Oder: »Was für einen Beruf würdest du dir aussuchen, wenn du nicht darauf angewiesen wärst, deinen Lebensunterhalt damit zu verdienen?« Oder erwähnen Sie, wohin Sie im Sommer reisen, und fragen Sie: »Wenn du jetzt irgendwo hinfahren könntest, welches Land würdest du dir aussuchen?«

Spiegeln Sie ihre verbalen und nonverbalen Äußerungen

Während Sie zu erforschen versuchen, was für Wertvorstellungen Ihre Traumfrau im Innersten hegt, können Sie den Eindruck erzeugen, ähnlich wie sie zu ticken, indem Sie ein subtiles Echo ihrer Worte, ihrer Redeweise, ihres Dialekts oder ihrer Körpersprache bieten. Wenn Ihre Angebetete irgendwann sagt: »Ich glaub, ich mach mich demnächst mal auf den Heimweg!«, dann wiederholen Sie später genau diesen Spruch. Sie sollen sich nicht wie ein Papagei anhören, aber ihr das Gefühl geben, wie sie zu sein. Wenn sie aus dem Ausland kommt, punkten Sie auf jeden Fall, wenn Sie ein paar Wörter oder Ausdrücke in ihrer Sprache beherrschen.

Keine Sorge, Sie müssen nicht gleich die Sprache lernen, es reichen ein paar alltägliche Floskeln.

Das Spiegeln der nonverbalen Äußerungen ist noch wichtiger, denn das vermittelt Ihrem Gegenüber ein ebenso entspanntes wie intimes Gefühl. Wenn Menschen eine interessante Unterhaltung führen, nehmen sie oft dieselbe Körperhaltung ein und vollführen dieselben Bewegungen. Vielleicht lehnen sie sich in dieselbe Richtung, verschränken die Arme auf dieselbe Art oder setzen denselben Gesichtsausdruck auf. Spiegeln Sie also das Verhalten Ihrer Traumfrau, um eine Verbindung mit ihr herzustellen - es sei denn, es lenkt Sie so stark ab, dass Sie sich nicht mehr auf das eigentliche Gespräch konzentrieren können. In diesem Fall ahmen Sie sie nur nach, während sie spricht.

Betonen Sie die Dinge, in denen Sie sich gegenseitig ergänzen

Sie sollten nicht nur unterstreichen, wie ähnlich Ihre Sichtweisen sind - vielmehr geht es auch darum, Unterschiede zu finden, die durch das Gegenüber harmonisch ergänzt werden. Während sich Gegensätze eher nicht anziehen, wenn es um die großen, wichtigen Fragen geht, fühlen wir uns oft zu Menschen hingezogen, deren Qualitäten kleinere Mängel unsererseits ausgleichen. Ich zum Beispiel hasse es zu kochen und möchte überhaupt nichts mit der Küche zu tun haben, aber ich fühle mich definitiv zu Typen hingezogen, die kochen können. Warum? Wenn sich keiner von uns beiden gerne in der Küche beschäftigt, müssten wir entweder verhungern, einen Koch einstellen oder ständig den Pizzaservice in Anspruch nehmen! Wenn sie also erwähnt, dass sie irgendetwas nicht so gut kann, denken Sie sich aus, wie Sie diesen Mangel auffangen können. Frauen, die nicht besonders gut mit Geld umgehen können, haben gerne einen Mann, der sich in Finanzfragen auskennt.

Manchmal verleihen kleine Unterschiede einer Beziehung erst die rechte Würze und inspirieren zu neuen Ideen, aber diese Unterschiede müssen oberflächlicher Natur bleiben, zum Beispiel in punkto Hobbys und Interessen, und dürfen nicht grundlegende Ansichten (Religion, Moralvorstellungen, Lebensphilosophie) berühren. Während sie es vielleicht ganz großartig findet, dass Sie eine Fremdsprache sprechen, die sie nicht kann, turnt es sie vermutlich eher ab, wenn Sie ein hart arbeitender, tiefgläubiger Katholik sind und sie eine hedonistisch veranlagte Atheistin. Besonders wichtig ist auch die Ähnlichkeit Ihrer Ansichten im Hinblick auf Partnerschaft und Familie.

Überbrücken Sie Gesprächspausen mit Smalltalk

Eine gute Unterhaltung ist wie eine Radioshow: Sie fließt ohne größere Gesprächspausen dahin, allerdings mit gelegentlichen Werbepausen. Wenn eines Ihrer Gesprächsthemen kein natürliches Ende findet oder Sie nicht wissen, welches Thema Sie als Nächstes anschneiden sollen, machen Sie einfach eine Pause, die sie mit Smalltalk füllen. Eines der besten Smalltalk-Themen ist Populärkultur im weitesten Sinne. Abgesehen von Klatsch und Tratsch über Promis unterhalten sich die meisten Frauen gerne über die neuesten Kinofilme, Mode, Bands, aktuelle Hits oder exotische Reiseziele. Wenn Sie gewandt über diese Themen plaudern wollen, sollten Sie sich regelmäßig entsprechende Zeitschriften besorgen und durchblättern, damit Sie auf dem Laufenden bleiben. Manche Männer schwören darauf, Frauenzeitschriften zu lesen, denn sie behaupten, dadurch könnten sie Frauen besser verstehen und sich auch müheloser mit ihnen unterhalten. Es bietet sich an, den neuesten Promi-Tratsch dazu zu nutzen, seinerseits Eigenschaften zu demonstrieren, die Frauen schätzen, zum Beispiel Freundlichkeit und Großzügigkeit.

Sie: Das Mädchen da drüben sieht aus wie Britney Spears. Wie fandest du es eigentlich, als sie sich auf einmal eine Glatze hat schneiden lassen?
Traumfrau: Das war Wahnsinn! Ich war total geschockt, als ich die Bilder mit ihrem kahlen Schädel gesehen habe.
Sie: Die muss echt ganz schön was mitgemacht haben, um an so einen Punkt zu kommen.
Traumfrau: Sie scheint dir ja richtig leidzutun, oder?

Peinliche Pausen und geeignete Komplimente

Manche Männer glauben, sie müssten die ganze Zeit reden. Dabei ist es durchaus in Ordnung, wenn ab und zu eine Gesprächspause entsteht. Es ist nur wichtig zu unterscheiden, wann es eine sinnvolle Stille und wann eine peinliche ist. Sie müssen nicht reden, während Sie die Speisekarte lesen, essen, ein Kunstwerk bewundern oder ein Lied anhören.

Woran Sie eine peinliche Gesprächspause erkennen

- Sie sieht sich verlegen im Raum um.
- Sie vermeidet es, Sie direkt anzusehen.
- Sie stochert auf ihrem Teller herum und tut so, als würde sie essen.
- Sie geht zum x-ten Mal auf die Toilette.
- Sie fängt an, mit den Kellnern zu plaudern.

Machen Sie ihr ein einmaliges Kompliment

»Du hast so etwas Perfektes. In deinen Augen ist Musik. Dein Herz ist dein schönster Körperteil. Und wenn du dich bewegst, muss jeder Mann, jede Frau, jedes Kind einfach hinsehen.«

KEITH CARRADINE ZU LESLEY ANN WARREN in *Sag Ja*

Heiße Frauen wissen, dass sie heiß sind, deswegen werden Sie Ihre Herzensdame wahrscheinlich wenig beeindrucken, wenn Sie sie darauf aufmerksam machen. Eventuell beleidigen Sie Ihre Traumfrau sogar, wenn Sie ihr ein Kompliment zu etwas zu Offensichtlichem machen, oder wenn das Kompliment nicht massiv genug ist (zum Beispiel, wenn Sie einem umwerfend aussehenden Model erklären: »Weißt du, du bist echt ein hübsches Mädchen!«). Überschütten Sie sie also nicht mit solchen Banalitäten, sondern machen Sie ein paar wenige, ausgewählte und einmalige Komplimente. Sollte Ihnen nichts Einmaliges einfallen, schnappen Sie sich jetzt schon einmal ein Synonymwörterbuch und sehen unter »schön«, »heiß« und »sexy« nach. Wenn Sie schon mal dabei sind, können Sie auch noch unter »klug« und »süß« nachschlagen. Sobald Sie ausgefallene Wörter benutzen, spürt sie, dass Sie ein echter Kenner sind – die Sorte Mann, die schon eine Menge heißer Frauen gesehen hat und ihren einmaligen und überirdischen Sexappeal wirklich zu würdigen weiß.

Wörter, die Sie in Ihre Komplimente einbauen können

Zu empfehlen	*Nicht zu empfehlen*
atemberaubend	heiß
bestechend	hübsch
anziehend	attraktiv
umwerfend	toll
bezaubernd	süß
fabelhaft	lecker
elegant	flott
brillant	schlau
exquisit	schön
exotisch	anders

Tipp Nummer 16

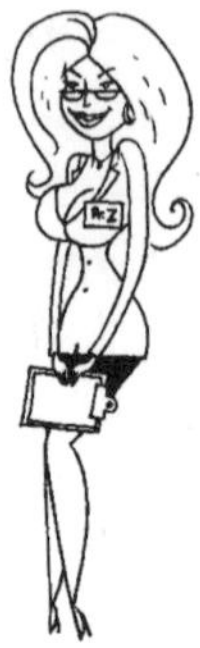

Um sich Ihre geheimnisvolle Aura zu bewahren, sollten Sie so wenig wie möglich von sich selbst erzählen und sich ganz auf sie konzentrieren. Indem Sie ihre Aussagen bekräftigen und Fragen stellen, die ihr ermöglichen, über ihre Gefühle zu reden, können Sie tiefer in ihr Innerstes vordringen. Suchen Sie nach Gemeinsamkeiten und betonen Sie kleinere Unterschiede, mit denen Sie sich umso besser ergänzen. Und vergessen Sie nicht, ihr ein einmaliges Kompliment zu machen.

Die zehn Themen, die Sie beim ersten Date auf keinen Fall anschneiden sollten

1. Religion

Wenn Sie nicht gerade eine Nonne verführen wollen, indem Sie ihr weismachen, dass Sie in direkter Linie von Jesus abstammen, sollten Sie dieses unerotischste aller Gesprächsthemen vermeiden.

2. Politik

Wenn Sie sich nicht wirklich hundertprozentig sicher sind, dass sie Ihre politischen Ansichten in jeder Hinsicht teilt, ist dies ein weiteres Thema, um das Sie einen großen Bogen machen sollten.

3. Wetter

Reden Sie nicht über das Wetter, es sei denn, Sie haben einen Tsunami überlebt, Sie sind Meteorologe oder ein Orkan rast auf Sie zu. In jedem anderen Fall ist dieses Thema einfach nur langweilig, altbacken und absolut ausgelutscht.

4. Ihre Kindheit

Erwachsene unterhalten sich über erwachsene Themen, und wenn Sie ständig über Ihre Kindheit reden, zeigen Sie damit eine gewisse Unreife. Es ist ihr egal, in welchem Alter Sie anfingen, aufs Töpfchen zu gehen, und wenn Sie ihr erzählen, was für ein Wunderkind Sie doch waren, wird sie sich nur fragen, wo zur Hölle bloß dieses ganze Potential hin verschwunden ist.

5. Ihre Familie

Vermeiden Sie das Thema beim ersten Date, wenn Sie nicht mit jemand verwandt sind, den sie kennt und mag, oder nicht wenigstens eine wirkliche Berühmtheit in der Verwandtschaft vorweisen können. Wenn Sie ständig über Ihre Eltern reden, wirkt das schnell so, als hätten Sie sich noch nicht ganz von zu Hause gelöst. Sie wollen doch als potentieller Sexualpartner wahrgenommen werden und nicht als das Kind anderer Leute.

6. Ihre Ex-Freundinnen

Frauen hassen Konkurrenz - sei es nun in ihrer Vergangenheit, in ihrer Gegenwart oder in Zukunft. Wenn es nach ihr geht, ist sie die einzige Frau, zu der Sie sich jemals hingezogen fühlten. Alle früheren Begegnungen sind ausgelöscht, und wenn Sie bei ihr sind, sind alle anderen vergessen. Muss ich noch deutlicher werden?

7. Sex

Wenn Sie das Thema Sex anschneiden, bevor sie selbst davon anfangen will, wird sie Sie als Lüstling, Perversen oder professionellen Aufreißer betrachten. Sicher möchten Sie etwas über ihre Einstellung zu Sex erfahren, aber gehen Sie gerade am Anfang ganz vorsichtig vor, um sie nicht abzuschrecken. Oder kennen Sie etwa einen guten Witz über Sex?

8. Geld

Über Geld zu reden ist schlicht und einfach ordinär und billig. Wenn Sie erzählen, wie viel Sie haben, werden Sie als kapitalistischer Angeber dastehen, der vom schnöden Mammon besessen ist - der reinste Donald Trump! Falls Sie klagen, wie wenig Sie haben, erwecken Sie den Eindruck eines proletarischen Losers, der finanzielle Unterstützung von ihr erwartet. So oder so kommen Sie als materialistischer Holzkopf rüber, der unbedingt das Thema Geld aufs Tapet bringen muss.

9. Tod

Wenn es sich bei Ihrer Auserkorenen nicht gerade um einen weiblichen Vampir oder eine Gothic-Braut handelt, vermeiden Sie alles, was mit Aspekten unserer Sterblichkeit zu tun hat. Es ist morbide und macht depressiv. Sie wollen doch, dass sie sich in Ihrer Gegenwart glücklich und im besten Fall unsterblich gut fühlt.

10. Ihre Gesundheit

Es geht in Ordnung, wenn Sie nach einem dramatischen Sportunfall einen Gips tragen. Ansonsten vermeiden Sie das Thema Ihrer Krankengeschichte. Egal, ob Ihnen gerade irgendetwas wehtut, jammern Sie nicht vor ihr darüber. Frauen sind evolutionär darauf programmiert, sich gesunde, robuste Männer auszusuchen. Und Männer sollen Schmerzen stoisch ertragen können – zumindest beim ersten Date.

Manieren und Etikette – das richtige Benehmen beim ersten Date

Seien Sie ein Kavalier!

»Ich ging mit einem Typen aus, den ich total aufregend fand. Er hat mich zum Essen ausgeführt und brachte mich zum Lachen – und zum Schluss überließ er mir die Rechnung. Er meinte nur: ›Ach Mensch, tut mir leid, ich hab mein Portemonnaie vergessen!‹ – ›Echt? Tut mir leid, ich glaub, ich hab meine Vagina vergessen.‹«

LISA SUNDSTEDT

Ihr allgemeines Benehmen bei der ersten Verabredung ist der wichtigste Test. Viele heiße Frauen werden sich von einem Mann zum Essen ausführen lassen, weil sie auf diese Art zu einem kostenlosen Restaurantbesuch kommen, vor allem aber geht es darum, die potentiellen Bewerber auszusieben. Sie müssen lässig und entspannt wirken und Ihr Interesse an ihr zu erkennen geben, ohne im Geringsten lüstern zu wirken. Achten Sie darauf, sich Ihre Begeisterung nicht zu sehr anmerken zu lassen, auch wenn sie die schönste Frau ist, mit der Sie jemals ausgegangen sind. Bremsen Sie Ihren Enthusiasmus.

Bevor Sie das Haus verlassen, vergewissern Sie sich noch einmal, dass Sie gepflegt aussehen und für den gewählten Treffpunkt passend gekleidet sind. Sehen Sie nach, ob Sie ein Pfefferminz, Ihre Brieftasche und Ihr Handy dabeihaben. Kalkulieren Sie so, dass Sie zehn Minuten vor der verabredeten Zeit vor Ort sind – wenn Sie zu spät dran sind, werden Sie nur noch nervöser, und wenn Sie viel zu früh auftauchen, haben Sie zu viel Zeit, um zu grübeln und sich das Schlimmste auszumalen.

Lächeln Sie und sagen Sie: »Hallo!«, wenn sie eintrifft. Viele machen sich Gedanken, ob sie die Frau auf die Wange küssen, sie umarmen oder ihr die Hand geben sollen. Die Art Ihrer Begrüßung hängt davon ab, was für ein Bild Sie von sich projizieren wollen. Wenn Sie distanziert und geheimnisvoll wirken wollen, sagen Sie einfach nur: »Na, wie geht's?«, und berühren sie vielleicht leicht an der Schulter. Wollen Sie eher den entspannten und zwanglosen Bohemien geben, umarmen Sie sie leicht und tätscheln ihr einmal kurz auf den Rücken. Soll es eher mediterran heiter sein, geben Sie ihr Wangenküsschen rechts und links.

Viele Männer gehen davon aus, dass die liberale Frau von heute keinen Wert mehr darauf legt, dass er sich wie ein Kavalier verhält. Es ist aber so, dass die meisten Frauen, wie emanzipiert sie auch sein mögen, ritterliches Benehmen zu schätzen wissen – und superheiße Frauen bilden da keine Ausnahme. Auch wenn Sie den Prototyp des starken, maskulinen »bösen Jungen« ausstrahlen wollen, den Prototyp des Athleten oder Bikers, bringt es Ihnen Pluspunkte, wenn Sie ihr die Tür aufhalten – ohne dass Ihr angestrebtes Image in diesem Fall darunter leiden müsste.

Wie Sie sie begrüßen sollten

Zu empfehlen	***Nicht zu empfehlen***
Eine Berührung von Hand oder Arm	Händeschütteln
Eine leichte Umarmung	Durchknuddeln
Ein Wangenküsschen	Ein Handkuss
Ein Wangenküsschen rechts, eines links	Ein Kuss auf den Mund
»Schön, dass wir uns treffen konnten.«	»Ich freu mich ja so, dich zu sehen.«

Sie sollten …

- ihr die Tür aufhalten, vor allem wenn Sie ein Lokal betreten, und am besten auch, wenn sie ins Auto ein- oder aussteigen will.
- ihr aus dem Mantel helfen.
- ihr den Stuhl zurechtrücken, bevor sie sich hinsetzt.
- sie zuerst bestellen lassen.
- ihr anbieten, den Wein selbst zu kosten und auszuwählen.
- mit dem Essen warten, bis ihr Teller vor ihr steht.
- ein bisschen auf Ihrem Teller liegen lassen.

- ihr vorschlagen, sich ein Dessert zu bestellen.
- ihr Essen bezahlen.
- ablehnen, dass sie zum Trinkgeld beisteuert.
- sie auf der von der Straße abgewandten Seite gehen lassen.
- ihren Arm nehmen, wenn Sie die Straße überqueren.

Sie sollten bitte nicht ...
- darauf bestehen, dass sie sich ein alkoholisches Getränk bestellt.
- darauf bestehen, dass sie sich ein Dessert bestellt.
- anbieten, sich ein Dessert mit ihr zu teilen.
- sie am Ellbogen halten, wenn sie ins Auto steigt.

Auch eine gewisse Gewandtheit in punkto Tischmanieren ist vor allem bei solchen Frauen wichtig, die gewohnheitsmäßig in teureren Lokalen verkehren. Sie strahlen gleich viel mehr Weltgewandtheit und *savoir vivre* aus, wenn Sie »Foie gras« und »Ente à l'orange« richtig aussprechen können und die grundlegende Etikette einhalten, sich also zum Beispiel die Serviette auf den Schoß legen. Viele Männer geraten in Panik, wenn sie ein ganzes Arsenal an Besteck neben ihrem Teller sehen, und sich von den Blicken eines überkorrekten Obers überwacht fühlen. Eine simple Daumenregel: Fangen Sie mit dem äußersten Besteck an und arbeiten Sie sich von Gang zu Gang zu Ihrem Teller vor. Aber werfen Sie nicht gleich die Flinte ins Korn, wenn Sie einmal versehentlich zur falschen Gabel greifen – solange Sie sich Ihre Lässigkeit bewahren, wird sie es kaum bemerken.

Sie wird es jedoch sehr wohl bemerken, wenn Sie anfangen zu essen, bevor auch ihr Essen auf dem Tisch steht. Sie wird es bemerken, wenn Sie Ihr Gericht nur so in sich hineinschaufeln, geräuschvoll kauen oder schlürfen. Achten Sie auf Ihre Haltung - kauern Sie nicht über Ihrem Teller und reden Sie nicht mit vollem Mund. Genießen Sie Ihr Essen, schlingen Sie es nicht herunter. Und seien Sie höflich zum Kellner oder zu der Kellnerin, auch wenn Sie finden, dass der Service zu wünschen übrig lässt.

Es gibt jede Menge selbsternannter Aufreißergurus, die empfehlen, der Frau das Essen nicht zu bezahlen oder sich die Kosten am besten zu teilen. Männer: Vergesst es! Egal wie pleite, gut aussehend, selbstbewusst oder verrückt Sie sind, lassen Sie die Frau niemals auch nur einen Heller zu Ihrem ersten gemeinsamen Essen beitragen! Unter allen Pin-ups, die ich befragt habe - und mit denen ich mich in über einem Jahrzehnt im Showbusiness unterhalten habe -, wollte keine einzige mit einem Typen ausgehen, der sie bei der ersten Verabredung ihren Teil des Essens bezahlen ließe.

Falls die Frau hingegen stur darauf besteht, ihr Essen selbst zu zahlen, können Sie das als klares Signal dafür werten, dass sie absolut nicht auf Sie steht! Eine Einladung beim ersten gemeinsamen Essen bedeutet selbstverständlich nicht, dass Sie ab jetzt immer für sie bezahlen werden. Bezahlen Sie bei der ersten Verabredung, und wenn Sie merken, dass sie Gefallen an Ihnen findet, erlauben Sie ihr, Sie zum nächsten Essen einzuladen. Dabei können Sie es dann ihr überlassen, ob sie mit Ihnen ausgehen, für Sie kochen oder Pizza bestellen will.

Wenn Sie sie zum Bowling oder zum Tennisspielen mitnehmen, lassen Sie bitte Ihr Wettbewerbsdenken zu Hause. Verhalten Sie sich so, als wären Sie mit Ihrer kleinen Nichte unterwegs – der würde es höchstwahrscheinlich auch keinen Spaß machen, mit Ihnen zu spielen, wenn pausenlos nur Sie gewinnen. Sie sind deswegen gut beraten, sich ab und zu ein bisschen zurückzunehmen. Sobald Sie auch die Lady einmal gewinnen lassen, fühlt sie sich besser und sieht, dass Sie ein guter Verlierer sind – ein extra Pluspunkt. Sollte sie ein Sportfan sein, und Sie wollen sie zu einem Spiel mitnehmen, achten sie darauf, sich nicht zu sehr mitreißen zu lassen und Ihre Begleitung völlig zu vergessen. Und bitte bringen Sie auf gar keinen Fall irgendwelche Kumpels mit! Denn dann benehmen Sie sich nicht nur anders und sind ihr gegenüber weniger aufmerksam – am Ende könnte einer dieser Kumpels Ihrer Traumfrau plötzlich besser gefallen als Sie!

Tipp Nummer 17

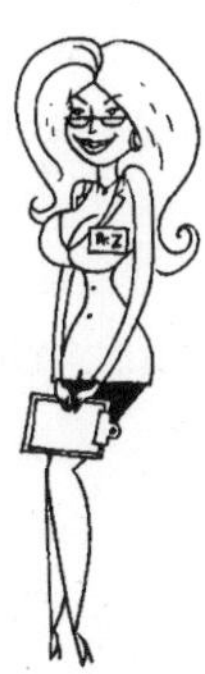

Bei Ihrem ersten Date sollten Sie pünktlich erscheinen und sie mit einer leichten Umarmung und/oder einem Wangenkuss begrüßen. Achten Sie auf die grundlegenden Regeln guten Benehmens, indem Sie ihr zum Beispiel die Tür aufhalten und auf Ihre Tischmanieren achten. Bezahlen Sie das Essen und geben Sie ein großzügiges Trinkgeld.

Und darauf achtet Ihr bezauberndes Gegenüber bei der ersten Verabredung:

- War er gut angezogen?
- War er gepflegt?
- War er rechtzeitig am Treffpunkt?
- Hat er gute Manieren an den Tag gelegt?
- Hat er mir die Tür aufgehalten?
- Hat er mich in Grund und Boden geredet oder mich immer wieder mit einbezogen?
- Hat er sich für meine Meinung interessiert?
- Hat er gemerkt, wie ich aussah?
- Hat er mir ein Kompliment gemacht?
- Wie hat er sich anderen gegenüber verhalten?
- Hat er dafür gesorgt, dass ich mich bei unserer Verabredung gut amüsiere?
- Ging es bei diesem Date mehr um ihn oder mehr um mich?
- Hatte ich am Ende des Abends das Gefühl, ich sei ihm etwas schuldig?
- Hat er erwartet, dass ich sofort mit ihm ins Bett gehe?
- Hat er mich irgendwie geärgert?
- Fühle ich mich zu ihm hingezogen?
- Möchte ich ihn wiedersehen?

Woran Sie erkennen, ob sie Interesse an Ihnen hat

»Fragen Sie, und zwar sexy. Sagen Sie: ›Darf ich dich küssen?‹ Oder: ›Ich finde, wir sollten jetzt sofort alle Klamotten ausziehen, zwanzig Minuten lang unsere Genitalien aneinander reiben, hinterher kurz unter die Dusche springen, ein bisschen Cunnilingus inklusive, dann zurück ins Bett, eine Literpackung Eis wegspachteln – und am Schluss machen wir vielleicht das Ganze noch mal von vorn. Was meinst du dazu?‹«

DAN SAVAGE

Jeder Mann möchte gern wissen, wie er beim ersten Date angekommen ist, aber keiner würde danach fragen. Tatsächlich ist es auch nervig, sich zu erkundigen, ob sie sich gut amüsiert und ob auch alles okay ist, zumindest ich finde das uncool. Sie wollen doch nicht zeigen, wie nervös und unsicher Sie sind. Sicher können Sie Ihre Traumfrau fragen, ob sie das Essen, das Ambiente, das Lokal oder andere »objektive« Aspekte Ihres Dates mag, aber nicht, ob Sie gern mit Ihnen zusammen ist.

Woher also sollen Sie wissen, ob Ihre geheimnisvolle Art, die Suche nach Gemeinsamkeiten und Ihre Einlull-Strategien auch wirken? Zwar drückt jede Frau ihr Interesse für einen Mann anders aus, aber einige Hinweise gibt es durchaus:

Der Augen-Test

Eine Frau, die sich für einen Mann interessiert, sieht ihn normalerweise ziemlich oft an. Sie blickt ihm in die Augen, während sie mit ihm redet, und wenn sie wegschaut, wird sie ihn trotzdem noch ein wenig aus den Augenwinkeln mustern. Oft teilt sich das Interesse durch erweiterte Pupillen mit. Sie hat nur noch Augen für ihn, wenn sie mit einem Mann unterwegs ist, den sie mag oder mit dem sie später noch ins Bett will. Wenn sie jedoch ihre Umgebung mustert oder Ihnen beim Reden ungern in die Augen sieht, können Sie mit ziemlicher Sicherheit davon ausgehen, dass Sie bei dieser Frau nicht landen werden.

Der Lächel-Test

Wenn sie sich gut amüsiert hat und Sie mag, wird sie viel lächeln. Frauen lächeln auch viel, wenn sie mit Freunden zusammen sind. Allerdings sind die meisten auch ziemlich gut darin, Unbehagen hinter einem gespielten Lächeln zu verbergen, daher ist dieser Test nicht so zuverlässig wie beispielsweise der Augen-Test. Doch lächelt oder lacht sie viel und es wirkt echt – vor allem, wenn sie Ihnen dabei ins Gesicht blickt –, dürfen Sie das als gutes Zeichen werten. Wenn sie sich anstrengt, wirklich jeden Ihrer Witze lustig zu finden, obwohl nicht wirklich jeder Ihrer Witze lustig ist, dann können Sie sogar davon ausgehen, dass sie sich in Sie verliebt hat.

Der Appetit-Test

Ihr Essverhalten ist ein guter Test für die sexuelle Anziehungskraft, die Sie auf sie ausüben. Wenn die Dame ihr Essen kaum anrührt und nur lustlos darin herumstochert, bestehen gute Chancen, dass sie ganz gehörig Schmetterlinge im Bauch hat.

Wenn ein Mensch sexuelle Anziehung oder Lust verspürt, setzt das Gehirn Adrenalin frei. Das stimuliert das sympathische Nervensystem, das für die Beschleunigung von Atemrhythmus und Herzschlag zuständig ist. Die Aktivität des parasympathischen Nervensystems hingegen, das für die Verdauung zuständig ist, wird verlangsamt.

Und wenn Frauen einen guten Eindruck machen wollen, passen sie höllisch auf ihr Essverhalten auf. Könnte ja sein, dass ihr am Ende ein Stück Salat zwischen den Zähnen steckenbleibt oder ihr widerspenstige Spaghetti auf die hübsche Bluse fallen! Und bewusst oder unbewusst fürchtet sie vielleicht auch, dass sie aufgequollen aussieht und ihr Bauch vorsteht, wenn sie zu viel isst. Wenn sie davon ausgeht, dass Sie sie später noch küssen werden, vermeidet sie höchstwahrscheinlich von vornherein Speisen, die zu starke Gewürze, Knoblauch oder Fisch enthalten. Außerdem macht sie höchstwahrscheinlich mehrere Ausflüge zur Toilette, um sicherzugehen, dass sie perfekt aussieht, um sich die Lippen nachzuziehen und das Make-up auszubessern.

Verschlingt sie hingegen alles, was auf dem Tisch steht, kann es gut sein, dass sie nicht sonderlich auf Sie steht. Doch ein zaghafter Appetit ist nicht unbedingt ein Zeichen ihres Interesses. Manche schönen Frauen sind sowieso ständig auf Diät, andere haben Essstörungen wie Magersucht oder Bulimie, also beurteilen Sie ihren Appetit immer in einem generellen Zusammenhang.

Der Alkohol-Test

Es ist ein gutes Zeichen, wenn sie wenig isst, aber viel trinkt. Wenn eine Frau sich mit einem Mann nicht so richtig wohlfühlt, trinkt sie tendenziell so wenig wie möglich, damit ihr die Sache nicht außer Kontrolle gerät. Doch sobald sie sich in Ihrer Gesellschaft sicher fühlt, hat sie kaum Angst, dass Sie die Situation ausnützen könnten, wenn sie sich ein Gläschen zu viel genehmigt hat. Hier können Sie freilich in eine Zwickmühle geraten: Einerseits wollen Sie sie vielleicht betrunken machen, damit sie leichter mit Ihnen ins Bett geht, andererseits vertraut sie darauf, dass Sie ihren Schwips nicht ausnützen, um sie flachzulegen. Aus diesem Grund ist es besser, Sie setzen nicht darauf, sie betrunken zu machen, denn das führt nur zu Missverständnissen. Sollte sie irgendwie spüren, dass Sie es darauf angelegt hatten, gerät sie automatisch in die Defensive und streicht Sie aus der Liste ihrer Kandidaten. Sollte sie selbst darum bitten, ihr immer schön nachzuschenken, könnte das durchaus heißen, dass sie es nachher noch ein wenig lebhafter haben möchte – aber auch dann müssen Sie auf die Bremse treten und sich vornehmen, dass Sie keine Übergriffe starten, solange sie noch beschwipst ist.

Wie beim Appetit-Test dürfen Sie auch den Grad ihrer Alkoholisierung nicht als Anzeichen dafür werten, dass sie auf Sie steht. Heiße Frauen neigen in höherem Maße zu Suchtproblemen und viele trinken nur einen über den Durst, weil sie es einfach so gewohnt sind …

Der Geld-Test

Wenn sie anbietet, die Rechnung zu übernehmen, will sie höchstwahrscheinlich nichts von Ihnen. Es besteht nämlich die unausgesprochene Übereinkunft, dass Sie die Rechnung für diesen Abend bezahlen, als eine Art »Brautgeschenk«. Wenn sie anbietet, Essen und Getränke zu zahlen, weist sie Sie damit zurück. Wahrscheinlich will sie sich Ihnen nicht verpflichtet fühlen und Sie in die Kumpel-Kategorie verschieben.

Der Abschiedskuss-Test

»Ein Kuss ist ein Antrag auf eine bessere Position.«

JEFF ROVIN

Die ultimative Aussage über ihr Interesse erhalten Sie beim Abschiedskuss-Test. Wenn sie sich beim Abschied sehr schnell von Ihnen entfernt, haben Sie wahrscheinlich nicht den angestrebten Eindruck bei ihr hinterlassen. Wenn sie Ihnen die Wange hinhält, ist sie wohl nicht hin und weg von Ihnen – aber auch nicht komplett desinteressiert. Wenn sie Ihnen die Lippen darbietet, sind Sie in der Gewinnerposition. Jetzt liegt es an Ihnen, ob und wann Sie zugreifen.

So holen Sie sich den Superkuss

Sie haben sich schon ein gewisses Bild von ihrem Interesse gemacht, indem Sie auf die vorher genannten Signale geachtet haben: Häufiger Augenkontakt, Lächeln, zaghafter Appetit etc. bedeuten, dass Sie höchstwahrscheinlich keine Abfuhr kassieren werden, wenn Sie sich ihr mit einem Kuss nähern. Wenn Sie nicht sicher sind, ob sie dazu bereit ist, können Sie ihr Gelegenheit geben, diese Bereitschaft zu signalisieren. Sobald es ans Verabschieden geht – sei es in Ihrem Auto oder vor ihrer Haustür –, sehen Sie ihr lächelnd in die Augen und bedanken sich für den tollen Abend. Wenn Sie sie zu ihrem Auto oder zu ihrer Tür begleitet haben und dabei schon Hand in Hand gingen beziehungsweise Sie Ihren Arm um sie gelegt hatten, können Sie die Lady jetzt mit leichtem (!) Druck so dirigieren, dass Sie sich frontal gegenüberstehen. Ansonsten legen Sie ihr leicht die Hand auf den Arm, wenn Sie sich bei ihr bedanken. Weicht sie der Berührung aus oder schiebt sie Ihre Hand fort, wird es höchstwahrscheinlich nichts mit einem Kuss. Aber wenn sie sich auf Sie zubewegt und Ihren Blick erwidert, wissen Sie, dass sie von Ihnen geküsst werden will! Achten Sie auf ihren Blick und die Reaktion auf Ihre Berührungen.

!

»Ein Mann, der nicht küssen kann, kann auch nicht ficken.«
Cynthia Heimel

Wenn Sie ihre nonverbalen Signale nicht zu deuten wissen, können Sie Ihre Traumfrau auch fragen – aber bleiben Sie dabei spielerisch und betteln Sie nicht. Sie könnten zum Beispiel sagen: »Du hast so tolle Lippen. Die muss man doch fast küssen, oder?«, oder: »Und wenn du mich jetzt küsst, verwandle ich mich in einen Prinzen!« Wahrscheinlich wird sie entweder rot werden oder lachen, und dann sind Sie am Zug. Oder geben Sie Ihre Absichten zu erkennen, indem Sie sagen: »Würdest du mich gerne küssen?« Wenn sie nicht geradeheraus mit einem Nein antwortet, können Sie davon ausgehen, dass sie Sie küssen will. Gibt sie Ihnen eine zögerliche Antwort wie: »Hm, ich weiß nicht so recht«, sagen Sie: »Dann finden wir's doch einfach heraus!« – und schreiten zur Tat.

Wie gehen Sie vor, wenn sie Ihnen grünes Licht gegeben hat? Sehr langsam! Blicken Sie ihr in die Augen, nehmen Sie sie in die Arme und überstürzen Sie nichts! Märchenprinzen lassen sich Ewigkeiten Zeit, bevor sie die Prinzessin küssen – und das hier sollte definitiv ein Märchenprinzen-Moment sein. Wenn sie sich nur auf die Wange küssen lassen möchte, wird sie den Kopf wegdrehen, sobald Sie sich ihrem Gesicht nähern, und dann belassen Sie es auch dabei. Wenn sie jedoch richtig geküsst werden will, wird sie die Arme um Sie legen und Ihnen automatisch den Mund hinhalten, wenn Sie sie sanft an sich ziehen.

Sobald sich Ihre Lippen berühren, küssen Sie sie, und zwar so sanft und so kurz wie möglich. Nicht nur ich, sondern fast all meine Pin-up-Freundinnen finden es ganz grässlich, wenn ein Typ einem sofort die Zunge in den Mund schiebt und einem an den Lippen lutscht. Wenn Sie merken, dass sie den Kuss erwidert, können Sie den Druck Ihrer Lippen in kleinen Schritten erhöhen, bis sie entweder abbricht oder so leidenschaftlich wird, dass sie ihrerseits die Zunge einsetzt. *Playmate* Charlotte Kemp beschreibt den perfekten ersten Kuss so: »Weiche, nachgiebige, leidenschaftliche Lippen – weder zu aggressiv noch zu schlaff – begehrlich, aber nicht bedürftig.«

Wie Sie Ihren Abschiedskuss bekommen

Zu empfehlen	*Nicht zu empfehlen*
Ihr zuerst tief in die Augen sehen	Sie überraschen
Ihr ein Kompliment zu ihren Lippen machen	Sie um Erlaubnis fragen
Ihr unterstellen, sie wolle Sie küssen	Ihr vorschlagen, sie zu küssen

Tipp Nummer 18

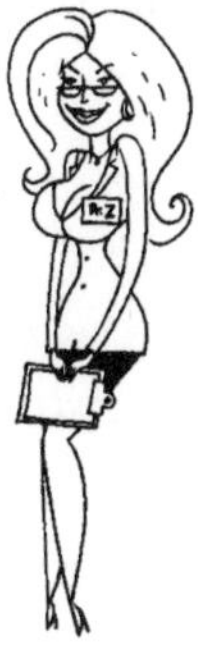

Um herauszufinden, ob sie auf Sie steht, achten Sie darauf, ob sie Sie häufig ansieht, anlächelt und lacht, ob sie wenig isst und viel trinkt und Sie zum Schluss die Restaurantrechnung übernehmen lässt. Der ultimative Test ist natürlich der Kuss-Test. Wenn Sie zuerst die Lage checken wollen, behaupten Sie einfach, sie sehe so aus, als wolle sie Sie küssen. Wenn ihre Traumfrau dann lacht, küssen Sie sie.

Ihr Kuss sollte also sanft, zart, romantisch und kurz genug sein, um in ihr den Wunsch nach mehr zu wecken. Auf diese Weise bekommen Sie noch viel größere Chancen, Ihre Kussqualitäten zu beweisen.

Die zehn schlimmsten Arten zu küssen

1. Schlabberlippen

Ein Kuss sollte etwas Romantisches sein! Wenn Sie dabei hemmungslos drauflos sabbern, wird sie wahrscheinlich an einen dieser Speichelabsauger denken, wie sie ihr Zahnarzt immer benutzt. Atmen Sie beim Küssen durch die Nase und schlucken Sie ab und zu, damit Sie ihre Angebetete nicht völlig mit Spucke fluten.

2. Deep Throat

Auch wenn Sie eine lange Zunge haben, versuchen Sie nicht, sie ihr so tief wie möglich in den Schlund zu schieben oder damit die Löcher in ihren hinteren Backenzähnen abzutasten. Ihre Zunge ist keine Schlange und Sie sollen damit auch nicht in ihrem Mund herumangeln. Einen Würgereiz bei ihr auszulösen ist alles andere als romantisch. Beschränken Sie sich darauf, mit der Zunge sanft und sinnlich ihre Lippen, ihre Zunge und ihre Schneidezähne zu erkunden.

3. Pumpende Kopfbewegungen

Wenn Sie sich als Liebhaber präsentieren wollen, halten Sie den Kopf beim Küssen ruhig. Zu viel Gewackel und Gepumpe zieht höchstens Nasenbluten oder abgesplitterte Zähne nach sich. Stattdessen sollten Sie lieber langsam und sanft die Lippen bewegen, um für Abwechslung zu sorgen.

4. Maulsperre

Versteifen Sie weder Kiefer noch Lippen, sondern bleiben Sie locker und entspannt – es gibt nichts Hässlicheres als einen Kuss mit gespannten Lippen. Leichte, tupfende Küsse, deren Intensität und Leidenschaft langsam zunehmen, sind angesagt. Sie soll immer spüren, dass Sie ein warmherziger, romantischer Mensch sind, kein kalter Roboter.

5. Marathonküsse

Ein ewig ausgedehnter Kuss allein macht Sie noch nicht zum heißen Liebhaber. Abwechslung verleiht der Liebe erst die Würze, also geben Sie ihr mehrere verschiedene Küsse, mal lang, mal kurz, statt einen einzigen, langen Kuss, bei dem Sie die Lippen nicht von ihren lösen. Marathon-Kusswettbewerbe waren zuletzt in den 1920er-Jahren der Renner!

6. Wandernde Blicke

Vermeiden Sie es, Ihre Umgebung zu mustern, während Sie küssen – Sie sollten sich ausschließlich auf ihr Gesicht konzentrieren! Wenn sie den Kuss wert ist, dann ist sie auch Ihre Aufmerksamkeit wert. Entweder lassen Sie Ihre Augen zu, oder Sie halten sie träumerisch halb geschlossen. Wenn Sie ihr dabei in die Augen sehen wollen, starren Sie nicht. Ein tiefer Blick kann die Intimität zwar steigern, aber blinzeln sollte zwischendurch auch einmal drin sein.

7. Gesicht ablecken

Nur Katzen und Hunde lecken einem das Gesicht ab. Wenn Sie sich also nicht als vierbeiniger Hausgenosse bewerben wollen, lecken Sie ihr beim Küssen bitte nicht das Gesicht ab. Hingegen kommt es gut an, wenn Sie ihre Augen, Wangen und Schläfen küssen, also zögern Sie nicht, Ihre Lippen dorthin wandern zu lassen. Ihre Zunge sollte ausschließlich bei einem erwiderten Zungenkuss zum Einsatz kommen. Lecken können Sie später noch genug unter der Gürtellinie.

8. Kauen und beißen

Wenn Sie Ihre Flamme nicht gleich vergraulen wollen, beißen oder knabbern Sie nicht an ihrer Zunge. Können Sie sich den Einsatz der Zähne so gar nicht verkneifen, knabbern Sie ganz zart an ihrer Unterlippe (die angeblich in direkter Verbindung zu ihrer Klitoris steht). Aber vermeiden Sie es, mit den Zähnen gegen ihre zu schlagen.

9. Staubsauger

Sie küsst Sie nicht deshalb, weil in ihrem Mund mal wieder gesaugt werden müsste! Sie können durchaus sanft an ihrer Zunge oder Unterlippe saugen, aber bitte nicht so fest, dass sie das Gefühl hat, Sie ziehen ihr jeden Tropfen Speichel aus der Mundhöhle.

10. Körperstarre

Auch wenn Sie mit dem Mund alles richtig machen, wird es sie nicht sonderlich anturnen, wenn Ihr Körper dabei völlig hölzern bleibt.

Umarmen Sie die Lady, fahren Sie mit den Händen über ihren Körper, halten Sie ihr Gesicht oder das Kinn zwischen den Händen, fahren Sie ihr durchs Haar oder legen Sie die

Hände auf ihren Hintern. Ziehen Sie die Frau an sich, sodass sich ihre Körper von oben bis unten berühren. Vergessen Sie nicht, dass Sie ein warmblütiger, zärtlicher und liebevoller Mensch sind - keine Marmorstatue. Also küssen Sie bitte auch nicht so!

Musik und Gedichte – so kriegen Sie sie ins Bett

»Mit der Eroberung allein ist es nicht getan, man muss auch wissen, wie man verführt.«

VOLTAIRE

Wie es nach der ersten Verabredung weitergeht, hängt von Ihren Absichten ab. Wenn Sie sie nur ins Bett bekommen wollen, müssen Sie lediglich einige bestimmte Strategien anwenden. Aber wenn Sie wollen, dass sie sich wirklich in Sie verliebt, müssen Sie die Sache ganz anders angehen. Wie Sie später sehen werden, sind die beiden Vorgehensweisen unvereinbar: Wenn Sie Ihre Traumfrau im Handumdrehen ins Schlafzimmer gezerrt haben, dürfte es mit einer langfristigen Beziehung schwierig werden. Wenn Sie die Liebe und Bewunderung Ihrer Angebeteten gewinnen wollen, müssen Sie Ihre sexuellen Bedürfnisse dagegen wahrscheinlich eine Weile zurückstellen. Aus diesem Grunde legen dieses beziehungsweise das nächste Kapitel zwei ganz unterschiedliche Strategien dar. Zuerst erkläre ich Ihnen, wie Sie der Frau Ihrer Träume direkt an die Wäsche gehen können. Im nächsten Kapitel lesen Sie dann, wie Sie zu ihrem Herzen finden und den Weg für eine längerfristige Beziehung ebnen können.

Wie Sie ohne Umwege ans Ziel kommen

»Die Keuschheit einer Frau besteht aus einer ganzen Reihe von Häuten, wie bei einer Zwiebel.«

NATHANIEL HAWTHORNE

Mag sein, dass man heiße Frauen schwerer ins Bett bekommt als ihre nicht so begehrten Geschlechtsgenossinnen – es sei denn, Sie sind Multimillionär. Glauben Sie mir, viele der supersexy Frauen in den Herrenmagazinen oder im Showbusiness sind käuflich, wenn man nur bereit ist, den richtigen Preis zu zahlen. Das Dumme daran ist, dass dieser Preis für die meisten Männer unbezahlbar ist.

Aber keine Sorge. Diese Herren bekommen von den Ladys nicht mehr allzu viel zu sehen, wenn der Geldfluss erst einmal zum Erliegen gekommen ist. Und keines dieser Mädchen, die Sie am Arm eines reichen Sugardaddys sehen, ist wirklich in ihn verknallt – die meisten haben nebenbei einen »echten« Freund. Sollte Ihre Traumfrau bereits einen wohlhabenden Verehrer haben, verringert das nicht unbedingt Ihre Chancen. Wahrscheinlich hat sie manchmal einfach die Nase voll davon, ihren normalerweise älteren und anspruchsvolleren Gönner zufriedenzustellen, und wünscht sich mal wieder ein bisschen heißen Sex nebenbei.

Dazu müssen Sie ihr zeigen, dass Sie ihr etwas anderes bieten können, sei es nun materiell oder immateriell. Irgendetwas, das starke, positive Gefühle in ihr hervorruft. Viele Frauen brauchen einen guten Grund, um beim ersten oder zweiten Date schon mit einem Mann ins Bett zu gehen. Im Folgenden sind ein paar Strategien aufgeführt, die Sie hierbei anwenden können – suchen Sie sich die aus, die am besten auf Ihre Talente und Ihren Prototyp zugeschnitten sind. Diese Strategien liefern ihr eine Ausrede, warum sie bei Ihnen eine Ausnahme von ihrer strengen »Kein Seitensprung«-Regel macht. Sie muss sich sagen können: »Ich konnte ihm nicht widerstehen, weil er so begabt/romantisch/ungewöhnlich war.« Vergessen Sie dabei nicht, dass der schnelle Erfolg keineswegs garantiert ist – Sie erhöhen nur die Wahrscheinlichkeit, dass eine heiße Frau sich unter den richtigen Umständen doch von Ihnen verführen lässt.

Wenn Sie eine dicke Brieftasche haben, machen Sie Gebrauch davon

Obwohl die meisten »Aufreißergurus« entschieden davon abraten, Frauen bei den ersten Verabredungen Geschenke zu machen, wäre ich da nicht so streng. Es ist zwar sicher nicht die beste Strategie, wenn Sie längerfristig mit einer Frau ausgehen wollen, aber wenn Sie ihr ohnehin nur schnellstmöglich an die Wäsche wollen, dann raus mit der Kohle, unbedingt! Manchen Typen gefällt es sogar, Frauen schöne Kleider zu kaufen und sie in sexy Outfits zu sehen! Wenn Sie zu diesen Männern gehören, zögern Sie nicht, mit ihr einkaufen zu gehen. Sie können dem Ganzen ja eine gewisse Unverfänglichkeit geben, indem Sie behaupten: »Ein Freund hat mir einen Gutschein für das Nobelkaufhaus XY gegeben, aber da kauf ich eigentlich sonst gar nicht ein – willst du nicht mitkommen und mir beim Einlösen helfen?«

Wenn Sie gut tanzen können, setzen Sie auf Körpersprache

Gehen Sie mit ihr tanzen – das ist immerhin eines der ältesten Paarungsrituale. Sie wissen doch, was man sagt: »Der Tanz ist der vertikale Ausdruck eines horizontalen Begehrens ...« Ein langsamer Tanz ist optimal, um ihr Verlangen anzufachen. Wenn Sie also einen Club kennen, in dem zwischendrin auch einmal langsame Lieder gespielt werden, gehen Sie unbedingt mit Ihrer Flamme dorthin. Sollten Sie Angst haben, beim »Stehblues« etwas falsch zu machen, kann ich Sie beruhigen: Alles, was Sie dabei beachten müssen, ist, ihr bloß nicht auf die Zehen zu steigen. Wenn Sie Anfänger sind, beschränken Sie sich auf schlichtes seitliches Pendeln und drehen Sie sich dabei im Uhrzeigersinn. Bevor Sie loslegen, werfen Sie unauffällig einen Blick nach unten, um auszuspähen, wie sie ihre Füße bewegt, dann können Sie sich anpassen – aber starren Sie auf keinen Fall beim Tanzen nach unten! Ihre Füße sollten den Bodenkontakt nicht verlieren, und wenn Sie sich immer wieder ins Gehege kommen, drehen Sie sich leicht seitwärts, sodass sich Ihre Füße nicht direkt gegenüberstehen, sondern leicht versetzt zueinander.

Beim Langsamtanzen müssen Sie einerseits kühn vorgehen, andererseits aber sinnlich wirken und immer auf ihre Reaktionen achten. Agieren Sie zu zart und zaghaft, stehen Sie als Weichei da; gehen Sie zu aggressiv an die Sache heran, könnten Sie sie dagegen verschrecken. Kurz und gut, aus der Art, wie Sie beim Tanzen mit ihr umgehen, wird sie Rückschlüsse darauf ziehen, was für ein Liebhaber Sie sind. Wenn Sie anfangen zu tanzen, halten Sie zehn bis fünfzehn Zentimeter Abstand zwischen den Hüften und achten Sie darauf, dass sich Ihre Hüfte immer genau über Ihren Füßen befindet. Wenn sie sich Ihnen nicht zu entziehen versucht, nähern Sie sich ihr vorsichtig weiter an. Da auf ein langsames Lied meistens ein zweites folgt, haben Sie normalerweise Zeit bis zum zweiten Song, um sie näher an sich heranzuziehen.

Wenn sie sich offensichtlich nicht wohl dabei fühlt oder nach dem ersten Lied schon wieder von der Tanzfläche gehen will, ist sie wahrscheinlich nicht die Kandidatin für den schnellen Sex. Sollte sie allerdings anfangen, Ihnen die Schulter oder den Rücken zu streicheln, drücken Sie sich dichter an sie und erwidern Sie die sanfte Berührung. Lassen Sie Ihre Hände behutsam über ihren Körper gleiten und legen Sie das Gesicht an ihren Hals. Sobald sie anfängt, sich an Ihnen zu reiben, erwidern Sie diese Bewegungen. Nehmen Sie ihre Hand und drücken Sie sie sanft, aber bedeutungsvoll. Blicken Sie ihr tief in die Augen, und erklären Sie ihr, dass sie die verwandte Seele ist, nach der Sie schon immer gesucht haben. Sie können auf der Tanzfläche mit Ihren Annäherungsversuchen weitermachen oder sich für intensiveres Knutschen und Fummeln an einen privaten Ort zurückziehen.

Eine Frau bei einem schnelleren Tanz zu verführen ist schon ein wenig schwieriger, denn hier ist der enge Körperkontakt nicht gegeben. Fangen Sie an, indem Sie ganz locker gegenüber von ihr tanzen, ihre Tanzbewegungen nachahmen und ihr dabei in die Augen sehen. Dann legen Sie ihr eine Hand auf den Rücken oder auf die Taille und bewegen sie auf und ab. Wenn sie Ihnen nicht ausweicht, nehmen Sie die andere Hand auch noch dazu, aber grapschen Sie nicht.

An diesem Punkt wird sie wahrscheinlich die Hände heben und sich damit in die Haare fassen. Jetzt verlangsamen Sie Ihr Tempo – und sie wird höchstwahrscheinlich dasselbe tun. Bringen Sie Ihren Mund nahe an ihren Hals und lassen Sie sie Ihren Atem neben dem Ohrläppchen und im ganzen Halsbereich spüren. Oder fassen Sie ihr mit einer Hand ins Haar und ziehen leicht daran, oder berühren Sie ihren Hals ganz zart.

Sie können ihr auch von oben nach unten über die Arme streichen, sie in die Luft heben, neckend an ihrer Kleidung ziehen und ihr süße Nichtigkeiten ins Ohr flüstern, zum Beispiel: »Du bist so sexy, wenn du tanzt.« Oder Sie drehen sie so um, dass sie mit dem Rücken zu Ihnen steht, und atmen ihr in den Nacken. Der Schlüssel liegt darin, ihre Erwartungshaltung Stück für Stück aufzubauen, ohne dabei vorschnell zu offensichtlich sexuell zu werden. Körperliche Bewegung ist an sich schon ein Aphrodisiakum – wenn Sie sie nun auch noch mit ein paar suggestiven Gesten und romantischen Worten untermalen, kann daraus leicht noch ein nettes Turnvergnügen in Ihren Laken werden.

Wenn Sie kochen können, setzen Sie auf ein Essen, um sie ins Bett zu bekommen

Diese Vorgehensweise wirkt am besten, wenn Sie Ihre Traumfrau beim ersten Date nicht ins Restaurant eingeladen haben. Angenommen, Sie sind in einen Vergnügungspark gegangen und haben hinterher einen Hamburger gemampft – dann versprechen Sie ihr einfach, dass Sie diese Fastfood-Notlösung wiedergutmachen werden, indem Sie ihr beim nächsten Mal ein schönes Essen kochen. Wenn sie sich darauf einlässt, ist das ein gutes Zeichen, dass sie von Ihnen verführt werden will. Die meisten Frauen sind begeistert von Männern, die kochen können – es zeugt von einer gewissen Häuslichkeit, und das wiederum spricht ihrem evolutionär programmierten Wunsch nach einem Mann an, der bei einer Frau bleiben und den zukünftigen gemeinsamen Nachwuchs ernähren kann.

Kochen Sie ihr Ihr persönliches Lieblingsgericht und greifen Sie zu aphrodisierenden Zutaten. Und werfen Sie doch mal einen Blick in ein Erotik-Kochbuch. Ob Aphrodisiaka nun wirken oder nicht, ist dabei nicht das Entscheidende: Da die meisten Menschen daran glauben, wirken sie alleine schon durch den Placebo-Effekt. Servieren Sie das Essen mit dem Lieblingswein Ihrer Flamme. Aber versuchen Sie nicht, sie abzufüllen – mit ein bisschen Alkohol nehmen Sie ihr eventuelle Hemmungen, aber mit Unmengen von Alkohol stehen Sie an der Schwelle zur Vergewaltigung. Krönen Sie das Essen mit ihrem Lieblingsdessert, vorzugsweise mit Schokolade (die steckt nämlich voller Phenylethylamin, einem Hormon, das Glücksgefühle auslöst), servieren Sie dazu vielleicht noch einen Kräutertee (am besten Pfefferminz, um eventuellen Mundgeruch zu neutralisieren), und vergessen Sie die Kerzen nicht!

Beim Essen können Sie die leckersten Happen heraussuchen und sie damit füttern – ebenfalls ein uraltes Werbungsverhalten, mit dem man sehr schnell ein Gefühl von Nähe aufbaut. Wünschen Sie ihr *bon appétit,* oder benutzen Sie andere französische Ausdrücke wie *voilà!* Die Mädels stehen auf so etwas. Warum glauben Sie, haben die Franzosen im weltweiten Vergleich wohl am häufigsten Sex? Nach dem Essen können Sie einen Film wie *Bittersüße Schokolade* oder *Chocolat* ansehen. Mit einem leckeren warmen Essen und ein paar Gläschen Wein im Magen wird Ihre Traumfrau sicher kuscheln wollen ... und noch mehr!

Wenn Sie ein Künstler sind – egal ob Profi oder Amateur –, setzen Sie Ihr Talent ein

Reden Sie bei Ihrer ersten Verabredung über Ihre Leidenschaft für die Kunst, und erzählen Sie Ihrer Traumfrau, dass Sie nach der ultimativen Inspiration, sprich einer Muse suchen. Sie können ihr ein paar Kunstwerke zeigen und ihr dabei erklären, dass Sie schon viele tolle Frauen gemalt/fotografiert haben, in der Hoffnung, eines Tages einen anspruchsvollen Bildband veröffentlichen zu können. Heiße Frauen möchten immer gerne beweisen, dass sie noch besser sind als alle anderen, und höchstwahrscheinlich möchte sie daraufhin unbedingt auch zu dieser auserwählten Gruppe von gemalten/fotografierten Frauen gehören.

Bieten Sie ihr an, ihr Portrait zu malen und beschönigen Sie die Realität so gut sie können. Verkünden Sie, dass sie Ihre lang ersehnte Muse ist, und wenn es für sie okay ist, Ihnen Modell zu stehen, bieten Sie ihr an, sie in sexy Unterwäsche zu malen (oder künstlerische Fotos im Boudoir-Stil zu machen). Bitten Sie Ihre Flamme nicht, nackt zu posieren, denn damit gerät sie unweigerlich in die Defensive. Sagen Sie stattdessen, dass sie nur auf dem Seidenlaken im Mondlicht liegen und stillhalten soll. Schalten Sie einen Ventilator auf niedriger Stufe ein, sodass ihr Haar sich leicht bewegt.

Sprühen Sie ihren Körper mit Öl ein, aber passen Sie auf, dass nichts davon auf ihre Dessous kommt. Stellen Sie die Beleuchtung ein, und drapieren Sie die Decken mehrfach neu – aus künstlerischen Gesichtspunkten – und tun Sie so, als würde Sie all das überhaupt nicht anmachen! Wenn sie dann den ersten Schritt macht, dürfen Sie wahrscheinlich sowieso gleich unter die Seidendecke schlüpfen.

Wenn Sie geschickte Hände haben, nutzen Sie sie!
Manche Typen sind äußerst geschickt mit ihren Händen – sie sind einfach sehr taktil veranlagt! Falls Sie zu diesen Männern gehören, verlegen Sie sich von der ersten Verabredung an auf unverfängliche, nicht sexuell gefärbte Berührungen. Wenn Ihre Traumfrau das mag und erwidert, ist sie vielleicht auch der taktile Typ. Nicht jeder mag diese Art von Berührungen – das hängt wahrscheinlich davon ab, wie Sie aufgewachsen sind, ob Ihre Eltern Sie oft umarmt und berührt haben und Sie dazu ermunterten, dasselbe zu tun. Wenn Ihre Berührungen sie offensichtlich überraschen, können Sie es ihr erklären, indem Sie einfach sagen: »Ich bin in einer sehr gefühlsbetonten Familie aufgewachsen, in der es üblich war, dass man sich viel umarmte und körperliche Nähe suchte.« Höchstwahrscheinlich gefällt ihr das, denn Frauen beschweren sich eher, dass Männer nicht zärtlich genug sind und sich körperlich zu wenig ausdrücken.

Denken Sie immer daran: Sie wollen warmherzig und körperbetont rüberkommen, aber nicht so wirken, als könnten Sie es kaum erwarten, sie endlich begrapschen zu dürfen. Während Sie sich unterhalten, können Sie positive Aussagen immer wieder mit einer flüchtigen Berührung der Hand begleiten. Setzen Sie Gesten der Hilfsbereitschaft ein, indem Sie ihr zum Beispiel Staub von der Jacke bürsten oder eine Wimper von der Wange klauben. Wenn sie müde oder abgespannt aussieht, bieten Sie ihr eine Fuß-, Kopf- oder Schultermassage an. Sobald sie eine sinnliche Massage von Ihren Händen bekommen hat (mehr darüber lernen Sie im dritten Teil dieses Buches), wird sie auch für den nächsten Schritt bereit sein.

Wenn Sie eine schöne Stimme haben oder ein Instrument beherrschen, bringen Sie ihr ein Ständchen

Falls Sie gut singen und/oder ein Instrument beherrschen, können Sie sie zu einem Privatkonzert zu sich nach Hause einladen. Beginnen Sie mit leichten Liedchen, und gehen Sie dann zu leidenschaftlicheren Stücken über. Wenn Sie wirklich talentiert sind, wird sie dahinschmelzen.

Wenn Sie beide das Abenteuer lieben, suchen Sie sich eine entsprechende Unternehmung aus

Wie ich bereits zuvor erwähnt habe, steigern Furcht und Unsicherheit die Neigung, sich anderen Menschen näher zu fühlen. (Im Klartext: Zum Schluss liegt sie in Ihren Armen.) Schwindelnde Höhen, tiefe Gewässer oder eine andere gefährliche Situation lösen diesen Adrenalinstoß aus, der sie in Ihr Bett treibt. Steigen Sie mit ihr in die Achterbahn, in ein schnelles Auto oder ein Motorboot. Sie können auch gemeinsam zum Fallschirmspringen oder Tauchen gehen, das wirkt hundertprozentig (fragen Sie meine Schwester, die mit ihrem Tauchlehrer auch prompt im Bett gelandet ist). In den aufregenden Momenten halten Sie Ihre Angebetete fest: Frauen lieben das! Und wenn Sie wissen, wie Sie sie am besten anfassen, haben Sie bei ihr erst recht einen Stein im Brett.

Wenn Sie gut reden können, haben Sie sie bereits halb im Bett

In Molières *Don Juan* sagt Sganarelle zu Don Juan: »Also, ich muss schon sagen … ich weiß nicht, was ich sagen soll, denn Sie drehen die Angelegenheit mit Ihren Worten so hin, dass es so aussieht, als hätten Sie recht …« Es heißt nicht zu Unrecht, dass das Gehirn unser größtes Sexualorgan ist, und Ihre Beredsamkeit ist der Schlüssel zum Gehirn Ihrer Angebeteten. Wenn Sie es mittels subtiler Andeutungen schaffen, dass sie sich glücklich, geborgen, erregt, entspannt, lüstern oder angeturnt fühlt, haben Sie sie im Grunde schon im Bett. Angenommen, sie ist nach einem Arbeitstag total gestresst, dann können Sie sie durch »progressive Muskelentspannung« in einen ganz entspannten Zustand bringen: Sie erklären ihr, wie sie der Reihe nach jeden Muskel in ihrem Körper anspannen und dann entspannen soll, angefangen bei den Zehen bis hin zu ihren Gesichtsmuskeln. Während Sie ihre Gliedmaßen auffordern, sich warm, schwer und entspannt zu fühlen, machen Sie nebenbei ein paar Bemerkungen darüber, wie das Feuer des Begehrens ihren ganzen Körper aufheizt. Und setzen Sie zusätzlich eine Visualisierungstechnik ein, indem Sie sie bitten, sich einen bestimmten Ort vorzustellen – eine Zufluchtsstätte –, an dem sie auf einer Wolke der Ekstase hoch über allen irdischen Sorgen schwebt … und zwar mit Ihnen. Dadurch soll sie sich entspannter und glücklicher fühlen, und natürlich auch mehr Lust empfinden – und nicht zuletzt diese Gefühle unmittelbar mit Ihnen assoziieren!

Außerdem können Sie ihr suggerieren, was sie gerade fühlen soll, indem Sie zum Beispiel sagen: »Hast du den Wind schon mal so in deinen Haaren gefühlt?«, oder: »Ist das nicht herrlich, nach so einem Tag in die heiße Wanne zu steigen und zu spüren, wie die Hitze einem in den ganzen Körper steigt?« Auf diese Art vermitteln Sie ihr diese angenehmen Empfindungen, und unbewusst wird sie Sie auch in diesem Fall direkt damit in Verbindung bringen.

Tipp Nummer 19

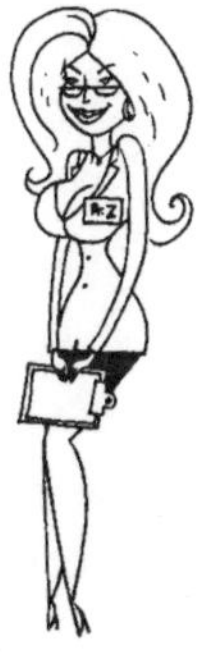

Wenn Sie eine heiße Frau so schnell wie möglich ins Bett bekommen wollen, können Sie es mit den folgenden Strategien versuchen: Wenn Sie reich sind, gehen Sie mit ihr einkaufen; wenn Sie gut tanzen können, gehen Sie mit ihr tanzen; wenn Sie musikalisches oder künstlerisches Talent haben, setzen Sie es ein, um sie zu verführen; wenn Sie geschickte Hände haben, benutzen Sie sie, um ihr eine großartige Massage zu geben; wenn Sie beide die Gefahr lieben, unternehmen Sie etwas Abenteuerliches. Und sollten Sie rhetorisches Talent besitzen, machen Sie ihr einfach durch Ihre Worte Lust.

Enttarnter Mythos: »Richtig heiße Frauen turnt es an, wenn man sie ein bisschen arrogant behandelt oder leicht herabsetzende Bemerkungen macht.«

Diese Vorgehensweise, wie sie von einigen berühmten »Aufreißergurus« propagiert wird, soll nur bei den überirdisch schönen Frauen Einsatz finden. Diese Herren berufen sich dabei auf die fälschliche Annahme, dass solche Frauen übermäßig selbstbewusst sind und daher nicht mehr auf Komplimente reagieren – man muss ihre Aufmerksamkeit also erregen, indem man so tut, als sei man überhaupt nicht interessiert, und subtile Beleidigungen auf sie loslassen, die rein oberflächlich betrachtet zunächst wie ein Kompliment wirken.

Zum Beispiel: »Schöne Fingernägel – sind die echt? Nein? Ach, macht nichts, ich finde, die sehen trotzdem ganz gut aus.« Oder: »Du blinzelst aber ganz schön oft.« Oder: »Deine Nase wackelt immer so komisch, wenn du redest.« Manche Aufreißertypen behaupten, dass die tollen Frauen auf solche Aussagen reagieren, indem sie sich fürchterlich reinhängen, Ihnen doch noch zu gefallen. Soll ich Ihnen etwas verraten? Das ist einfach haltloser Schwachsinn! Mir würden solche unreifen, giftigen Kommentare nur sagen, dass mein Gegenüber nicht ganz dicht ist. Und er könnte mich gar nicht gründlicher abturnen. Die Pin-ups, die ich befragt habe, stimmen mir darin einhellig zu.

Woran Sie erkennen, ob eine Frau zu einem One-Night-Stand bereit ist

1. Sie kleidet sich aufreizend

Wenn Sie bei Ihrem Date tief blicken lässt oder ein wirklich knappes Röckchen trägt, dann möchte sie höchstwahrscheinlich auch etwas damit bezwecken.

2. Sie trägt viel Make-up

Mit Make-up, vor allem leuchtend rotem Lippenstift, signalisiert eine Frau oft, dass sie Lust auf Sex hat.

3. Sie ist gebildet

Man hat herausgefunden, dass Frauen mit höherem Bildungsabschluss mehr Sexualpartnern haben. Warum meinen Sie wohl, dass Männer auf Frauen mit Brille stehen?

4. Sie hat vor kurzem mit ihrem Freund Schluss gemacht

Eine Frau, deren Beziehung gerade erst in die Brüche gegangen ist, wünscht sich wahrscheinlich, dass man ihr ihre Attraktivität bestätigt – und dafür eignet sich nichts besser als Sex mit einem Neuen.

5. Sie ist Atheistin

Eine tiefe Gläubigkeit oder strenge Moralvorstellungen wirken sexuell eher hemmend – wenn sie keine Angst vor Gottes Zorn hat, wird sie wahrscheinlich viel hemmungsloser sein und einfach ihren Spaß haben wollen.

6. Sie ist unabhängig und aggressiv

Studien haben gezeigt, dass eine unabhängige, aggressive Frau mehr sexuelle Fantasien hat – und je mehr Fantasie sie besitzt, umso größeren Spaß werden Sie mit ihr haben, wenn Sie auf schnellen Sex aus sind.

7. Sie kommt aus einer liberalen Familie

Wenn Frauen Schuldgefühle oder große Hemmungen haben, ist der Ursprung dieses Problems oft in einer sexuell restriktiven Erziehung zu suchen.

8. Sie hat gerade ihren Eisprung

In der Mitte ihres Zyklus haben Frauen meistens viel mehr Lust und sind auch eher bereit, ihren Partner zu betrügen. Woran Sie erkennen können, dass eine Frau ihren Eisprung hat? Studien haben gezeigt, dass Männer gewisse weibliche Sekrete riechen können, die sogenannten Ovuline, die während der Zeit des Eisprungs abgesondert werden!

9. Sie ist eine leidenschaftliche Tänzerin

Tanzen wird gerne als »der vertikale Ausdruck eines horizontalen Begehrens« bezeichnet. Wenn sie sich mit aufreizenden Bewegungen um Sie schlängelt – ergreifen Sie die Gelegenheit!

10. Sie ist Hedonistin

Sie findet, dass das Leben viel zu kurz ist. Also lautet ihr Motto: *Carpe diem.* Beziehungsweise: *Carpe noctem!*

Enttarnter Mythos: »Heiße Frauen sind anspruchsvoller bei der Auswahl ihrer Bettgenossen.«

Das trifft nicht im Geringsten zu. Im Schnitt sind die richtig heißen Frauen sexuell umtriebiger als ihre weniger attraktiven Geschlechtsgenossinnen. Sie investieren eine Menge Zeit, Mühe und Geld in ihr erotisches Aussehen, und sie zeigen ihren Körper gerne vor. Tendenziell sind sie exhibitionistischer, narzisstischer, impulsiver und wünschen sich die permanente Bestätigung ihres Sexappeals. Aus diesen Gründen bekommt man heiße Frauen tatsächlich leichter ins Bett als Durchschnittsfrauen, vorausgesetzt Sie haben ihnen etwas zu bieten – und sei es nur das Vergnügen.

Liebesleid, Liebesglück – wie Sie es in ihr Herz schaffen

Jenseits von Pawlow und Skinner

»Wie sich leicht beweisen lässt, sinkt der Wert,
den man einem erotischen Bedürfnis beimisst,
wenn die Befriedigung jederzeit greifbar ist.«
SIGMUND FREUD, *Schriften über Liebe und Sexualität*

»Ohne Liebe werden Sie auch keinen
großartigen Sex bekommen.«
DR. ALEX COMFORT

Wenn Sie es sich zum Ziel gesetzt haben, eine heiße Frau nicht nur ins Bett zu kriegen, sondern sie wirklich in Sie verliebt zu machen, muss Ihre Strategie komplexer aussehen als die, mit der Sie Ihre Chancen auf einen One-Night-Stand maximiert haben.

Robert Greene betont, wie wichtig es ist, sich Zeit zu lassen, wenn man sein Gegenüber wirklich für sich gewinnen will: »Verführung ist ein Prozess – je länger Sie sich Zeit lassen und je langsamer Sie vorgehen, umso tiefer werden Sie ins Innerste Ihres Opfers vorstoßen ... Wenn Sie sich Zeit lassen und diesen Verführungsprozess respektieren, werden Sie nicht nur die Widerstände Ihres Opfers überwinden, sondern es auch in Sie verliebt machen.«

Viele Männer, die es schaffen, dass eine Frau sich nach der ersten Verabredung weiter mit ihnen treffen will, und die glauben, dass sie ihr Interesse gewonnen haben, werden nachlässig und beginnen, die Lady regelrecht zu belagern. Das ist ein großer Fehler und führt regelmäßig dazu, dass die Frau das Interesse an einem solchen Mann verliert – manchmal sogar noch, bevor sie überhaupt mit ihm geschlafen hat, und manchmal gleich danach. Wie schaffen Sie es also, dass Ihre Traumfrau immer noch mehr von Ihnen will? Die Formel ist relativ einfach:

Sehnsucht = Erwartung einer gewissen Belohnung, aufgepeppt durch leichte Frustrationen.

Wir sehnen uns meistens nach Dingen, die uns ein gutes Gefühl geben, nach Dingen, von denen wir nicht genug bekommen können, und nach Dingen, von denen wir nicht wissen, ob und wann wir sie jemals wieder bekommen werden (denken Sie an Ihr Lieblingsgericht). Dasselbe Prinzip lässt sich auch auf Menschen anwenden – wir treffen uns gerne regelmäßig mit Leuten, in deren Gesellschaft wir uns wohlfühlen, aber wenn wir sie zu oft sehen, langweilen sie uns auch irgendwann.

Der Schlüssel liegt darin, dass Sie Ihrer Herzensdame vergnügliche und angenehme Gefühle bereiten müssen, wann immer sie mit Ihnen zusammen ist. Dabei sollten Sie ihre

Erwartungshaltung steigern, indem Sie dafür sorgen, dass Ihre Treffen und die Belohnungen unberechenbar bleiben. Ab und zu müssen Sie sich ihr auch immer wieder einmal entziehen, sodass sie ein gewisses Maß an Frustration erlebt. Wenn Sie Ihre angenehme Gesellschaft rationieren, wecken Sie in der Lady ein Verlangen, das sie sonst nur nach ihrer Lieblingsschokolade verspürt. Und das geht so:

Ergreifen Sie die Initiative

Frauen mögen starke, entschlossene, dominante, entschiedene Männer, die die Dinge in die Hand nehmen und sie führen können. Nutzen Sie jede Gelegenheit, um ihr zu zeigen, dass Sie die Initiative ergreifen und sich um sie kümmern können. Fragen Sie nicht: »Was möchtest du heute machen?«, sondern lassen Sie Ihre Traumfrau im Ungewissen, indem Sie sie mit vorher geplanten Unternehmungen überraschen – sei es nun ein schickes Restaurant, Karten für den Zirkus oder ein Picknick im Park. Da Sie schon einiges über sie wissen und bei jeder Verabredung mehr erfahren, können Sie solche Unternehmungen mit immer größerer Sicherheit planen – Sie können bereits einschätzen, was sie höchstwahrscheinlich lustig, aufregend oder romantisch finden wird.

Manchmal erstreckt sich diese Fähigkeit, die Initiative zu ergreifen, auch auf das Leben abseits Ihrer offiziellen Verabredungen. Wenn sie Ihnen zum Beispiel erzählt, dass ihr Auto Probleme macht, können Sie kurz darauf mit dem Werkzeugkoffer vor der Tür stehen und es wieder in Ordnung bringen (oder es in die Werkstatt fahren und in Ordnung bringen lassen). Ob es sich um einen verstopften Abfluss oder vertrackte Versicherungsfragen handelt - bieten Sie ihr an, das Problem für sie zu lösen. Auf diese Art sorgen Sie dafür, dass Sie in ihrem Alltag unentbehrlich werden, und das wird sie glauben lassen, dass Sie der Partner fürs Leben sein könnten.

Behalten Sie Ihre Gefühle unter Kontrolle

Sie sollten nicht nur die Planung Ihrer Verabredung und ihre Probleme im Griff haben, sondern auch sich selbst. Männer verlieren in der Gegenwart heißer Frauen oft die Kontrolle über sich selbst und erscheinen dann zu eifrig, zu bedürftig oder zu abhängig von deren Anerkennung. Bei einer bildschönen Frau kann das katastrophale Konsequenzen haben, denn von dieser Sorte Mann kann sie jederzeit genug bekommen. Daher ist es wichtig, sich nicht bei jeder Verabredung allzu emotional zu engagieren.

Lassen Sie nicht zu, dass sie in letzter Minute ohne guten Grund das Date verschiebt oder zu auffällig mit einem anderen Typen flirtet, während sie mit Ihnen unterwegs ist. Halten Sie Ihre Gefühle im Zaum, sei es nun Bewunderung, Eifersucht, Verlegenheit oder Ärger. Dazu gehört auch die Bereitschaft, notfalls einfach zu gehen, wenn sie sich nicht so verhält, wie es sich gehört, wenn sie mit einem selbstsicheren, beliebten Typen mit Führungsqualitäten ausgeht. Das ist für manche Männer das Schwierigste, was man ihnen abverlangen könnte, aber es gehört zu den wirklich wichtigen Bedingungen, wenn Sie das Herz Ihrer Traumfrau ernsthaft gewinnen wollen. Sie will einen Mann, von dem sie sich emotional abhängig machen kann, und keinen Jammerlappen, der sich permanent Gedanken macht, ob er in ihrem Leben eine wichtige Rolle spielt, und dann, je nach dem Ergebnis seiner Grübeleien, wütend, traurig oder schweigsam ist. Ihre Selbstbeherrschung sollte sich nicht nur auf die Gefühle erstrecken, die Sie ihr gegenüber empfinden, sondern sich auch im Umgang mit anderen Menschen zeigen, wenn Ihre Herzdame dabei ist.

Beschränken Sie Ihre körperliche Anwesenheit

Einer der größten Fehler, den Männer im Umgang mit schönen Frauen begehen, besteht darin, dass sie ihnen zu früh zu viel Zuneigung und Aufmerksamkeit schenken. Auch wenn Sie vielleicht durchaus Lust haben, Ihre neue Flamme jeden Tag zu treffen, sollten Sie sich den Satz hinter die Ohren schreiben: »Die Liebe wächst mit der Entfernung.« Haben Sie schon einmal so viel von Ihrer Lieblingsspeise gegessen, dass sie Ihnen schon nicht mehr geschmeckt hat? Bis sie Ihnen vielleicht sogar zuwider war? Und haben Sie andererseits schon einmal etwas so Köstliches gegessen, dass Sie sich wünschten, Sie könnten noch viel mehr davon bekommen? Romantische Begegnungen sind wie Kaviar – am besten genießt man sie in kleinen Dosen.

Wenn eine Belohnung mit zeitlicher Verzögerung verabreicht wird, verlängert sich dadurch die Aktivität der Dopamin-Zellen, und es gelangt mehr von diesem natürlichen Stimulans ins Belohnungszentrum des Gehirns.[40]

Außerdem wollen wir immer mehr von dem, was wir nicht besitzen können, oder zumindest nicht sofort besitzen können. Aus all diesen Gründen ist es wichtig, ihr »das Geschenk Ihrer Abwesenheit zu machen«.

Damit meine ich, dass Sie Ihre körperliche - wenn auch nicht emotionale - Anwesenheit beschränken sollten. Versuchen Sie, zumindest zu Anfang, sich nicht öfter als ein-, zweimal die Woche mit ihr zu treffen, aber lassen Sie auch nicht mehr als zwei Wochen zwischen Ihren Verabredungen vergehen. Wenn Sie glauben, dass sie Sie langsam für selbstverständlich nimmt, suchen Sie sich irgendetwas, das sie auswärts erledigen müssen, und verschwinden Sie für einige Wochen. Bleiben Sie nie so lange, dass ein Übersättigungseffekt bei ihr eintreten könnte. Gewähren Sie ihr die süße Qual, sich nach Ihnen sehnen zu dürfen. Wenn Ihre Süße Ihnen sagt, wie sehr Sie sie vermisst, wissen Sie, dass Sie auf dem richtigen Weg sind. Entgegnen Sie ihr dann, dass sie Ihnen auch fehlt, und weisen Sie jedes Mal darauf hin, dass Sie dieses Gefühl gemeinsam haben. Es gibt ein französisches Sprichwort: *»Ce sont les petites séparations qui entretiennent les grandes passions«* - »Kleine Trennungen erhalten große Leidenschaften.«

Bleiben Sie in Verbindung

Das ist ein ganz wichtiger Punkt. Wenn sie sich nach Ihrer körperlichen Anwesenheit sehnen soll, müssen Sie Ihre Traumfrau beständig daran erinnern, wie lustig es mit Ihnen ist - indem Sie ihr immer mal wieder einen Anruf, eine E-Mail oder eine SMS zukommen lassen. Sie dürfen nämlich auch das andere Sprichwort nicht vergessen: »Aus den Augen, aus dem Sinn.« Solange Sie aus ihren Augen sind, sollten Sie also dafür sorgen, dass Sie ihr wenigstens noch immer im Sinn sind. Rufen Sie an, wenn Sie einen Anruf versprochen haben – Sie wollen zwar unberechenbar wirken, aber niemals unzuverlässig. Wenn Sie ihr Geschenke machen, suchen Sie solche aus, die sie an Sie erinnern – ein Erinnerungsstück an eine Verabredung, eine selbstgebrannte CD mit ihrer Lieblingsmusik oder irgendein anderes persönliches Präsent.

Ich weiß, Sie werden sie auch vermissen, sich sogar nach ihr sehnen – warum sollten Sie sonst darauf aus sein, eine langfristige Beziehung mit ihr zu führen? Aber Ihre Sehnsucht darf niemals das Bild des Märchenprinzen stören, das Sie in ihrer Vorstellung aufgebaut haben. Nutzen Sie die Momente Ihrer Sehnsucht also lieber sinnvoll, indem Sie sich eine Überraschung für das nächste Date oder ein Geschenk ausdenken. Vergessen Sie nie: Sie müssen die Initiative ergreifen! Sie muss zu Hause sitzen und sich fragen, was Sie wohl als Nächstes vorhaben und wann Sie sich wohl wieder mit ihr treffen wollen – während Sie den Vorteil genießen, genau zu wissen, was als Nächstes ansteht. Nutzen Sie diesen Vorteil und sorgen Sie dafür, dass Sie ihr nicht aus dem Kopf gehen, sie aber gleichzeitig nicht davon ausgehen kann, dass sie in Ihrer gemeinsamen Beziehung das Sagen hat.

Machen Sie ihr symbolische Geschenke

Viele sogenannte Aufreißexperten raten den Männern davon ab, den Frauen, mit denen sie sich verabreden, etwas zu schenken – weil das so wäre, als würden Sie sich die Aufmerksamkeit Ihrer Angebeteten »erkaufen«. Ein großer Irrtum! Frauen, und gerade die attraktiven unter ihnen, lieben Geschenke. Entscheidend ist zu wissen, wann und was Sie ihr schenken sollen. Machen Sie einen Bogen um teure, unpersönliche Geschenke wie Schmuck oder allzu Klischeehaftes – statt ihr zum Geburtstag rote Rosen zu schenken, besorgen Sie ihr Weidenkätzchen oder Wildblumen. Ihre Geschenke sollten kleine Zeichen Ihrer Zuneigung sein – Karten, Lesezeichen, selbstgebastelte Kleinigkeiten oder Souvenirs von den Orten, die Sie gemeinsam besucht haben. Die Botschaft, die Sie damit vermitteln, lautet: »Ich habe mir die Zeit genommen, an dich zu denken.« Und: »Wenn du nett zu mir bist, belohne ich dich mit Zeichen meiner Aufmerksamkeit und Zuneigung.« Aber nicht: »Ich muss dir Geschenke machen, um im Gegenzug Liebe oder Sex von dir zu bekommen.«

Durch Ihre Geschenke können Sie auch für eine gewisse sexuelle Erregung sorgen. Wenn Sie geschickt mit Kamera und Photoshop sind, machen Sie doch ein paar Fotos von ihr in sexy Wäsche, rahmen Sie das schönste ein und überreichen Sie es ihr. Auf diese Art wird sie beim Betrachten des Fotos jedes Mal an den tollen Sex denken, den sie nach diesem Shooting mit Ihnen hatte. Wenn Ihnen ein bestimmtes Damenparfum gefällt, besorgen Sie es ihr, und bestehen Sie darauf, dass sie es auflegt, wenn Sie miteinander schlafen – dann wird sie jedes Mal, wenn Sie es benutzt, an Sie denken. Bodylotion und Massageöle sind ebenfalls gute Geschenke, denn sie fühlen sich am besten an, wenn jemand anders (sprich: Sie!) sie aufträgt.

Bitten Sie sie ab und zu um einen Gefallen

Bitten Sie Ihre Traumfrau hin und wieder um einen kleinen Gefallen, zum Beispiel Ihnen eine Zeitung mitzubringen, Kinokarten zu besorgen oder telefonisch einen Tisch im Restaurant zu reservieren. Sie wird sich eher in Sie verlieben, wenn sie sich für Ihre Beziehung ab und zu ein wenig anstrengen muss und nicht die ganze Zeit alles für Sie getan wird. Studien haben gezeigt, dass der Mensch solche Dinge mehr schätzen kann, die ihn eine gewisse Mühe oder Geld gekostet haben. Sobald etwas kostenlos ist, stufen wir den Wert einer Sache eher niedriger ein.

Dies ist die Theorie der kognitiven Konsistenz. Wir alle streben danach, in unseren Einstellungen, Glaubensgrundsätzen und Verhaltensweisen konsistent zu handeln. Sobald hier eine Dissonanz entsteht, versuchen wir, unser Handeln wieder mit unseren Überzeugungen in Einklang zu bringen.

Wenn eine heiße Frau sich selbst dabei ertappt, etwas für Sie zu tun, muss sie es gedanklich vor sich rechtfertigen. Falls sie keine rationale Erklärung dafür findet, warum sie sich so für Sie anstrengt, würde sie eine kognitive Dissonanz empfinden – einen inneren Konflikt. Wenn sie also merkt, dass sie etwas tut, obwohl es keine unmittelbare Belohnung nach sich zieht, muss sie zu dem Schluss kommen, dass sie Sie wirklich gern hat – denn warum sonst sollte sie sich sonst anstrengen? Wenn sie Ihnen einen Gefallen getan hat, seien Sie also nicht überschwänglich dankbar – tun Sie so, als wäre es völlig normal, dass sie Ihnen ab und zu einen Gefallen tut oder etwas schenkt, denn zweifelsohne sind Sie es wert. Natürlich dürfen Sie es auch nicht übertreiben, denn wenn Sie Ihre Lady ständig einspannen, gehen Sie ihr mit Ihren überzogenen Ansprüchen irgendwann nur noch auf die Nerven.

Hören Sie auf, sich für etwas zu entschuldigen, das Sie nicht zu verantworten haben

Ich habe einen guten Freund, der von den Frauen regelmäßig mies behandelt und fallen gelassen wird, obwohl er sie mit Geschenken überschüttet und alles für sie tut. Der arme Junge ist ein Loser, weil er einfach nicht begreift, dass er nicht gerade stark und lässig rüberkommt, wenn er den Frauen bei jeder Verabredung teure Geschenke mitbringt und sich dann buchstäblich für alles entschuldigt, was bei seinen Verabredungen nicht hundertprozentig glatt läuft.

Es ist auf jeden Fall ratsam, sich für einen Fauxpas zu entschuldigen, zum Beispiel wenn Sie zehn Minuten zu spät kommen. Aber wenn Sie nicht gleich einen Parkplatz in der Nähe des Kinos finden oder eine bestimmte Spezialität heute leider nicht auf der Tageskarte des Restaurants steht, müssen Sie sich definitiv nicht entschuldigen. Solche Dinge entziehen sich Ihrer Kontrolle, Sie müssen also auch keinerlei Verantwortung dafür übernehmen.

Sorgen Sie für positive Assoziationen

Sie haben wahrscheinlich schon einmal von Pawlows sabbernden Versuchshunden gehört. In diesem berühmten Experiment hat der russische Psychologe Pawlow immer dann eine Glocke ertönen lassen, wenn er seine Hunde fütterte. Bald begannen die Tiere schon zu speicheln, sobald sie den

Glockenton hörten – auch wenn noch kein Futter in Sicht war. Pawlow schuf einen »konditionierten Reflex«, also eine Assoziation zwischen einem Gefühl und einem an sich neutralen Objekt. Wahrscheinlich läuft Ihnen auch das Wasser im Mund zusammen, wenn Sie den Wagen Ihres Pizzalieferanten um die Ecke biegen hören.

Auch im Zusammensein mit Ihrer Traumfrau können Sie solche positiven Assoziationen schaffen. Jedes Mal, wenn sie glücklich ist, lacht oder eine Unternehmung mit Ihnen richtig genießt, können Sie sie an einer bestimmten Stelle berühren, am Arm oder an der Schulter, und dazu etwas in der Art sagen wie: »Ich sehe es so gerne, wenn du lachst.« Wenn Sie ihr Glücksgefühl mehrfach auf diese Art mit Ihrer Berührung koppeln, haben Sie einen Reflex konditioniert. Falls sich Ihre Angebetete dann einmal deprimiert fühlt, können Sie sie einfach auf dieselbe Art berühren und denselben Satz sagen. Das müsste ihre Stimmung sofort aufhellen. Aber übertreiben Sie es nicht mit dieser Technik – wenn die Pizza des Pizzalieferant immer schon kalt gewesen wäre, hätten Sie sich über das Erscheinen seines Wagens auch nicht mehr so furchtbar gefreut.

Solche positiven Assoziationen können Sie auch herstellen, indem Sie Erinnerungsstücke an Ihre Verabredungen schaffen. Ein gerahmtes Bild von ihr und Ihnen im Vergnügungspark auf dem Kaminsims wird sie ständig daran erinnern, was für einen Spaß Sie damals hatten – und an Sie natürlich! Um noch einmal *Die 24 Gesetze der Verführung* zu zitieren: »Ihre Geschenke und andere Objekte können mit Ihnen in Verbindung gebracht werden. Wenn angenehme

Erinnerungen mit ihnen assoziiert werden, werden Sie dem Beschenkten viel leichter im Gedächtnis bleiben.«

Belohnen Sie nur erwünschtes Verhalten

Dieses Belohnungsprinzip basiert auf B.F. Skinners sogenannter »operanter Konditionierung«. Indem man erwünschtes Verhalten Schritt für Schritt belohnt, kann man einem Bären das Tanzen und einem Elefant das Männchenmachen beibringen – diese Methode nennt sich auch »programmiertes Lernen«. Aber wie Skinner bewiesen hat, lassen sich auch Menschen auf diese Art trainieren.

Vielleicht wollen Sie Ihrem Schatz ja einprogrammieren, sich häufiger nach Ihren Wünschen zu richten. Wenn sich das Objekt Ihrer Zuneigung das eine Mal zuckersüß, dann aber wieder unheimlich zickig gibt, belohnen Sie ihr Verhalten immer dann, wenn sie nett zu Ihnen ist. Mit Belohnung meine ich nicht, dass Sie ihr jedes Mal ein Geschenk machen sollen. Die Belohnungen, von denen ich hier spreche, sind eher immateriell, wie Anerkennung, Bewunderung und Zuneigung.

Wenn Sie Ihre Traumfrau beispielsweise angerufen haben, um sie um eine Verabredung zu bitten, und sie sagt gereizt: »Ach, du bist's nur. Ich hab's grade ziemlich eilig, was ist denn los?«, sagen Sie ungerührt: »Weißt du was? Ruf mich doch einfach an, wenn du's nicht mehr eilig hast.« Und dann legen Sie auf. Rufen Sie sie nicht mehr an, bis sie zurückgerufen hat. Wenn sie zurückruft, aber immer noch gereizt klingt, sagen Sie: »Ich hab's gerade ziemlich eilig, ich ruf dich in ein paar Stunden zurück.« Auf diese Art leisten sie respektlosem Verhalten keinen Vorschub. Das Wichtigste ist, dass Sie das Verhalten sofort »bestrafen« oder belohnen, denn verzögerte Strafen oder Verstärker sind nicht sehr effektiv, weil sie die beiden Ereignisse sonst nur schlecht in Verbindung setzen kann.

Benutzen Sie verschiedene Belohnungen

Die Designer von Spielautomaten wissen schon, wie man die Leute an ihre einarmigen Banditen fesselt. Auch hier wirkt die Technik der positiven Verstärkung, und zwar mit variablen Intervallen. Die Maschinen sind so programmiert, dass sie genau so viel Gewinn abwerfen, dass der Benutzer festgehalten und zum Weiterspielen ermuntert wird, aber nicht genug, um ihn zu langweilen oder zu befriedigen. Mit dem gleichen Prinzip können Sie bei Ihrer Liebsten vorgehen. Machen Sie ihr nicht ständig Geschenke und Komplimente, sondern nur ab und zu, und variieren Sie die Abstände, sodass sie nie weiß, wann sie wieder etwas bekommen wird. Wenn Sie sie nur unregelmäßig belohnen, aber so oft, dass sie diese Belohnungen nicht vergisst, wird sie jedem Ihrer Treffen mit einer gespannten Erwartungshaltung entgegenfiebern. »Ob ich wohl heute wieder ein Geschenk bekomme?«

Steigern Sie den Level der geforderten Verhaltensweisen immer weiter, und belohnen Sie sie nur, wenn sie den nächsten Schritt vollzogen und es sich »verdient« hat. Sie könnten zum Beispiel ein Erinnerungsstück von Ihrem ersten Kuss in der Öffentlichkeit anfertigen (Frauen finden es unheimlich romantisch, wenn ein Mann sich noch an den ersten Kuss oder sogar die Umstände, die dazu führten, erinnern kann). Aber bevor Sie ihr noch einmal ein solches Geschenk machen, warten Sie, bis sie wesentlich weiter geht und zum Beispiel in einem Kino oder Restaurant eine heiße Fummelei zulässt. Jedes Mal, wenn Sie die Messlatte höher legen, macht sie einen entsprechenden Schritt und bekommt ihre Belohnung.

Erforschen Sie ihre unerfüllten Wünsche

Jeder Mensch hat einen unerfüllten Wunsch, ein geheimes Sehnen oder eine tief verwurzelte Unsicherheit. Wie ich zuvor schon erwähnt habe, sind schöne Frauen oft unsicher, was ihr Aussehen anbelangt, und wir alle haben Wünsche und Sehnsüchte, die wir nicht mit jedem teilen würden. In diesen Unsicherheiten und unerfüllten Wünschen liegt Ihre Chance. Finden Sie heraus, wonach sie sich insgeheim sehnt, und erfüllen Sie ihr ihren Traum – im Handumdrehen werden Sie die Nummer eins unter ihren Verehrern sein –, vor allem dann, wenn ihr unerfüllter Wunsch sexueller Natur war.

Helfen Sie ihr, über ihre Unsicherheiten hinwegzukommen, indem Sie zeigen, dass Sie sie so mögen, wie sie ist. Ich hatte zum Beispiel immer einen gewissen Komplex wegen meiner Taille, da sie nicht so Barbie ähnlich ist wie bei anderen Models. Ein Mann hat wirklich mein Herz gewonnen, weil er mir sagte, dass er Frauen mit langen Beinen und kurzem Oberkörper mag. Wenn Sie also herausfinden, worüber sie sich Sorgen macht, sollten Sie großen Wert darauf legen, dass Sie derjenige sind, der sie beruhigt und ihr versichert, dass alles in Ordnung ist.

Seien Sie liebevoll

Die meisten Männer glauben, dass Selbstsicherheit gleichbedeutend mit Macho-Gehabe ist – und verhalten sich arrogant, reserviert, lieblos und emotional unzugänglich. Heiße Frauen verfallen jedoch lieber Männern, die sowohl stark als auch einfühlsam sind **und** sie mit Liebesbezeigungen überschütten. Viele Männer haben Angst, sich in der Öffentlichkeit mit Zärtlichkeiten zu blamieren und wie bettelnde Weicheier auszusehen. Aber wer es richtig anstellt, weiß, wie liebevolles Verhalten zur ultimativen Waffe bei der Eroberung von Frauen wird.

Jede Frau sehnt sich nach Zärtlichkeit und Zuneigung, denn Frauen produzieren bei körperlicher Nähe größere Mengen des Kuschelhormons Oxytocin – das ist der Grund, warum so viele Frauen sexuelle Begegnungen suchen, um Intimität und Nähe zu erfahren. Wenn Sie ihr also ein Oxytocin-High verschaffen, indem Sie sie mit Zärtlichkeiten überschütten, gleichzeitig aber ihre körperliche Anwesenheit reduzieren, haben Sie sie am Haken.

Liebevolles Verhalten bei regelmäßigem Entzug des geliebten Objekts = Besessenheit.

Verbergen Sie Ihre Lust

Nichts ist für eine tolle Frau unattraktiver als ein Typ, der sich vor Geilheit kaum mehr halten kann und ganz offensichtlich nur darauf aus ist, ihr an die Wäsche zu gehen. »Ich hasse es, wenn die Typen anfangen zu sabbern wie tollwütige Hunde«, sagte eines der Pin-ups, die ich interviewt habe. Natürlich sollten Sie sich nicht asexuell und desinteressiert geben, aber Ihre Lust sollte sich unter der kontrollierten Maske eines Mannes verbergen, der in seinem Leben sowieso problemlos sexuell befriedigt wird. James Bond ist gerade deswegen so attraktiv für Frauen, weil er sich ihnen gegenüber so ritterlich verhält, denn er wiegt sich in der Sicherheit, jederzeit Sex mit diversen anderen Frauen haben zu können. Ein Mann, der sich so verhält, ist eine Herausforderung, auch für ein heißes Pin-up, denn sie wird denken: »Wenn er mich nicht befummelt, befummelt er garantiert eine andere.« Das wird ihren Kämpfergeist beflügeln, und vielleicht gibt sie sich dann noch etwas heißer, damit Sie mehr Interesse an ihr zeigen – und genau das wollen Sie doch schließlich, oder?

Bauen Sie sexuelle Spannung auf

Einer Frau unverblümt Sex vorzuschlagen, ist immer eine schlechte Idee. Die meisten haben ein Problem damit, ihre Lust zuzugeben, und die soziale Konvention führt dazu, dass sie jeden Vorschlag abschmettern, der sie als »nuttig« oder als »leichtes Mädchen« dastehen ließe. Die Gesellschaft erzählt den Frauen, dass sie sich zieren sollen, also möchten sie, dass sie verführt werden und dass ihr Zögern von der überwältigenden Lust auf einen Mann besiegt wird. Für Sie bedeutet das, dass Sie subtiler vorgehen müssen, indem Sie bei Ihrem Date sexuelle Spannung aufbauen: durch Augenkontakt, sexuelle Anspielungen und unverfängliche Berührungen, bis Ihre Traumfrau heiß ist und Ihnen buchstäblich freie Hand lässt.

Wenn Sie mit ihr ausgehen, sollten Sie immer flüchtig

ihre Hände, Arme, Schultern, ihren Rücken und ihr Gesicht berühren. Vermeiden Sie es jedoch, ihre Brüste oder andere eindeutig sexuell konnotierten Körperteile anzufassen – wenn Sie ihr jedoch in den Mantel helfen und dabei wie unabsichtlich ihren Oberkörper streifen, ist das absolut akzeptabel. Solche »zufälligen« Berührungen können durchaus gesteigert werden, während Sie sich besser kennenlernen, aber das vorrangige Ziel sollte sein, die Frau indirekt dazu zu bringen, an Sex zu denken.

Schieben Sie den ersten Sex auf

Das halten Sie jetzt wahrscheinlich für einen völlig hirnrissigen Ratschlag – warum sollten Sie sich denn die ganze Mühe machen, wenn Sie mit der Frau dann doch keinen Sex haben können? Aber das ist nur das nächste Beispiel dafür, wie man durch die Verweigerung eines Wunsches das Begehren steigert. Sie wollen ihr ja nicht generell jeden Sex verweigern – sie soll nur darauf warten. Wenn Sie es schließlich »gestatten«, gewinnen Sie nicht nur ihren Körper, sondern auch ihr Herz für sich.

In der Psychologie bezeichnet man dieses Phänomen als Reaktanz – das heißt, man will das genaue Gegenteil von dem, wozu man gezwungen ist. Wer das Spiel »Ich bin schwer rumzukriegen« spielt, löst bei seinem Gegenüber eine solche Reaktanz aus. Wenn man uns etwas verweigert, wovon wir glauben, dass es uns zusteht, werden wir es uns unweigerlich wünschen.

Schöne Frauen sind es gewöhnt, sexuell unwiderstehlich zu wirken und die Männer hilflos sabbernd zu ihren Füßen zu sehen. Doch wenn sie einen Mann treffen, der sie anturnt und ihr gefällt, dabei aber seine eigene Belohnung bereitwillig hintanstellt, sind sie extrem beeindruckt.

Sollten Sie selbst diese Verzögerung nicht aushalten können, gestatten Sie sich oralen Sex und Petting mit ihr, aber keinen genitalen Geschlechtsverkehr. Sie müssen so tun, als wäre Sex mit Ihnen der absolute Hauptgewinn, mit dem Sie nur eine ganz besondere Frau beglücken – und sie muss ihn sich verdienen. Je länger Sie den großen Moment hinauszögern, umso mehr wird sie Sie begehren. Außerdem werden Sie in ihren Augen eine Herausforderung, und daran sind die meisten heißen Frauen nicht gewöhnt. Wenn Ihre Flamme Sie zum Sex drängen möchte, bremsen Sie sie ein bisschen und erklären Sie, dass Sie sich noch nicht bereit fühlen.

Kombinieren Sie den kontinuierlichen Aufbau der sexuellen Spannung mit der vorläufigen Verweigerung des Geschlechtsverkehrs, das ergibt einen heftigen Liebescocktail: ein Date voller Glücksgefühle und steigender sexueller Erregung, aber letztendlich doch ohne Spannungsabbau. Ganz sicher möchte die Lady Sie daraufhin schon sehr bald wiedersehen. Natürlich müssen Sie diese Spannung durch ständig wechselnde Intervalle zwischen den Verabredungen weiter steigern. All diese Techniken zusammen erzeugen in ihrem Kopf ein Crescendo des Begehrens.

Tipp Nummer 20

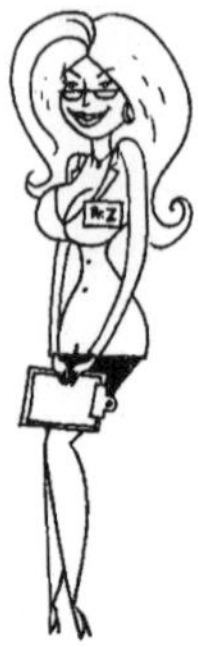

Wenn sie sich nach Ihnen sehnen soll, müssen Sie eine Erwartungshaltung aufbauen, das Ganze aber mit einer Prise Frustration würzen. Seien Sie beschäftigt, halten Sie Ihre Gefühle im Zaum, beschränken Sie Ihre Anwesenheit, überreichen Sie ihr symbolische Geschenke, bitten Sie sie um einen kleinen Gefallen, schaffen Sie positive Assoziationen, belohnen Sie erwünschtes Verhalten und ignorieren Sie unerwünschtes, entschuldigen Sie sich nicht für Dinge, die Sie nicht zu verantworten haben, finden Sie ihre unerfüllten Wünsche heraus, bauen Sie sexuelle Spannung auf, aber zögern Sie den ersten Sex so lange wie möglich hinaus und seien Sie liebevoll und zärtlich zu ihr.

Wie Sie ihr Herz erobern

Zu empfehlen	***Nicht zu empfehlen***
Sie hofieren	Sie verfolgen
In Verbindung bleiben	Tag und Nacht vor ihrer Haustür lauern

Sich mitfühlend zeigen	Ihre Gefühle erklären
Eine gewisse Gegenseitigkeit erwarten	Alle eigenen Interessen aufgeben
Einfühlsam sein	Unterwürfig sein
Sie um einen Gefallen bitten	Sie mit Bitten um Gefälligkeiten bombardieren
Höflich sein	Sich für Dinge entschuldigen, die man gar nicht zu verantworten hat
Zärtlich und liebevoll sein	Klammern
Interesse zeigen	Lüsternheit zeigen
Den ersten Sex hinauszögern	Sexuell gefärbte Berührungen hinauszögern
Sie vermissen	Nach ihr schmachten
Sich freuen, wenn man in vielem die gleiche Wellenlänge hat	Ihre Anerkennung suchen

Tipp Nummer 21

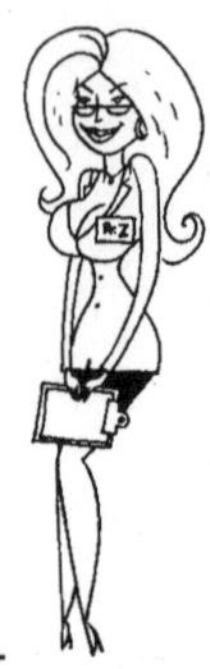

Wenn Sie merken, dass Sie sich in sie verlieben, bevor Ihre Angebetete sich in Sie verlieben konnte, müssen Sie eine Liste all ihrer körperlichen und charakterlichen Fehler und Schwächen erstellen, und sie mit all den Gründen ergänzen, weshalb Sie gar nicht zusammenpassen würden. Sagen Sie sich diese Liste regelmäßig auf. Zwingen Sie sich, auszugehen und sich mit anderen Frauen zu treffen, denn ein One-Night-Stand zwischendurch ist das beste Gegenmittel. Und onanieren Sie nicht zu Fantasien mit Ihrer Traumfrau. Lenken Sie sich außerdem ab, zum Beispiel durch kreative Beschäftigungen.

So erkennen Sie, ob sie eine Niete im Bett ist

Wenn Sie sich in sie verlieben, malt sich Ihr Gehirn in Tagträumen aus, wie Sie zu einem perfekten Paar verschmelzen. Sie stellen sich vor, wie wunderschön es sein wird, wenn Sie endlich zum ersten Mal miteinander schlafen. Doch die Realität könnte vollkommen anders aussehen als Ihre Fantasie, vor allem wenn Sie eines der folgenden Warnsignale übersehen.

Warnsignal Nr. 1: Übertriebene Zimperlichkeit

Wenn sie zu diesen zwanghaften Menschen gehört, die sich aus einer Restaurantserviette ein Lätzchen basteln, nach jedem Händeschütteln das Desinfektionsmittel aus der Handtasche ziehen und nach jedem Milchshake mit der Zahnseide ins Bad rennen, dann stehen die Chancen nicht besonders gut, dass sie es im Bett plötzlich furchtbar dreckig mag. Wollen Sie wirklich mit einer Frau schlafen, die sich Sorgen darüber macht, dass etwas von Ihrem Sperma auf ihre kostbare Seidenbettwäsche tropfen könnte? Oder die Nase rümpft, wenn Sie ihr den Penis vor den Mund halten? Oder die Zahl der Keime benennen könnte, die man bei einem Kuss austauscht (ein paar tausend sind es übrigens). Guter Sex ist schmutzig, und wer zu pingelig ist, ein paar schwitzigen, schmierigen, spritzigen Tatsachen ins Auge zu sehen, ist im Bett nicht zu gebrauchen.

Warnsignal Nr. 2: Streng konservative Ansichten

Wenn sie graue Hosenanzüge und bis oben zugeknöpfte Blusen trägt, sich die Haare zum Dutt hochsteckt, glaubt, dass liberale Ansichten das Land in den Ruin treiben und dass Pornofilme die Wurzel allen Übels sind, dann vergessen Sie die Dame lieber gleich. Sie müssten sie höchstwahrscheinlich sowieso heiraten, um einen Blick auf ihre Brüste werfen zu dürfen, und selbst dann könnten Sie wohl auch bloß erwarten, ein- bis zweimal pro Monat den Beischlaf in Missionarsstellung mit ihr vollziehen zu dürfen. Eine Wurzelbehandlung wäre einer solchen Frau lieber als jegliche Überschreitung ihrer engen sexuellen Grenzen, und wenn

Sie ein bisschen Dirty Talk mit ihr versuchen, wird Sie sie als Perversen anzeigen. Ein Schnelltest, um die Schneeköniginnen vom äußeren rechten Flügel gleich aussortieren zu können: Fragen Sie sie, ob sie diesen oder jenen bekannten erotischen Kinofilm gesehen hat, und beobachten Sie ihre Reaktion. Wenn Sie empört verneint oder verschnupft reagiert, brauchen Sie die ganze Sache eigentlich schon nicht mehr weiterzuverfolgen.

Warnsignal Nr. 3: Religiöser Dogmatismus

Sie hat sich die Keuschheit auf die Fahnen geschrieben und nimmt die Bibel gern wörtlich. Kann gut sein, dass sie noch nie masturbiert hat und es gut fände, wenn Sex nur zu Fortpflanzungszwecken ausgeübt würde. Da sie von der Sündhaftigkeit vorehelichen Geschlechtsverkehrs überzeugt ist, würden Sie wahrscheinlich über ein bisschen Gefummel nie hinauskommen. Selbst wenn sie Sie weitermachen ließe, würden ihre unausweichlichen Schuldgefühle Sie jede Minute dieses Experiments bereuen lassen. Sollten Sie also nicht gerade auf der Suche nach spiritueller Erleuchtung sein und eine sexuelle Märtyrerin ins Bett bekommen wollen, lassen Sie diese Frau am besten gleich stehen, wenn sie zum ersten Mal mit Bibelzitaten um sich wirft.

Warnsignal Nr. 4: Lethargische Passivität

Sie ist derart passiv, dass sie Sie nicht nur jedes Date planen lässt, sondern es auch noch Ihnen überlässt, ihr Essen zu bestellen. Auf Ihre Frage nach ihren sexuellen Vorlieben erhalten Sie die geistesabwesende Antwort: »Ach, ich habe eigentlich keine.« Sie ist immer ein bisschen neben der Spur und würde am liebsten nur chillen, statt auch nur einen Finger zu rühren – keine Einstellung, die sexueller Betätigung Tür und Tor öffnet. Ob ihre Schlaffheit nun pharmazeutische Hintergründe hat (Downer oder exzessiver Haschischkonsum) oder einfach nur auf allgemeine Faulheit zurückzuführen ist – irgendwann werden Sie es satt haben, ständig selbst die Initiative ergreifen zu müssen. Es sei denn, Sie haben gerne Sex mit Gummipuppen.

Warnsignal Nr. 5: Extreme Schüchternheit

Sie wird bei den nichtigsten Gelegenheiten rot, hat einen nervösen Tick, und ihre Nägel sind völlig heruntergekaut. Wenn Sie sie zum Essen ausführen, stochert sie nur auf ihrem Teller herum, vor lauter Angst, ihr könnte etwas zwischen den Zähnen hängenbleiben. Sie rutscht verlegen auf ihrem Stuhl hin und her, wenn das Thema Sex aufkommt, und wenn es um ihre bisherigen (eventuell nicht existenten) sexuellen Erfahrungen geht, verharrt sie in Schweigen. Selbst wenn sie sich überreden lässt, frivole Dinge mit Ihnen zu tun, wird sie wahrscheinlich erwarten, dass Sie vorher schön das Licht ausschalten. Und als i-Tüpfelchen ertönt dann ihr nervöses Gekicher, wenn Sie versuchen, zwischen ihre zusammengepressten Schenkel zu gelangen.

Warnsignal Nr. 6: Extremer Narzissmus

Ihre Eitelkeit kennt keine Grenzen, und sie blickt immer wieder in den Rückspiegel, um ihr Make-up zu kontrollieren. Egal wo Sie mit ihr hingehen, sie wird immer den großen Auftritt anstreben, inklusive Designerklamotten und Manolo Blahniks. Ihre Rolle besteht darin, sie beständig zu preisen und zu rühmen – heiße Action brauchen Sie sich von diesem kühlen Kätzchen nicht zu erwarten. Vielleicht lässt sie sich gnädig dazu herab, im Bett von Ihnen unterhalten zu werden, aber diesen Dienst zu erwidern, liegt unter ihrer Würde. Vielmehr wird sie strengstens darauf achten, dass ihre Frisur nicht in Unordnung gebracht wird und nachsehen, ob ihr beim Öffnen der Designer-Gleitcreme-Tube auch nichts vom Nagellack abgesplittert ist. Zu viel Selbstverliebtheit ist ein Garant für eine Pleite im Bett.

TEIL 3

Der krönende Abschluss – so erleben Sie die perfekte Liebesnacht

Von den Kissen bis zum Raumduft – erotisieren Sie Ihr Liebesnest

Doch, doch! Dieses Kapitel ist wichtig!

»Wer die Essenz einer Frau sehen, schmecken, berühren, hören und riechen will, muss ein erfolgreicher Entdecker, ein moderner Jacques Cousteau, ein Lehrer und ein Einserschüler werden, und das alles am besten gleichzeitig.«

DYLAN EDWARDS

Es mag Ihnen verlockend vorkommen, dieses Kapitel einfach zu überspringen, denn Sie meinen, Ihre vier Wände sollten doch wohl keinen Einfluss auf Ihren Erfolg bei den Frauen haben. Haben sie aber!

Frauen sind viel leichter abzulenken als Männer, und kleine Details wie Staubmäuse oder übel riechende Haustierchen können schnell dazu führen, dass die Traummieze, die Sie mit so viel Mühe in Ihr Schlafzimmer gelockt haben, ganz schnell wieder aus selbigem verschwindet. Also halten Sie Ihre Wohnung so sauber, wie Sie nur können, bringen Sie den Müll raus, putzen Sie den Boden und wischen Sie an dem Tag Staub, an dem Sie sie erwarten. Hängen Sie Ihre herumliegenden Sachen auf oder räumen Sie sie zumindest außer Sichtweite in Schränke und Schubladen. Dass Ihre Behausung geruchsfrei sein sollte, versteht sich natürlich von selbst. Außerdem sollten Sie andere Gegenstände, die Ihre Traumfrau ablenken könnten, aus dem Schlafzimmer entfernen, zum Beispiel Bilder Ihrer Familie, Bilder von Ex-Freundinnen und anderen Frauen (ausgenommen es handelt sich um erotische Kunst).

Wenn Sie eine heiße Frau jedoch richtig beeindrucken wollen, müssen Sie noch weiter gehen: Sie müssen für hypnotische Effekte sorgen, die die sinnliche Sprache der Lust sprechen. Hier können Sie von Franz Mesmer lernen, einem Scharlatan des 18. Jahrhunderts und Erfinder der Hypnosetherapie: Er »mesmerisierte« seine Patienten mit mystischer Musik, exotischen Räucherstäbchen, buntem Glas und Spiegeln. Wenn Sie genug Geld haben, um es für kostspielige Accessoires aus dem Fenster zu werfen, zum Beispiel für teure Bettwäsche oder Kissen mit Eiderdaunenfüllung, dann tun Sie es! »Luxus – der offensichtliche Eindruck, dass Geld ausgegeben, wenn nicht sogar verschwendet wurde – steigert das Gefühl, dass die wirkliche Welt mit all ihrer Pflicht und Moral zu diesem Raum keinen Zugang hat. Nennen Sie es den Bordell-Effekt.«, so Graham Greene.

Verwandeln Sie Ihr Schlafzimmer in eine Oase, eine Zufluchtsstätte, einen Ort, in den (und in dem) sie immer wieder kommen will. Im Folgenden ein paar Vorschläge, wie Sie Ihren Single-Haushalt in ein kuscheliges Turteltäubchen-Nest verwandeln:

So erreichen Sie Ihr Ziel

Suchen Sie die richtige Beleuchtung aus

Im Neonlicht sieht niemand gut aus, und Frauen reagieren besonders allergisch darauf. Versuchen Sie, für sanfteres, wärmeres Licht zu sorgen, indem Sie beispielsweise Dimmer einbauen. Oder noch besser: Setzen Sie auf Kerzenlicht! Je weicher die Beleuchtung, umso mehr kommt sie in Sexstimmung, und umso weniger Sorgen wird sie sich darum machen, wie die Cellulite auf ihren Oberschenkeln aussieht. Wie Playmate Charlotte Kemp es formulierte: »Ich mag es weich, weich und nochmals weich: das Licht, die Bettdecken, die Musik.«

Suchen Sie sich angenehme Düfte aus

In der Forschung wurde einhellig nachgewiesen, dass Düfte eine Wirkung auf unsere Stimmung haben. In einer Studie wurden die Ängste von Patienten untersucht, die sich einer Kernspintomographie unterziehen mussten. Wurde Vanilleduft versprüht, verringerte sich bei 63 Prozent der Betroffenen die Angst. In einer anderen Untersuchung fand man heraus, dass Bratapfelduft und frische Düfte die Leistungen bei stressigen Aufgaben verbesserten.

Eine österreichische Studie konzentrierte sich auf die Effekte von Zitrusdüften in Zahnarztwartezimmern.[41] Während die Patienten auf die Behandlung warteten, wurde Orangenduft im Raum verströmt. Wie sich herausstellte, hatte dieser Geruch eine entspannende Wirkung, vor allem auf Frauen. Zu den unmittelbaren Effekten des Orangendufts zählte ein niedrigerer Angstlevel, positivere Stimmung und größere Ruhe. Machen Sie sich diese Erkenntnisse zunutze: Sorgen Sie dafür, dass es bei Ihnen gut riecht, indem Sie regelmäßig lüften, Raumsprays verwenden, Schalen mit Blütenpotpourri aufstellen und/oder ein paar Duftkerzen in der Wohnung verteilen. Aber übertreiben Sie es nicht und mischen Sie nicht zu viele verschiedene Gerüche – eine Kombination mehrerer starker Gerüche löst bei vielen Frauen Kopfschmerzen aus.

Folgende Düfte eignen sich für Ihr Schlafzimmer: Schokolade, Vanille, Orange, Gurke, Erdbeere, Moschus, Jasmin, Pfefferminz, Patschuli, Ylang Ylang.

Hängen Sie einige Spiegel auf

Spiegel kommen immer gut, also hängen Sie zumindest ein paar in Ihrem Schlafzimmer auf. Oder besorgen Sie sich einen Kleiderschrank mit Spiegeltüren. Seien Sie sicher, Sie sind nicht der Einzige, dem der Anblick gefallen wird – auch sie wird es anturnen, wenn Sie sie vor dem Spiegel befummeln und ausziehen. Sie müssen ja nicht gleich so weit gehen, einen Spiegel an der Decke anzubringen – das könnte der einen oder anderen Frau doch unangenehm sein, und man könnte Sie leicht für einen Gewohnheitsaufreißer halten.

Besorgen Sie sexy Bettwäsche

Kann schon sein, dass Ihnen die alten Polyesterbezüge vollauf genügen, aber wenn Sie sich mit einem heißen Häschen auf den Laken wälzen wollen, sollten Sie schon Besseres zu bieten haben. Satin, Seide oder ägyptische Baumwolle fühlen sich auf ihrer nackten Haut gleich viel besser an – sie wird nur so über die Stoffe gleiten … Wenn Sie die perfekte Wäsche suchen, lassen Sie sich von Begriffen wie »romantisch/sexy/angenehm/bequem« leiten. Vielleicht wählen Sie eher dunkle, kräftige Farben, zum Beispiel Rot, Dunkelblau oder Braun – auf denen sieht man Flecken nicht so leicht. Bevor sie zu Ihnen kommt, können Sie ein wenig von Ihrem Aftershave auf die Bettwäsche sprühen – dann riecht sie nach Ihnen und alles fühlt sich gleich noch intimer an.

Investieren Sie in eine gute Matratze

Das Letzte, was Sie gebrauchen können, wenn Sie mit der Frau Ihrer Träume im Bett liegen, ist eine weiche, durchgelegene, unbequeme Matratze. Wie *Penthouse Pet* Bea Lynn sagte: »Das Bett sollte sauber sein, möglichst nicht quietschen und eine anständige Matratze haben.« Sie ist ganz sicher nicht darauf vorbereitet, eine alte Sprungfeder in den Hintern zu bekommen, wenn sie sich auf Ihr Bett plumpsen lässt. Nur eines möchte ich Ihnen ans Herz legen: Kaufen Sie sich bitte kein Wasserbett – diese Schaukelbewegung wirkt beim Liebesspiel eher ablenkend als erotisierend.

Besorgen Sie ein ganzes Arsenal an Kissen

Vielleicht reicht Ihnen selbst Ihr eines Kissen ja völlig aus, aber sie wird Ihr Bett gleich wesentlich gemütlicher finden, wenn Sie noch einige dazulegen – und wenn sie dann bei Ihnen übernachtet, müssen Sie Ihr Kopfkissen nicht opfern. Kaufen Sie sich ein paar weiche Daunenkissen in verschiedenen Größen, die sich auch bestens als Hilfsmittel beim Ausprobieren verschiedener Stellungen eignen. Und ein Kissen unter ihrem Hintern optimiert die Stimulation des G-Punkts (von dem Sie später noch hören werden).

Hängen Sie blickdichte Vorhänge auf

Die Pin-ups, die ich befragt habe, machten sich meistens Sorgen, dass man in seinem Schlafzimmer nur unzureichende Privatsphäre genießt. Also stellen Sie sicher, dass sie sich in Ihrem Reich sorglos ausziehen kann, ohne dass neugierige Nachbarn oder andere potentielle Voyeure Sie bei Ihren sexuellen Aktivitäten stören können. Jalousien vor dem Fenster schützen vor unerwünschtem Tageslicht und Zuschauern, während schwere, dicke Vorhänge nicht nur Privatsphäre garantieren, sondern auch einen romantischen, gemütlichen Effekt haben.

Dekorieren Sie die Wände mit erotischen Kunstwerken

Um die erotische Atmosphäre zu steigern, hängen Sie niveauvolle erotische Kunstwerke auf. Wenn Sie auf Nummer Sicher gehen wollen, wählen Sie Drucke von Meisterwerken wie Rubensgemälde oder Originale von modernen Pin-up-Künstlern, zum Beispiel Vargas-Drucke. Auch hier sollten Sie die Auswahl auf Ihren Prototyp abstimmen – ich als moderne Frau bevorzuge Drucke von surrealistischen Malern wie Dalí und Chagall, aber wenn Sie altmodisch romantisch rüberkommen wollen, hängen Sie doch die berühmte »Geburt der Venus« auf.

Sorgen Sie für Musik im Schlafzimmer

Sie sollten immer die Möglichkeit haben, Musik aufzulegen, sei es über CD-Player, Radio oder einen iPod mit Lautsprechern. Daneben sollten Sie eine gewisse Bandbreite an Musik zur Auswahl haben: Klassik, Rock, Jazz, Pop und New Age, je nach Geschmack Ihrer Traumfrau. Musik stimuliert die Ausschüttung von Endorphinen, den Glückshormonen. Wenn Sie einen Wühltisch mit CD-Sonderangeboten sehen, kaufen Sie zwei identische CDs, dann können Sie ihr hinterher eine CD mitgeben, um sie an den tollen gemeinsamen Abend zu erinnern (Sie wissen schon, die Regel mit den positiven Assoziationen).

Stellen Sie einen Blumenstrauß auf den Tisch

Wenn Sie sie mit dem ganz besonders sinnlich-romantischen Touch gewinnen wollen, besorgen Sie sich einen Strauß Schnittblumen, am besten ungewöhnliche Blumen oder Wildblumen. Finger weg von Rosen, denn deren Duft hemmt nachweislich das sexuelle Begehren. Wenn Sie einen grünen Daumen haben, sind ein paar Topfpflanzen durchaus empfehlenswert, aber lassen Sie kein verwelktes Grünzeug herumstehen.

Halten Sie alkoholische Getränke und Knabberzeug bereit

Sie sollten immer ein wenig Alkohol zur Hand haben – nicht, um sie betrunken zu machen, sondern um ihr einen richtig tollen Drink mixen zu können. Heiße Frauen haben eine Schwäche für Champagner, also investieren Sie in eine teure Flasche. Wein und Hochprozentiges sind auch nicht schlecht. Die meisten Frauen lieben Schokolade, auch die sollte also griffbereit liegen. Und Eis ist sowieso der Lieblingssnack aller Frauen – und verleitet vielleicht zu (h)eiskalten Spielchen auf der Haut.

Sexspielzeug

Kondome und Gleitcreme sollten immer zur Hand sein, aber außer Sichtweite bleiben, bis sie gebraucht werden. Bieten Sie einer Frau niemals ein gebrauchtes Sexspielzeug an. Wenn, dann sollte es noch verpackt sein, aber ich würde empfehlen, dass Sie mehrere Treffen mit Ihrer Traumfrau abwarten, bevor Sie für zusätzliche Vergnügungen den Vibrator hervorholen.

Ein sauberes, gemütliches Badezimmer

Frauen verbringen eine Menge Zeit im Badezimmer – sie rasieren, frisieren und schminken sich –, also ist dieser Raum auch besonders wichtig für sie. Sorgen Sie dafür, dass er sauber ist, und halten Sie einen Extra-Rasierer und eine Zahnbürste bereit. Große, flauschige Handtücher und weiche Bademäntel bringen zusätzliche Pluspunkte!

Funktionierende Heizung

Es sollte eigentlich selbstverständlich sein, aber ich muss noch einmal betonen, wie wichtig es ist, dass im Schlafzimmer eine angenehme Temperatur herrscht. Fast jede Frau friert leicht, und wenn ihr kalt ist, wird sie sich nur ungern ausziehen.

Tipp Nummer 22

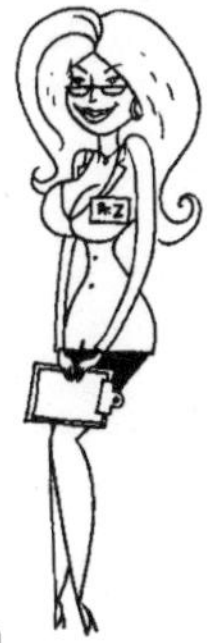

Verwandeln Sie Ihre Wohnung in ein Liebesnest, indem Sie sie sauber und aufgeräumt halten. Wenn sie jeden Moment bei Ihnen genießen und gerne wiederkommen soll, suchen Sie die richtige Beleuchtung aus, hängen Sie ein paar Spiegel auf, sorgen Sie für angenehme Beduftung, ziehen Sie sexy Bettwäsche auf, investieren Sie in eine Qualitätsmatratze, kaufen Sie noch ein, zwei zusätzliche Kissen, hängen Sie schwere, dicke Vorhänge vor die Fenster und erotische Kunstwerke an die Wände, stellen Sie einen CD-Player und einen Strauß Schnittblumen ins Zimmer.

Zwischen Busen und Beinen – stellen Sie sich geschickt an

Der ultimative Liebhaber

»I want a man with a slow hand …«

The Pointer Sisters, *Slow Hand*

Ob Sie's glauben oder nicht, viele heiße Frauen können einen guten Liebhaber nicht von einem schlechten unterscheiden, da sie hauptsächlich Erfahrungen mit extrem gut aussehenden Männern oder Playboys gemacht haben. Und die sind so mit sich selbst und ihrem narzisstischen Vergnügen beschäftigt, dass sie nicht wissen – oder sich nicht dafür interessieren –, wie sie auch ihrer Partnerin Vergnügen bereiten können. Und wenn solche Frauen vor allem mit älteren, reichen Männern ins Bett gegangen sind, mussten sie sich wahrscheinlich schon mit Erektionsstörungen auseinandersetzen. Aber auch wenn sie mit dem einen oder anderen Normalsterblichen geschlafen haben, hat ihnen ihre Schönheit und ihr Sexappeal einen Bärendienst erwiesen, wenn es um ihre eigene Befriedigung ging: Die Typen waren so geil, dass sie die Dinge überstürzten und die Vorstellung nach zwei Minuten ein jähes Ende fand.

Ich erzähle Ihnen das nur, weil Sie die Chance Ihres Lebens bekommen, wenn Sie Ihre Traumfrau ins Bett bekommen und sie dann mit Ihren Fähigkeiten als Liebhaber beeindrucken. Dann steigen Sie in ihren Augen vom Durchschnittstypen, der ihr gut genug gefiel, um ihn in ihr Bett zu lassen, zum absoluten Helden auf.

Jetzt fragen Sie sich natürlich: Was für übermenschliche und höchstwahrscheinlich akrobatische Fähigkeiten muss ich besitzen, um sie davon zu überzeugen, dass ich ein großartiger Liebhaber bin? Die Antwort lautet: Nichts dergleichen! Jeder Durchschnittstyp mit durchschnittlichen Kräften und durchschnittlicher Fitness kann der größte Liebhaber werden, den ein solches Pin-up jemals erlebt hat. Wie wir später noch sehen werden, ist kein perfekter Körper, kein Riesenpenis und kein Modelgesicht nötig, um im Liebesspiel ihr ganz persönlicher Held zu werden. Sie brauchen nur ein paar ganz einfache Fähigkeiten.

1. Geduld

Sie nehmen sich die Zeit, sie wirklich zu erregen, bevor Sie mit der klitoralen (beim Oralsex) oder vaginalen (beim genitalen Geschlechtsverkehr) Stimulation beginnen, und achten auch dann noch fortwährend auf ihre Reaktionen.

2. Gründlichkeit

Sie stimulieren so viele ihrer erogenen Zonen wie möglich, bis sie maximal erregt ist und die sexuelle Spannung sich über ihren ganzen Körper ausgebreitet hat.

3. Einsatz

Sie haben es sich zum Ziel gesetzt, ihr das größtmögliche Vergnügen zu bereiten und ihr so viele Orgasmen zu verschaffen, wie sie nur bekommen kann – auch wenn Sie selbst bis dahin noch gar nicht auf Ihre Kosten gekommen sind –, und das vermitteln Sie ihr auch glaubhaft, sodass sie versteht, dass sie von Ihnen sexuelles Vergnügen erwarten kann.

4. Herauszögern der Ejakulation

Sie können Ihren eigenen Orgasmus beim Geschlechtsverkehr zurückhalten, bis sie einen (oder mehrere) hatte, selbst kurz davor ist zu kommen oder zumindest Spaß hat.

Tipp Nummer 23

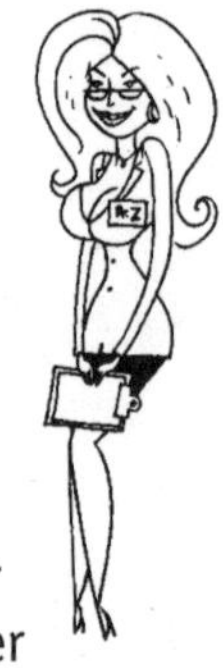

Jede heiße Frau träumt von unglaublichem Sex, und nur sehr wenige Frauen dürfen ihn je erleben. Sie können der Mann werden, den keine Frau jemals wieder vergessen wird, und an dem sich all ihre späteren Liebhaber messen lassen müssen. Sie müssen sich nur die Zeit nehmen, ihren Körper vollständig und gründlich zu stimulieren, Ihren eigenen Orgasmus hinauszuzögern, bis sie gekommen ist, und bei alldem eine romantische Stimmung erzeugen.

5. Erzeugen romantischer Stimmung
Sie geben ihr während der sexuellen Begegnung das Gefühl, dass Sie mehr wollen, als nur ihren Körper erobern, und dass Sie sie als ganze Person schätzen.

Enttarnter Mythos: »Sie sollten die Augen immer zulassen, wenn Sie sie küssen oder mit ihr schlafen.«
Die meisten Männer und Frauen schließen die Augen, wenn Sie schmusen oder Sex haben. Um durch größere Intimität zu besserem Sex zu gelangen, empfiehlt der renommierte Psychologe David Schnarch in seinem Buch *Die Psychologie sexueller Leidenschaft,* die Augen beim Sex offen zu lassen. Laut Schnarch haben nur 30 Prozent aller Paare Sex mit offenen Augen, und weniger als die Hälfte von ihnen hat Orgasmen mit offenen Augen. Die meisten Menschen müssen sich ihren Partner wegdenken, um kommen zu können. Schnarch empfiehlt, Sex mit geöffneten Augen zu haben und den Raum so zu beleuchten, dass man sich gegenseitig sehen kann. Aber »Sehen« bedeutet nicht, dass man den Körper des anderen betrachtet – Sie müssen den Partner in Ihre Augen und »in Ihre Seele« blicken lassen, wie diese Praxis des intensiven Augenkontakts in der tantrischen Lehre heißt. Wenn Sie Ihre Traumfrau also das nächste Mal küssen oder mit ihr Sex haben, lassen Sie das Licht an und schließen Sie die Augen nicht. Schauen Sie ihr die ganze Zeit in die Augen, auch wenn sie den Blick nicht immer erwidert. Sehen Sie ihr im Moment des Orgasmus in die Augen – die Verbundenheit, die Sie in diesem Moment empfinden werden, wird sie völlig elektrisieren!

Wie man das Vorspiel ausdehnt

»Mir kommt es immer so vor, als läge der größte Konflikt zwischen Männern und Frauen darin, dass wir wie Feuerwehrmänner sind. Für uns ist Sex ein Notfall: Egal, was wir gerade tun, innerhalb von zwei Minuten sind wir einsatzbereit. Die Frauen hingegen sind wie das Feuer: furchtbar aufregend, aber die Umstände müssen schon sehr genau stimmen.«

JERRY SEINFELD

Die größte Klage fast aller Frauen lautet, dass Männer viel zu selten abwarten, bis eine Frau komplett erregt ist, bevor sie ihr den Penis zwischen die Beine schieben oder sich auf ihre Klitoris stürzen. Ein Mann mit viel Geduld ist daher der Traum einer jeden Frau. Ein ausführliches Vorspiel mag zwar der längere Weg sein, er ist aber der beste, um ihr bevorzugter Liebhaber zu werden!

Fangen Sie früh an, und machen Sie es oft

Das Vorspiel fängt nicht erst an, wenn Sie nackt im Bett liegen. Jede Lesbe kann Ihnen erzählen, dass ein schönes sexuelles Erlebnis für eine Frau jederzeit beginnen kann – wann immer beiden der Gedanke nach Sex kommt. Das kann ein Wort sein, ein Blick oder das sichere Wissen (weil Sie bereits eine Weile ein Paar sind), dass einer von Ihnen beiden heute Nacht bestimmt noch Sex möchte.

Sollten Sie derjenige sein, der Sex will, fangen Sie am besten lange vor dem Schlafengehen mit dem Vorspiel an. Um Erwartungen zu wecken und sie zu erregen, sollten Sie ihren Körper tagsüber immer wieder sinnlich berühren, ihre Hände halten, ihr sanft die Finger streicheln oder sie massieren. Sehen Sie ihr in die Augen. Lächeln Sie dieses gewisse »wissende« Lächeln, mit dem Sie ihr sagen, dass Sie gerade an die Wonnen denken, die Sie ihr heute noch bereiten werden. Machen Sie Anspielungen, was Sie heute Nacht noch mit ihr vorhaben, und sorgen Sie so für eine hocherotische Stimmung zwischen Ihnen. Lassen Sie keine Gelegenheit aus - ein Film oder eine Fernsehshow, eine aktuelle Nachricht, eine Passage aus einem Buch, das Sie gerade lesen –, um ganz nebenbei eine Bemerkung über Sex zu machen. Forcieren Sie es nicht, dehnen Sie Ihre Berührungen und Küsse noch nicht zu sehr aus, und führen Sie sich nicht auf, als könnten Sie es kaum mehr erwarten. Erinnern Sie Ihre Angebetete nur den ganzen Tag über daran, wie sehr Sie sie begehren, und überlassen Sie es ihr, sich weitere Gedanken dazu zu machen. Keine Sorge, das wird sie!

Integrieren Sie die Vorbereitung aufs Schlafengehen in Ihr Vorspiel

Manche Typen, die beim Schlafengehen nur noch an Sex denken, ziehen sich einfach aus, springen ins Bett und fangen an sich zu erregen, in der Hoffnung, dass ihre Liebste ihrem Beispiel folgen wird. »Komm, zieh dich aus, dann treiben wir's« - dämlicher kann man es wirklich kaum anstellen! Wenn sie nicht selbst schon aufs Äußerste erregt sind, würde die meisten Frauen diese Art von Einleitung völlig abturnen.

Schöne Frauen brauchen eine ganze Weile, um sich fürs Schlafengehen fertig zu machen. Der ideale Liebhaber integriert diese Zeit in sein Vorspiel. Während sie sich Feuchtigkeitscreme ins Gesicht schmiert, kann er ihr die Haare mit langen, sinnlichen Bürstenstrichen kämmen, sie dann mit den Händen glattstreichen und über ihren Nacken und Rücken fallen lassen. Erzählen Sie ihr, wie Sie ihre Haut, ihre Augen und ihr Haar finden, während Sie ihr im Spiegel zusehen. Dabei können Sie langsam etwas deutlicher formulieren, wie Sie diese Körperteile genießen möchten, wenn sie fertig ist.

Wann immer es geht, sollten Sie derjenige sein, der sie auszieht – Sie können ihr ja sagen, dass es für Sie das Schönste am ganzen Vorspiel ist, und so eine Gewohnheit daraus machen –, so wird das Entkleiden zu einem sinnlichen Erlebnis. Jedes Stück langsam aufknöpfen und ausziehen, sanfte statt fordernde Liebkosungen ihrer Haut, und der Blick, der ihr sagt, dass Sie jeden Zentimeter, den Sie da entblößen, genießen – sie wird vor Vorfreude schon zittern. Wenn sie will, kann sie dasselbe mit Ihnen machen. Es wird sie nämlich ebenfalls stimulieren, wenn sie ihre Finger über Ihren Körper wandern lässt. Halten Sie nur Ihre Erregung unter Kontrolle – Ihre Rolle als großartiger Liebhaber bedeutet, dass Sie sich als Erstes für ihr Vergnügen interessieren und Ihr eigenes zunächst zurückstellen.

Wenn sie sich zum Schlafengehen fertig gemacht hat und/oder ausgezogen ist, führen Sie sie zu Ihrer Seite des Bettes und geben ihr mit Worten oder Taten zu verstehen, dass Sie ihr jetzt ein langes, sinnliches Vorspiel bereiten werden.

Vergessen Sie nicht: Je deutlicher Sie ihr machen, welche sexuelle Wonnen und wie viele Orgasmen ihr bevorstehen, umso heißer wird sie werden. Frauen werden durch geistige und emotionale Reize ebenso erregt wie durch visuelle und taktile – also sollten Sie beim Vorspiel auch ihr Hirn füttern.

Berühren Sie sie so sanft wie möglich

Wenn Sie anfangen, sie zu streicheln, fangen Sie mit der zartesten Berührung an, die Sie überhaupt zustande bringen. Je zarter, umso mehr wird es sie erregen. Sie können es auch mit einem erotischen Kitzeln versuchen, den *pattes d'araignée,* den »Spinnenbeinen«. Dazu üben Sie mit Ihren Fingerspitzen den denkbar leichtesten Druck aus und versuchen, nicht direkt die Haut, sondern die winzigen Härchen zu berühren – und nicht auf den Genitalien, sondern auf anderen empfindlichen Zonen, zum Beispiel dem Brustkorb, dem Bauch, der Innenseite der Arme oder Oberschenkel, der Achselhöhle und dem Rücken. Die Leichtigkeit der Berührung soll elektrisierend und erotisch wirken, wie eine leichte Brise, die über die Haut streicht. Wenn sie eine Gänsehaut bekommt oder anfängt zu stöhnen, erhöhen Sie langsam die Intensität Ihrer Berührung.

Finger weg von ihren Genitalien

Wenn Sie langsam zu dem Abschnitt des Vorspiels wechseln, bei dem gefummelt und geknutscht wird, lassen Sie die Hände noch weg von ihren Genitalien! Ich wiederhole: Lassen Sie die Hände noch weg von ihren Genitalien – und zwar so lange, bis Sie sie wirklich sehr stark erregt haben.

Das läuft den Instinkten der Männer total entgegen, denn sie selbst lieben es ja, wenn die Frau zum Vorspiel ihren Penis packt und gleich einmal oral loslegt. Aber Frauen sind anders – das muss ich Ihnen doch nicht extra sagen, oder? Die Genitalien einer Frau reagieren viel empfindlicher auf grobe Behandlung.

Solange ihre Klitoris, die Schamlippen und Scheidenwand nicht voll durchblutet und feucht geworden sind, wird sie Ihre Finger, Lippen oder Ihre Zunge wahrscheinlich als zu rau empfinden, auf jeden Fall aber als nicht sehr angenehm. Daher bedeutet ein gutes Vorspiel auch zugleich große Geduld bei der Stimulation sämtlicher erogener Zonen ihres Körpers. Sie müssen Ihre Angebetete komplett erregen und feucht werden lassen, bevor Sie sich ihren Genitalien zuwenden.

Wie lange Sie warten müssen? Die durchschnittliche Frau braucht 20 bis 45 Minuten, um von null auf hundert zu kommen. Es kommt ganz auf die Frau an, die Heftigkeit ihres sexuellen Begehrens, ihren Hormonstatus, ihren Zyklus (denn während des Eisprungs spüren Frauen ein stärkeres Verlangen nach Sex und ergreifen eher die Initiative) und noch eine ganze Reihe anderer Faktoren. Sie müssen die Anzeichen ihrer Erregung deuten lernen – die Geräusche, die sie von sich gibt, die Art, wie sie sich dreht und windet, die Rötung ihrer Wangen, die Spannung der Muskeln an ihren Oberschenkeln und am Bauch, die Art, wie sie im Gegenzug Ihren Körper liebkost, die Leidenschaftlichkeit ihrer Küsse – damit Sie beurteilen können, wann sie für die direkte genitale Stimulation und schließlich auch für die Penetration mit

Zunge, Finger oder Penis bereit ist. Geduld ist also vor allem bei den ersten Nächten mit Ihrer Traumfrau angesagt, denn nur so können Sie diese Hinweise auf ihre Erregung beobachten und kennenlernen. Nachdem Sie ein Dutzend Mal zugesehen haben, wie sie vom Ruhezustand zur vollen Erregung und zum Orgasmus gelangt ist, können Sie sich wahrscheinlich eine ganz gute Vorstellung davon machen, wann Sie jeweils einen Schritt weitergehen können.

Tipp Nummer 24

Dehnen Sie das Vorspiel so lange es geht aus, indem Sie Ihre Liebste so sanft und so oft wie möglich berühren und die Finger so lang wie möglich von ihren Genitalien lassen.

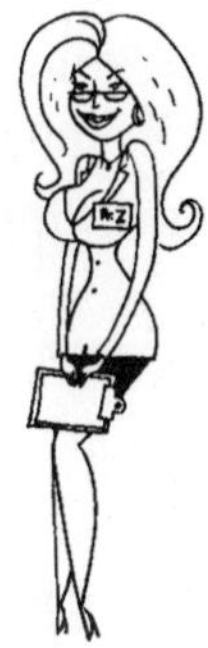

Die Klitoris-Lippen-Verbindung

Dr. Vera und Steve Bodansky sind nicht nur Experten für die Verlängerung des weiblichen Orgasmus, sondern haben auch noch ein paar andere Tricks auf Lager. Sie beschreiben eine Übung, mit der Sie die erogenen Zonen Ihrer Traumfrau mit ihren Genitalien in Verbindung setzen können, sodass die Stimulation dieser erogenen Zonen nach einer Weile unmittelbare Wirkung in ihrem Slip zeigt. Als einfachste Verbindung bieten sich ihre Klitoris und ihr Mund an.

Dazu reiben Sie ihre feuchte Klitoris mit sanftem Druck, bis sie richtig geschwollen ist. Dann befeuchten Sie Ihre andere Hand und streicheln ihr damit die Lippen, während Sie weiter ihre Klitoris reiben. Versuchen Sie das Streicheln oben wie unten in Intensität, Dauer und Geschwindigkeit aufeinander abzustimmen. Nachdem Sie beide Zonen eine Zeitlang gleichzeitig gestreichelt haben, lassen Sie ihren Mund eine Weile in Ruhe, fahren aber fort, ihre Klitoris zu streicheln. Dann das Ganze andersherum. Und zum Schluss streicheln Sie wieder beides gleichzeitig. Hört sich ein bisschen komisch an, aber es funktioniert! Nach ein paar Wochen sollte ihre Klitoris sofort zum Leben erwachen, sobald Sie ihre Lippen küssen oder streicheln!

Bei dem ausgedehnten Vorspiel, das Sie Ihrer Traumfrau zukommen lassen – ich gehe an dieser Stelle davon aus, dass sie Sie als Superlover wahrnehmen soll –, sollten Sie noch eine zweite Regel beachten: Stimulieren Sie jeden Bereich ihres Körpers! Warum? Erstens, weil Sie sich sowieso die Zeit nehmen müssen, sie vollständig zu erregen, bevor Sie sich auf sie stürzen und in den Morgen reiten können (und außerdem wäre es doch langweilig, sich nur mit einem Körperteil zu beschäftigen). Zweitens, weil Abwechslung ein Schlüssel zu großartigem Sex ist – je einfallsreicher Ihr Vorspiel ausfällt, umso aufregender wird sie es finden. Um diese Abwechslung zu gewährleisten, müssen Sie jede Zone ihres Körpers und die jeweiligen Stimulationsmöglichkeiten kennenlernen.

Ihre zwölf erogensten Zonen und noch mehr Tipps

1. Reiben Sie ihr die Handgelenke

Diese scheinbar unverfängliche Zone ist ein guter Ausgangspunkt für Ihr Vorspiel. Die Innenseite des Arms ist auf Grund der dünnen Haut sehr empfindlich und reagiert schon auf leichte Stimulation. Fangen Sie an, indem Sie ihre Hand ergreifen und ihr die Finger massieren, dann arbeiten Sie sich langsam zur Innenseite ihrer Handgelenke vor. Fahren Sie mit den Fingerspitzen zart von dort bis zur Ellbogenbeuge, dann weiter zur Achselhöhle. Dabei kann Ihre Hand ganz zufällig ihre Brust streifen - aber bitte nicht zu auffällig.

2. Erregen Sie ihre Augen

Im Bereich über und auf ihrem Lid konzentrieren sich jede Menge Nervenenden; auch das Gebiet zwischen dem äußeren Augenwinkel und dem Wangenknochen ist sehr empfindlich. Kurz und gut, während Sie sie leidenschaftlich küssen, sollten Sie ihrem restlichen Gesicht genauso viel Aufmerksamkeit widmen!

3. Liebkosen Sie ihre Wangen und ihr Kinn

Wangen und Kinn sind bemerkenswert empfindliche Zonen. Kinder reagieren auf eine Stimulation der Wange, indem sie sofort den Kopf drehen und den Mund öffnen (der sogenannte Suchreflex). Auch als Erwachsene genießen wir hier eine sanfte Berührung. Fahren Sie zart mit dem Handrücken über ihre Wange, und berühren Sie dann ihre Lippen. Streicheln Sie ihr Kinn mit den Fingern, umfassen Sie es zärtlich und ziehen Sie es für einen sanften Kuss zu sich heran.

4. Bereiten Sie ihr einen »Ohrgasmus«

Die meisten Frauen sind hinter und über den Ohrläppchen extrem empfindlich. Zu meinem großen Bedauern haben nur wenige Männer diesen »Ohrfetisch«! Überraschen Sie Ihre Traumfrau, indem Sie sie überraschend hinter und auf den Ohren küssen, knabbern und lecken – und Sie werden schon bald ihr Stöhnen im Ohr haben!

5. Streicheln Sie ihr die Schultern

Ob Sie's glauben oder nicht, der Bereich, in dem der Hals in den Oberkörper übergeht bis hin zu den Schulterblättern, ist die erogenste Zone am Körper einer Frau. Manche Frauen können sogar kommen, wenn sie hier stimuliert werden. Hier sind Massagen, Küsse und sogar leichte Bisse erlaubt. Warum glauben Sie wohl hat Dracula immer die heißesten Bräute abbekommen?

6. Küssen Sie ihren Nabel

Alle Frauen stehen darauf, wenn man sie vom Brustkorb bis zum oberen Rand ihres Schambereichs liebkost und küsst. Je weiter Sie nach unten kommen, desto heißer wird es. Hier können Sie sie gut necken: Fassen Sie ihre Genitalien nicht an, aber tun Sie so, als wollten Sie es jeden Moment tun. Jedes Mal, wenn Sie sich dem kritischen Bereich nähern, bewegen Sie Lippen oder Hände zurück zum Nabel – bis sie irgendwann alles geben würde, damit Sie endlich ihre Klitoris berühren.

7. Kurz vor dem Ziel

Wenn Sie sich eine Linie zwischen den Beckenknochen denken, die direkt über dem oberen Rand der Schambehaarung (so vorhanden) verläuft, sind Sie bei einer ihrer empfindlichsten Zonen angelangt. Stimulieren Sie diesen Bereich, bis sie sich unter Ihren Händen windet.

8. Spielen Sie mit ihren Zehen

Das ist der ultimative Teaser beim Vorspiel. Wenn sie denkt, dass Sie sich jetzt endlich ihrer Klitoris und dem Vaginalbereich zuwenden werden, nehmen Sie sich ihre Zehen vor. Es turnt viele Frauen an, wenn Sie an ihren Zehen lutschen und ihre Füße verwöhnen, aber wenn Sie sich diesen zehn Kandidaten zuwenden, nachdem Sie Punkt eins bis sieben abgearbeitet haben, können Sie sie vor Lust sogar ganz verrückt machen – vor allem dann, wenn Sie sich jede Menge Zeit lassen, und sich dem Rist, der Ferse und jeder Zehe einzeln widmen ...

9. Streicheln Sie ihre Kniekehlen

Die Haut in den Kniekehlen ist dünn und weich und sehr berührungsempfindlich, weil die Nerven so nah an der Oberfläche liegen. Wenn Sie sich an ihren Beinen vom Fuß bis zum Schoß hocharbeiten, sollten Sie hier unbedingt ein wenig innehalten, um die Spannung noch weiter zu steigern.

10. Liebkosen Sie die Falten unter ihren Pobacken

Eine weitere erogene Zone am Körper einer Frau ist die Falte zwischen ihren Pobacken und dem Oberschenkel. Wenn Sie sie hier streicheln oder mit einem Finger durch die Falte fahren, kommt es normalerweise zu einer starken erotischen Reaktion. Beschäftigen Sie sich damit, während Sie mit ihrem Hintern spielen.

11. Verwöhnen Sie ihren Hintern

Die Pobacken selbst sind eine sehr erogene Zone, doch man muss sich ihnen langsam nähern, nachdem alle anderen Zonen stimuliert worden sind. Wenn sie allerdings erst einmal richtig in Fahrt ist, geht hier alles: Sie können fest zupacken, kneten oder sogar leichte Klapse verteilen.

12. Streicheln Sie ihre Oberschenkel

Diesen Bereich sollten sie als Letztes stimulieren, bevor Sie sich ihren Genitalien zuwenden. Gehen Sie nicht zu hastig darüber hinweg, denn sanfte Küsse und federleichtes Streicheln mit den Fingerspitzen vom Knie bis zur Vulva entlockt ihr das laute Stöhnen, das Ihnen verkündet, dass sie für die genitale Stimulation bereit ist.

Wenn Sie also die Klagen über »ein zu kurzes Vorspiel« verstummen lassen und sich den Ruf als Maestro des Schlafzimmers erarbeiten wollen, verwöhnen Sie Ihre Herzensdame mit dem eben genannten Zwölf-Gänge-Menü. Sie werden sehen, bald frisst sie Ihnen aus der Hand – und vernascht Sie anschließend nur zu gern mit Haut und Haar!

Bestimmt werden Sie auch einige Zeit mit dem Liebkosen ihrer Brüste verbringen. Diese müssen Sie allerdings auf die richtige Weise stimulieren, um sich den Titel eines Superliebhabers zu verdienen. Beginnen Sie immer mit zarten Berührungen. Umschließen Sie eine Brust mit der Hand oder küssen Sie den oberen Brustansatz. Versuchen Sie, sich mit spiralförmigen Liebkosungen vom äußeren Rand bis zur Brustwarze vorzuarbeiten. Geben Sie ihr eine Reihe von Küssen, von der empfindlichen Region vom Hals abwärts bis zum Brustansatz und von dort bis zur Brustwarze. Der Warzenhof und die Brustwarze sind die empfindlichsten Teile der Brust und sollten als Letztes mit Küssen und Liebkosungen bedacht werden. Wenn Sie sofort an die Brustwarze fassen oder einfach an der Brust herumdrücken, turnen Sie die meisten Frauen damit ab. Erst nachdem Sie sich langsam vorgearbeitet haben, können Sie die angeschwollenen Brustwarzen leicht kneten oder sogar ein wenig (ganz zart) hineinkneifen. Für manche Frauen fühlt es sich so an, als würde es eine direkte Verbindung zwischen ihren Brustwarzen und ihrer Klitoris geben, Sie könnten also einen doppelten Effekt erzielen, wenn Sie ihre Brüste stimulieren.

Wenn die Brüste einer Frau (und in gewissem Maße auch die eines Mannes) richtig stimuliert werden, verändern sie sich höchstwahrscheinlich. Die Brustwarzen richten sich auf und können bei sexueller Erregung richtig hart werden. Steigt die Erregung, beginnen die Warzenvorhöfe anzuschwellen, manchmal so stark, dass die Erektion der Brustwarzen weniger ausgeprägt aussehen kann. Die Venen in den Brüsten werden durch die gesteigerte Durchblutung oft deutlicher sichtbar, wodurch die Brust auch etwas an Größe zulegen kann.

Versuchen Sie ruhig auch, mehrere Zonen ihres Körpers gleichzeitig zu stimulieren. Während Ihre Lippen mit ihrem Gesicht beschäftigt sind, müssen Ihre Hände ja nicht untätig auf dem Rücken ihrer Traumfrau verharren. Sie sollten über ihren Körper wandern und jede erreichbare Region streicheln und berühren. Dabei können Sie auch leicht ihren Venushügel streifen, oder Ihr Finger kann kurz durch ihr Schamhaar gleiten, um sie zu erinnern, was sie später noch erwarten darf. Ansonsten sollten Sie sich von der Genitalregion jedoch fernhalten, bis sie wirklich dafür bereit ist. Binden Sie ihren gesamten Körper ins Vorspiel ein, um wirklich überall sexuelle Spannung zu erzeugen – übrigens, es ist auch eine gute Idee, Ihre Hände einzusetzen, wenn Sie sie bekleidet küssen, sich bloß begrüßen oder verabschieden. Auf diese Art lernt sie jeden Kuss mit sexueller Erregung zu assoziieren, und solche positiven Assoziationen halten die Flamme Ihres Liebeslebens wunderbar am Leben.

Doch das Vorspiel dreht sich nicht nur um Hände, Lippen und Haut. Das Gehör ist fast genauso wichtig wie der Tastsinn. Eine meiner besten *Penthouse*-Freundinnen hat mir einmal erzählt, dass sie einen Mann kennengelernt hat, der sie äußerlich gar nicht so sehr beeindruckte, aber für sie einfach der großartigste Liebhaber war – und zwar, weil er ständig mit ihr sprach, während er an ihrem Körper herumspielte. Von geflüsterten Komplimenten über jeden Körperteil, den er gerade liebkoste, über Ankündigungen, was er demnächst mit ihr anstellen würde, bis hin zum Stöhnen und Räkeln, das er von ihr erwartete, wenn er die Technik wechselte – er ließ sie nie vergessen, dass er sie anbetete, dass er sie sexuell immer weiter erregen und zum Orgasmus bringen würde. Sie meinte, sie kam unweigerlich, wenn er sie verbal so stimulierte, egal, was er mit seinen Händen und Lippen tat.

Tipp Nummer 25

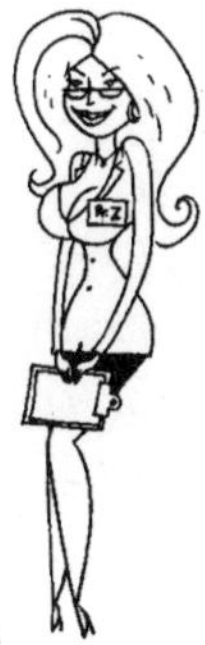

Überraschen Sie sie, indem sie ihre geheimen Stöhnzonen entdecken, zum Beispiel ihren Rücken, ihren Nabel oder die zarte Haut ihrer Kniekehle. Indem Sie Sex zum Ganzkörpererlebnis machen, beeindrucken Sie eine heiße Frau mehr als jeder ihrer bisherigen Liebhaber – denn die waren wie die meisten Männer höchstwahrscheinlich genital fixiert.

Acht sichere Methoden, um sie richtig heiß zu machen

1. Stimulieren Sie sie verbal

Während Männer meist am stärksten auf visuelle Reize reagieren, werden Frauen eher durch verbale Stimulation erregt. Beschreiben Sie, was für unanständige Dinge Sie mit ihr anstellen werden – und zwar detailliert und anschaulich –, oder erzählen Sie ihr eine ganz und gar nicht jugendfreie Geschichte, in der sie die Hauptrolle spielt. Wenn sie eine Geschichte zu hören bekommt, in der sie ihre sexuelle Lieblingsfantasie »ausleben« darf, wird sie schon ungeduldig an sich herumspielen, bevor Sie sie überhaupt angefasst haben!

2. Übernehmen Sie die Führung

Sagen Sie ihr, dass sie sich auf den Sex mit Ihnen vorbereiten soll. Geben Sie ihr detaillierte Anweisungen, wie Sie sich waschen soll, was für ein Parfum und welche Wäsche sie anziehen soll etc. Bitten Sie sie, vor Ihnen zu masturbieren, mit oder ohne Sexspielzeug, bis Sie sehen, dass sich ihre Wangen vor Erregung röten. Inspizieren Sie jeden Zentimeter ihres Körpers, langsam und schweigend, bis sie sich vor Vorfreude windet. Wenn Sie das richtig gut machen, wird Ihr Zwei-Minuten-Sex ausnahmsweise auch einmal ihr reichen!

3. Rasieren Sie sie

Viele Frauen spüren Berührungen an ihren Genitalien intensiver, wenn sie rasiert sind. Nehmen Sie sich Zeit, wenn Sie sie einseifen und ihre vaginale und anale Öffnung rasieren. Überprüfen Sie jeden Millimeter ihrer Haut mit den Fingern auf absolute Glätte. Ölen Sie sie hinterher ein.

4. Berühren Sie sie

Eine erotische Massage eignet sich prima zum Einheizen. Fangen Sie mit sehr sanften Berührungen an, den »Spinnenbeinen«, die nur gerade eben ihre feinsten Körperhärchen streifen sollen. Dann gehen Sie langsam zu festeren Berührungen über, bis hin zu einer richtigen Massage. Im Grunde ist es ein ausgedehntes Vorspiel, aber es hört sich besser an, wenn Sie es als Massage bezeichnen.

5. Küssen Sie sie ausführlich

Küssen Sie nicht nur ihren Mund, sondern auch ihr Gesicht, ihren Nacken, die Stelle hinter ihren Ohren, ihre Ohren selbst, den Bereich, in dem der Hals in die Schultern übergeht – jedes Fleckchen, das sie oberhalb ihrer Brüste erreichen können –, bis sie Ihren Kopf weiter Richtung Süden schiebt. Ein glasklares Indiz dafür, dass sich die Temperatur langsam dem Siedepunkt nähert!

6. Lassen Sie sie posieren oder tanzen

Bitten Sie Ihre Traumfrau, Reizwäsche anzuziehen, zu strippen, zu tanzen oder für Sie zu posieren. Sie können auch Fotos machen – oder sich selbst stimulieren, während sie einen

Strip hinlegt. Eine Frau kommt in sexy Stimmung, wenn sie eine Show für Sie abzieht und zusehen kann, wie Sie langsam scharf werden. Sie dachten, ohne Gefummel keine Erregung? Tja, darüber sollten Sie noch einmal nachdenken.

7. Erkunden Sie ihren Körper

Berühren und liebkosen Sie jeden Zentimeter ihres Körpers, erforschen Sie abgelegenere erogene Zonen, zum Beispiel ihre Kniekehlen, ihre Ellbogenbeuge oder ihre Zehen. Oder benutzen Sie ihren Körper als Teller für Ihr Abendessen oder als Ablage für Ihre Knabbereien, sodass Sie aus ihren Rundungen das Essen knabbern und den Wein schlürfen können. Bei jedem kleinen Schlürfen, Lecken oder Beißen wird sie mehr Hunger auf Schweinereien bekommen!

8. Schärfen Sie ihre Sinne

Es ist bekannt, dass alle anderen Sinne geschärft werden, wenn man einen Sinn ausschaltet. Also verbinden Sie Ihrer Lady die Augen, während Sie sie am ganzen Körper liebkosen, oder setzen Sie ihr Kopfhörer auf, während Sie mit einem summenden Vibrator über ihre erogenen Zonen streichen. Bei sinnlichen Spielen ist weniger oft mehr!

Klitoris und G-Punkt – der sichere Weg zum Orgasmus!

Ladys first!

»Bei manchen Frauen dauert es eine ganze Weile, bis sie zum Orgasmus kommen. Bevor Sie sich auf eine solche Partnerin einlassen, sollten Sie sicher sein, dass Sie sich zum Beispiel den ganzen Juni Zeit nehmen können und sich das Essen in dieser Zeit ins Haus liefern lassen.«

BRUCE JAY FRIEDMAN

Die dritte Eigenschaft, die einen Superliebhaber von den durchschnittlichen bis haarsträubenden Idioten unterscheidet, mit denen sich die meisten schönen Frauen herumschlagen müssen, ist seine Bereitschaft, **ihr** Vergnügen an erste Stelle zu setzen. Für Männer bedeutet Sex fast automatisch, dass sie einen Orgasmus bekommen. Nicht so für Frauen. Viele Frauen können durch die durchschnittlichen koitalen Bemühungen eines Mannes gar keinen erreichen, und falls doch, kommen sie auch nur in 25 bis höchstens 50 Prozent der Fälle. Ein Drittel aller Frauen – Ihre Lieblings-Pin-ups eingeschlossen – erreichen nur selten einen Orgasmus durch rein vaginale Stimulation. Diese Frauen sind natürlich nicht sonderlich beeindruckt von den sexuellen Fähigkeiten der Männer, mit denen sie so ins Bett gehen, und viele von ihnen machen es sich irgendwann zur Gewohnheit, Orgasmen vorzutäuschen, um ihren Partner nicht zu enttäuschen oder zu verärgern.

Das muss jedoch nicht so sein. Fast alle Frauen können durch klitorale Stimulation einen Orgasmus erreichen, entweder durch Masturbation oder durch Oralsex, und selbst Frauen, die beim Geschlechtsverkehr nur schwer kommen, können dabei einen Höhepunkt erreichen, wenn sie vorher durch klitorale Stimulation bis kurz vor den Höhepunkt gebracht wurden (oder einen ersten Orgasmus hatten und dann neu stimuliert wurden). Daher kann im Grunde jeder Mann »garantieren«, dass er seiner Traumfrau auch einen Traumorgasmus beschert, wann immer sie mit ihm ins Bett geht. Er muss nur von vornherein beschließen, nicht allzu schnell mit dem Vorspiel aufzuhören und den genitalen Verkehr erst einzuleiten, wenn er sie oral oder manuell zum Höhepunkt gebracht hat.

Außerdem steigern Sie Ihren romantischen Nimbus, wenn Sie ihren Orgasmus in den Mittelpunkt Ihrer Bemühungen stellen. Selbst wenn Sie kein Interesse an einer festen Beziehung haben, ist das ein dicker Pluspunkt, denn der weibliche Sexualtrieb ist bewusst oder unbewusst immer an romantische Gefühle gekoppelt. Je mehr sie glaubt, dass Sie sich wirklich etwas aus ihr machen und ihren Körper nicht nur zu Ihrem eigenen Vergnügen benutzen, umso mehr wird sie Sie begehren und umso begeisterter wird sie die Einladungen zu wiederholten Besuchen in Ihrem Bett annehmen.

Tipp Nummer 26

Sorgen Sie dafür, dass sie zuerst kommt. Punkt.

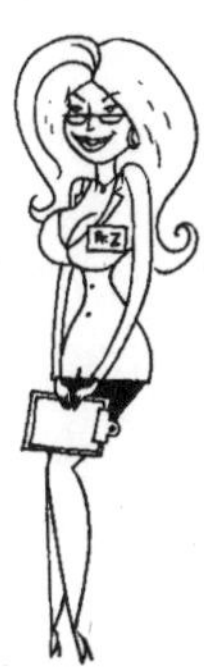

Die Kunst der oralen Befriedigung

»Manche Männer lecken gern ... Wenn Sie so einen finden, behandeln Sie ihn gut. Füttern Sie ihn mit Kaviar und stellen Sie ihn bloß nicht Ihren Freundinnen vor.«

CYNTHIA HEIMEL

»Tun Sie niemals mit den Händen, was Sie mit dem Mund noch besser machen könnten.«

CHERRY VANILLA

Bis jetzt habe ich mich auf das Vorspiel konzentriert, das nötig ist, um eine Frau vollkommen zu erregen, und auf die Gründe, warum Sie ihr jedes Mal einen klitoralen Orgasmus verschaffen sollten, wenn Sie mit ihr ins Bett gehen. Jetzt möchte ich zu meinem Lieblingsthema kommen: Die Technik, mit der Sie Ihre Traumfrau oral am besten befriedigen können. Darüber rede ich deswegen so gern, weil ich zu den Frauen gehöre, die viel leichter durch klitorale Stimulation kommen. Ein Mann, der mein Liebhaber sein will, muss mir guten Oralsex bieten. Eine schlaffe Zunge und ein bisschen Gefummel mit den Fingern reichen da nicht! Ungefähr die Hälfte aller Pin-ups, die ich kenne oder für dieses Buch befragt habe, denken wie ich: Ihrer Meinung nach sind großartige orale Fähigkeiten entweder die Nummer eins oder die Nummer zwei auf der Liste der meistgewünschten Eigenschaften eines potentiellen Sexualpartners. Sie sollten die Kunst der oralen Befriedigung also nicht als »Draufgabe« im Arsenal Ihrer Sextechniken betrachten, denn sie ist in Wirklichkeit die Grundlage, an der Ihre gesamten sexuellen Fähigkeiten gemessen werden – und die darüber bestimmt, ob Ihre Traumfrau Sie als begehrenswerten Liebhaber einstuft oder nicht.

Fangen Sie sanft an, und steigern Sie die Intensität

Der Schlüssel zum perfekten Cunnilingus liegt darin, dass Sie sanft beginnen und Druck und Geschwindigkeit schrittweise erhöhen, bis sie auf dem Weg zum Gipfel ist. Dann müssen Sie Druck, Tempo und Technik einfach so beibehalten, bis sie den Höhepunkt erreicht. Die meisten Männer begehen den Fehler, dass Sie sofort in ihrer Muschi herumschmatzen, kräftig saugen oder ihr armes kleines Knöpfchen mit groben Leckbewegungen überfallen. Oder noch schlimmer: Sie schieben ihr die Zunge gleich tief in die Vagina. Mit einer solchen übereifrigen und ignoranten Vorgehensweise zerstören Sie höchstwahrscheinlich die sexuelle Spannung, die Sie durch Ihr sorgfältiges, ausgedehntes Vorspiel aufgebaut haben. Vergessen Sie sämtliche Pornos, die Sie gesehen haben - keine Frau möchte in ihrem empfindlichsten Bereich auf solche Weise stimuliert werden.

Wenn Ihr Vorspiel sie hinreichend erregt hat, befeuchten Sie Ihre Finger, und beschreiben Sie damit sanfte Kreise um und auf ihren Schamlippen. Dann spreizen Sie Zeige- und Mittelfinger, legen je einen Finger seitlich neben ihre Klitoris und reiben sanft. Schließen Sie dieses V dann weit genug, um das Knöpfchen ihrer Klitoris freizulegen. Wiederholen Sie diese Schritte mehrmals, dann küssen Sie ihre Klitoris sanft, liebevoll und - nass! Auf diese Art können Sie romantische Stimmung erzeugen und ihr zeigen, dass Sie auf ihre Weiblichkeit eingehen. Außerdem geben Sie ihr eine Vorstellung davon, welche Wonnen noch auf sie warten. Sanfte Küsse in der gesamten Schamgegend steigern dieses Gefühl noch. Aber befeuchten Sie Ihre Lippen vor jedem Kuss auf ihre Genitalien, und sorgen Sie dafür, dass Ihre Fingernägel geschnitten und wirklich ganz glatt sind, bevor Sie sich ans Werk machen!

Nach diesen ersten Küssen können Sie sie rund um ihre Klitoris und oberhalb lecken. Ziehen Sie das Häutchen zurück, und lassen Sie Ihre Zunge über die freigelegte Klitoris vor und zurück, hoch und runter gleiten. Vielleicht schwillt sie noch weiter an und stellt sich auf wie ein kleiner erigierter Penis. Nach dem sanften Einstieg können Sie Ihre oralen Tätigkeiten steigern, indem Sie mit der ganzen Zunge flächig über die Klitoris lecken, wie ein Kätzchen, das die Sahne von der Untertasse aufschleckt. Beginnen Sie wie immer langsam und steigern Sie das Tempo nur allmählich, halten Sie dabei aber immer einen Grundrhythmus ein. Sie können auch über ihre kleinen Schamlippen lecken oder sie mit einem nassen Finger streicheln und necken, während sich Ihre Zunge auf die Klitoris konzentriert.

Bringen Sie Abwechslung ins Spiel, indem Sie die Lippen über ihrer Klitoris schließen (die Zähne bitte immer schön aus dem Spiel lassen!) und wieder zurückziehen, wobei Sie ihre Klitoris aus Ihrem Mund herausgleiten lassen – oder sie mit der Zunge hinausschieben. Dann saugen Sie wieder sanft. Sie können auch die ganze Vulva ein paar Sekunden mit dem Mund umschließen, das lieben Frauen. Eine ebenfalls sehr hübsche Technik sieht so aus, dass Sie die Klitoris fest zwischen die Lippen nehmen und summen, sodass Ihre Lippen vibrieren – und dann dürften Sie sich ungefähr so anfühlen wie ihr Lieblingssexspielzeug.

Jetzt nur nicht nachlassen

Die meisten Frauen kommen sehr leicht zum Höhepunkt, wenn sie mit wiederholten, gleichmäßigen Bewegungen stimuliert werden. Also lassen Sie sich von ihrem Stöhnen und ihren windenden Bewegungen zeigen, welcher Rhythmus und welche Intensität die heftigsten Reaktionen hervorruft. Wenn Ihnen die Zunge lahm wird, nehmen Sie stattdessen die nassen Finger und reiben die Klitoris mit scheibenwischerartigen Bewegungen. Wenn sie bereits vergrößert ist, können Sie sie auch (leicht) kneifen, sanft darauf klopfen und ihr auch zarte (!) Klapse versetzen, um die Erregung zu steigern. Dann kehren Sie wieder zur oralen Stimulation zurück.

Da es drei, aber auch 30 Minuten dauern kann, sie zum Orgasmus zu bringen – je nach dem Grad ihrer Bereitschaft zu Beginn Ihrer Bemühungen –, gehen Sie entspannt und geduldig an die Sache heran und genießen Sie den Anblick sowie Geräusche und Gerüche, die Ihnen zeigen, wie viel Vergnügen Sie ihr mit Ihren Fertigkeiten bereiten. Irgendwann hören Sie dann, wie sich ihr Atem beschleunigt, spüren, wie ihr Bauch und ihre Beine sich anspannen oder bemerken andere Zeichen ihres nahenden Orgasmus.

Steigern Sie die Spannung ins Unerträgliche

Wenn Sie an diesem Punkt angelangt sind, haben Sie mehrere Optionen. Falls Sie die sexuelle Spannung noch weiter steigern wollen, müssen Sie sich kurz zurückziehen und den Bereich rund um die Klitoris und die Schamlippen stimulieren, dürfen die Klitoris selbst aber nicht mehr berühren, bevor sie sich nicht ein bisschen beruhigt hat. Dann fahren Sie mit dem fort, was sie vorher gemacht haben, bis Sie merken, dass sie sich wieder dem Höhepunkt nähert. Sie können diese Annäherungs-Rückzugs-Technik mehrmals hintereinander anwenden, bis sie Sie förmlich um Erlösung anbettelt.

Wenn Sie wollen, dass sie mit Ihrem Penis in sich kommt, bringen Sie Ihre Angebetete bis kurz vor den Orgasmus, küssen Sie sich dann langsam nach oben und dringen Sie in sie ein. Wenn Sie möchten, dass sie zuerst beim Oralsex kommt, steuern Sie einfach wieder wie vorher ihren Höhepunkt an (mit der Technik, die vorher auch die wirkungsvollste zu sein schien), und machen Sie weiter, bis sie den Gipfel überschreitet. Begehen Sie dabei nicht den Fehler, fester oder schneller zu lecken – was zählt, ist die immergleiche, rhythmische Wiederholung Ihrer Bewegung. Und hören Sie nicht auf, bevor sie es nicht ausdrücklich sagt. Sie möchte, dass dieselbe Stimulation, die sie bis an den Rand des Höhepunkts gebracht hat, unverändert fortgesetzt wird, bis sie ihren Orgasmus erreicht, der bis zu eine Minute dauern kann. Und falls nicht, ist es auch egal – Sie sind trotzdem auf dem besten Weg, in den Augen Ihrer Flamme den Status eines Superliebhabers einzunehmen.

Wenn Männer behaupten, es sei schwierig, eine Frau oral zu befriedigen, machen sie sich wirklich lächerlich. Das ist so einfach, dass es jeder Neandertaler hinbekommen würde – und wahrscheinlich hat es auch jeder Neandertaler hinbekommen! Es gehört nicht mehr dazu als:

1. Fangen Sie sanft an, und steigern Sie dann langsam den Druck und die Schnelligkeit der Bewegungen.
2. Probieren Sie so lange herum, bis Sie den Rhythmus und die Technik gefunden haben, bei der sie stöhnt und sich windet. Bringen Sie sie dann damit bis an den Rand des Höhepunkts.
3. Wenn sie da ist, wo Sie sie haben wollen, steuern Sie ihren Orgasmus an, indem Sie die unablässige, unermüdliche Stimulation ihrer Klitoris fortsetzen, so wie sie es am liebsten mag.

Tipp Nummer 27

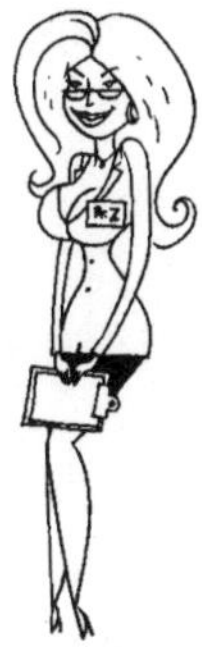

Wenn Sie Ihre Traumfrau oral befriedigen, fangen Sie sanft an, und steigern Sie die Stimulation. Achten Sie dabei sorgfältig auf ihre Reaktionen, bauen Sie Spannung auf und ziehen Sie sich dann wieder zurück, bis sie Sie irgendwann packt und festhält – wenn es so weit ist, hören Sie nicht mehr auf, bis sie es Ihnen sagt.

Der Geschmack der Liebe

Manche Männer haben ein Problem mit Oralsex, weil sie den Geschmack des Scheidensekrets nicht mögen. Während sie dafür sorgen sollte, dass ihre Genitalien frisch gewaschen sind, bevor Sie sich ans Werk machen – gemeinsam Duschen oder Baden ist übrigens eine schöne Ergänzung des Vorspiels –, können Sie unerwünschte Gerüche verbannen, indem Sie Aromen verwenden: Von Schokolade bis hin zu Gewürzen ist alles erlaubt, um ihrem Schambereich den Geschmack und Geruch Ihres Lieblingsrestaurants zu verleihen. Wenn Sie ein Pfefferminz in den Mund nehmen, erregt sie das zusätzlich, denn sie spürt die Kühle und ein leicht prickelndes Gefühl in der Klitoris. Andere nehmen einen Eiswürfel in den Mund, damit es richtig kalt wird, oder schmieren sich Pfeffersauce auf die Lippen, um dem Feuer ihrer Bemühungen noch ein anderes Brennen hinzuzufügen. Ansonsten bieten sich Honig an, Fruchtsirup, Schlagsahne und Schokolade, um nur die beliebtesten Aromen zu nennen. Achten Sie nur darauf, Zucker und Eis von der Vagina selbst fernzuhalten, denn das kann zu Pilzinfektionen führen oder das empfindliche Gewebe beschädigen.

Was Sie niemals zu einer Frau sagen sollten

1. Bist du schon gekommen?
2. Hast du's bald?
3. Dauert's noch lange?
4. Wie lange brauchst du noch?
5. Brauchst du immer so lang?

Die zehn schlimmsten Dummheiten, die Männer im Bett begehen können

1. Socken oder gar Schuhe anlassen

Vergessen Sie, was Sie in irgendwelchen Pornos gesehen haben. Wenn Sie zu den Männern gehören, die sich vor lauter Leidenschaft hastig die Kleider vom Leib reißen müssen, dann ziehen Sie Ihre Socken ab jetzt einfach als Erstes aus und werfen sie dann weit, weit weg, wo ihre empfindliche Nase sie nicht mehr riechen kann. Ansonsten würde ich Ihnen empfehlen, sich so langsam wie möglich auszuziehen. Die Unterhose kommt als Letztes.

2. Ans Handy gehen

Während des Geschlechtsverkehrs ans Handy zu gehen, scheint gerade schwer in Mode zu sein. Nach einer landesweiten Befragung in den USA hat man herausgefunden, dass 15 Prozent schon einmal den Sex unterbrochen haben, um ans Telefon zu gehen! Damit Sie dem Drang leichter widerstehen, ihre Brust für Ihr Handy fallen zu lassen, schalten Sie das Ding doch gleich aus, wenn Sie mit dem Vorspiel beginnen. Das empfiehlt sich besonders, wenn Ihre Mutter sie gerne regelmäßig anruft. Wenn Sie mit so etwas rechnen müssen, sollten Sie auch gleich den Anrufbeantworter Ihres Festnetztelefons abstellen.

3. Smalltalk

Frauen lieben gebildete Männer, die sich gewandt ausdrücken können, aber beim Sex sollten Sie Ihre Plauderlaune bitte unterdrücken. Dies ist ein denkbar ungünstiger Zeitpunkt, sich über den Ursprung des Universums auszulassen. Das Einzige, was es jetzt zu sagen gibt, ist, dass sie Sie furchtbar anturnt, und wie toll es ist, sie zu spüren.

4. Etwas anderes als die Frau betrachten

Dazu gehört auch die Sportschau. Um der Versuchung zu widerstehen, auf den Bildschirm zu glotzen, schalten Sie den Fernseher doch gleich aus. Am besten stellen Sie ihn erst gar nicht ins Schlafzimmer. Sie sollten die Dame Ihres Herzens ansehen (am besten blicken Sie ihr in die Augen) und darüber alles andere vergessen. Wenn Sie merken, dass irgendetwas Sie ablenkt, versuchen Sie Ihre Konzentration wiederzugewinnen, indem Sie all Ihre Sinne um Ihr momentanes Erlebnis sammeln. Konzentrieren Sie sich auf die Weichheit ihrer Haut, den Duft ihres Haars und den Klang ihres Stöhnens.

5. Sie ansabbern oder Spucketropfen auf ihr Gesicht fallen lassen

Sie können Ihren Speichel gern als Gleitmittel für ihre Genitalien benutzen, aber lassen Sie ihn bitte aus ihrem Gesicht. Es ist ekelhaft, und es wird ihr ziemlich egal sein, ob Sie das möglicherweise in irgendeinem Porno gesehen haben.

6. Zwei Sekunden nach Ihrem Höhepunkt auf ihr zusammenbrechen

Zu Ihrer Verteidigung sei gesagt, dass es physiologische Gründe hat, warum Männer nach dem Orgasmus schläfrig werden. Aber nachdem Sie schon Ihre Tendenz überwunden haben, innerhalb von zwei bis fünf Minuten zu kommen, können Sie auch Ihre postkoitale Schläfrigkeit in den Griff bekommen. Legen Sie pulsierende Rhythmen in den CD-Player oder machen Sie Liebe an Orten, an denen man nicht so schnell wegdösen kann, zum Beispiel auf der Arbeitsplatte in der Küche. Geben Sie Ihrer Partnerin auf jeden Fall das romantische Feedback, das sie braucht, während sie sich von der Hitze Ihrer männlichen Leidenschaft abkühlt.

7. Die sexuellen Fähigkeiten anderer Frauen erwähnen

Sprechen Sie niemals, aber wirklich niemals über andere Frauen, während Sie mit ihr schlafen. Frauen mögen es überhaupt nicht, wenn Sie Ihre Ex-Freundinnen erwähnen oder wenn Sie ihr gemeinsames Erlebnis mit etwas vergleichen, was Sie einmal mit einer anderen gemacht haben.

8. Sex zur Lachnummer machen

Kann schon sein, dass Sie unter den Amateuren im Comedy Club ein echter Star sind, aber im Bett sollten Sie sich Gekicher und Witzeleien verkneifen. Zwar wissen Frauen Humor sehr zu schätzen, und sie lassen sich auch gern damit verführen, aber Rumgealbere und Gelächter stört den Aufbau ihrer sexuellen Erregung. Also legen Sie mit Ihren Klamotten bitte auch den Humor ab. Hinterher können Sie ihn ja wieder hervorholen – nachdem Sie ihr gesagt haben, wie schön es für Sie war.

9. Kindische Kosenamen für Körperteile benutzen

Nennen Sie die Klitoris Klitoris und die Vagina Vagina, fertig. Es ist ihr egal, wie Sie Ihren Penis nennen, wenn Sie onanieren oder Ihren Kumpels dreckige Witze erzählen, oder wie Ihre Mutter ihn genannt hat, als sie Ihnen noch die Windeln wechselte. Sie möchte das Gefühl haben, dass sie als erwachsene Frau erwachsenen Sex mit einem Märchenprinz hat, und nicht, dass sie ein kleines Mädchen bei Doktorspielen ist. Sex ist etwas für Erwachsene, also benehmen Sie sich entweder wie ein großer Junge oder lassen Sie's.

10. Die physiologischen Unterschiede vergessen

Sie ist keine Gummipuppe, die problemlos 110 Kilo Lebendgewicht tragen kann. Und ihre Vagina ist nicht gleich beim ersten Kontakt bereit dafür, dass Sie tief stoßen. Sie ist vielmehr dazu gedacht, hauptsächlich auf den äußeren zwei bis fünf Zentimetern stimuliert zu werden und sich mit steigender Erregung zu weiten, um auch tiefere und härtere Stöße aufnehmen zu können. Fangen Sie also langsam, sanft und flach an, dann kann Ihre Partnerin es immer mehr genießen und sich auf spätere stürmischere Bewegungen vorbereiten – und Sie kommen dann auch nicht so schnell.

Indem Sie die Stellungen wechseln, sie mal oben sitzen lassen, mal von der Seite, mal von hinten nehmen, geben Sie ihr das Gefühl, nicht einfach nur unter Ihnen »zermalmt« zu werden und auch etwas zum Liebesakt beitragen zu können. Sex ist Geben und Nehmen. Vergessen Sie nie, dass eine Frau länger braucht, um sexuell erregt zu werden und zu kommen – und lernen Sie, geduldig und zärtlich zu sein und sich zurückzuhalten, bis auch sie so weit ist. Das ist nicht nur eine Frage des Anstands, sondern das ist es, was einen Mann erst zum Liebhaber macht.

So, nun haben Sie alle Informationen, die Sie brauchen, um sich im Leben Ihrer Traumfrau den Ruf als bester Liebhaber aller Zeiten zu sichern.

Größe und Härte – stellen Sie sich den Zweifeln an Ihrem Penis

Die Sache mit der Länge

»Die Frauen sagen immer, es kommt nicht darauf an,
wie viel ein Mann hat, sondern was er damit macht.
Aber was können wir denn schon groß damit machen?
Wir haben nur zwei Gänge: vorwärts und rückwärts.«

RICHARD LENI

Sie haben Ihren Frappuccino-Engel erfolgreich in Ihr Schlafzimmer gelotst, und sie ist schon ganz wild, weil Sie den Sex so lange hinausgezögert haben, weil Sie sämtliche erogene Zonen stimuliert und ihr unglaublichen Oralsex bereitet haben? Nun wäre also der Zeitpunkt gekommen, dass auch Sie Ihre Unterhose ausziehen. Doch da steigt Panik in Ihnen auf: »Was wird Sie von **ihm** denken?« Sie spüren, wie die Angst vor dem Urteil Ihr bestes Stück gleich ein wenig zusammenschrumpfen lässt. Das ist der Moment der Wahrheit, denken Sie.

Und damit sind Sie nicht allein. Männer machen sich unglaublich viele Gedanken um die Größe ihres Penis, fragen sich, ob er wohl genauso lang ist wie der anderer Männer und ob er eine Frau befriedigen kann.

Ist die Größe denn wirklich wichtig? Die Antwort lautet schlicht und einfach: Nein. Die Penisgröße ist für Männer das, was die Körbchengröße für Frauen ist – ein Teil der Anatomie, der einen unverhältnismäßig großen Einfluss auf das Selbstwertgefühl hat, gemessen daran, wie wichtig er wirklich für die sexuelle Befriedigung ist. Wie Sie später wahrscheinlich feststellen werden, hat Ihr Penis eine ganz normale Größe, und ein normal großer Penis reicht den meisten heißen Frauen völlig aus. Natürlich sind die Länge, der Umfang und die Form des Penis sehr unterschiedlich – von wenigen Zentimetern bis zum größten Schwanz der Welt mit ganzen 35 –, doch bei 88 Prozent der Männer ist er in erigiertem Zustand zwischen zwölf und 18 Zentimeter lang. Diese Größe ist für 90 Prozent der Frauen völlig ausreichend. Eine durchschnittliche Vagina ist ohnehin nur etwa acht Zentimeter lang – beziehungsweise elf im voll erregten Zustand. Einen längeren oder dickeren Penis kann sie aufnehmen, indem sie sich ausdehnt, doch diese Dehnung verschafft der Frau nicht unbedingt größeres Vergnügen. Ein langer Penis wird sogar oft als richtig unangenehm empfunden, weil er im ungünstigsten Fall bis zum Gebärmutterhals vorstoßen kann. Außerdem wird ein langer Penis oft nicht so hart wie ein normal großer, denn es braucht viel mehr Blut, um ihn prall zu füllen.

Im Gegensatz zur Länge spielt der Umfang Ihres Penis bei der Befriedigung der Frau schon eine wesentlich größere Rolle. Da am Scheideneingang die meisten Nervenenden liegen, eignen sich dicke Penisse mit einer ausgeprägten, pilzförmigen Eichel besonders gut zur Stimulation. Andererseits können sie dafür beim Oral- und Analverkehr problematischer sein.

Heißt das denn nun, dass die Größe überhaupt nicht zählt? Nein. Es wäre gelogen zu behaupten, dass die Größe keinerlei Einfluss auf die Befriedigung der Frau hat. Ein kleiner Penis (also einer, der in erigiertem Zustand kürzer als acht Zentimeter ist) kann einige Frauen eventuell nicht mehr voll stimulieren, während ein extrem langer (18 Zentimeter und mehr) bei tieferem Eindringen Schmerzen bereiten kann. Die eine oder andere von uns zieht lange Schwänze vielleicht aus anderen Gründen vor – so wie manche Männer extrem große Brüste toll finden, werden manche Frauen eben von superlangen Penissen erregt, in beiden Fällen unabhängig von den praktischen Aspekten. Doch während die meisten Männer die Damen mit den großen Brüsten zwar gerne anstarren, gehen sie doch eher mit einer durchschnittlich gebauten Frau aus – und genauso verhält es sich mit den Frauen und den Penissen. Vielleicht ist sie wirklich ganz hingerissen vom Anblick eines Riesenschwanzes, aber im Grunde bevorzugt sie einen Liebhaber mit durchschnittlicher Penislänge.

Hat sie wohl schon einen längeren und dickeren Penis als Ihren gesehen? So neugierig Sie auch sind, fragen Sie eine heiße Frau niemals, wie Ihr Penis im Vergleich zu denen ihrer Ex-Lover abschneidet. Sie wirken dadurch bloß wie ein unsicherer Trottel, und abgesehen davon würde sie Ihnen ohnehin nie die Wahrheit sagen. Stattdessen sollten Sie einfach mit Stolz tragen, was die Natur Ihnen geschenkt hat. Wie können Sie erwarten, dass sie Ihren Penis mag, wenn

Sie ihn selbst nicht richtig mögen? Wenn Sie ein Bäuchlein haben, sollten Sie einfach abnehmen, dann wirkt Ihr bestes Stück automatisch größer (es wird behauptet, dass Sie pro 15 Kilo Übergewicht einen Zentimeter von Ihrer Penislänge abziehen müssen). Auch eine Intimrasur lässt Ihren Penis größer aussehen und bringt ihn besser zur Geltung. Falls Sie das ständige Nachrasieren nervt, können Sie sich auch permanent epilieren lassen. Dass Sie sich beim Vorspiel alle Zeit der Welt lassen, hat übrigens für Sie den Vorteil, dass Sie ihr Ihren Penis erst dann zeigen, wenn Sie bereits maximal erregt sind und er folglich schon eine beeindruckende Größe erreicht hat.

Vergessen Sie nicht, dass auch ein unterdurchschnittlich großer Penis mehr als ausreichend sein kann, wenn er einem einfühlsamen und kundigen Liebhaber gehört. Nur 30 Prozent der Frauen erreichen ihre Orgasmen beim Geschlechtsverkehr, und die meisten brauchen sowieso eine zusätzliche klitorale Stimulation. Wenn Sie dann noch lernen, welche Stellungen die Klitoris beziehungsweise den G-Punkt optimal reizen, lassen Sie wahrscheinlich ohnehin all ihre Ex-Liebhaber weit hinter sich.

Auch wenn Ihr Penis eher klein geraten sein sollte, kann er den anderen, die sie schon gesehen hat, überlegen sein. Vielleicht schmeckt er ja besser, weil Sie meinen Ernährungstipps gefolgt sind (siehe im Weiteren). Oder er hat eine weichere Haut als die meisten anderen oder eine besonders ausgeprägte Eichel oder eine Krümmung, die ihr ganz besonders wohlige Empfindungen bereitet. Leicht nach oben gekrümmte Penisse eignen sich perfekt für die Stimulation des G-Punkts (es sei denn, sie sind zu stark gebogen, das ist eventuell ein Anzeichen für die Peyronie'sche Krankheit).

Viel wichtiger als die Größe ist die anatomische Kompatibilität der Partner. Kleine Frauen mögen oft keine allzu großen Penisse, und größere Frauen - oder solche, die sich richtig »ausgefüllt« fühlen wollen - bevorzugen gerade die großen Exemplare. Ich kann aus eigener Erfahrung sagen, dass es große Unterschiede in der »Passform« der Partner gibt. Mit manchen Typen bin ich regelrecht verschmolzen, bei anderen war es etwas mühselig, eine Stellung zu finden, die eine bequeme Penetration erlaubte. Wenn Sie also unbedingt Feedback zu Ihrem besten Stück hören wollen, dann fragen Sie Ihre Traumfrau, ob sie findet, dass Sie gut zusammenpassen.

Zu guter Letzt noch eines: Jeder Penis ist an einem Mann festgewachsen, und wenn eine Frau sich von einem Mann angezogen fühlt und Leidenschaft für ihn empfindet, wird sie ihm wahrscheinlich alle möglichen positiven Eigenschaften zuschreiben - und dann auch seinen Penis als größer wahrnehmen, als er in Wirklichkeit ist. Einer von den Männern, in die ich am heftigsten verknallt war, hatte einen unterdurchschnittlich großen Penis. Vielleicht macht Liebe nicht immer blind - Verliebtheit aber schon. Und wenn Sie meine Ratschläge aus den vorhergehenden Kapiteln befolgt haben, ist sie mittlerweile hoffnungslos in Sie verliebt.

Tipp Nummer 28

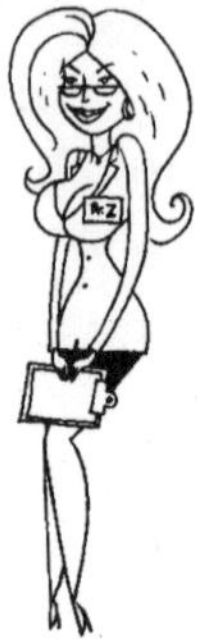

Sagen Sie sich, dass die Penisgröße nicht so wichtig ist – wahrscheinlich liegen Sie sogar absolut im Durchschnitt, und eine Durchschnittsgröße ist mehr als ausreichend für jede durchschnittlich gebaute Frau. Wenn Sie Ihren Penis trotzdem kritisch mustern wollen, tun Sie es bitte vor dem Spiegel, statt an sich herunterzublicken, sonst kommt nämlich noch die optische Verkürzung ins Spiel. Um Ihren Penis größer aussehen zu lassen, können Sie abnehmen, Ihren Genitalbereich rasieren und immer erst die maximale Erektion abwarten, bevor Sie sich präsentieren. Und vergessen Sie nicht: Viel wichtiger als die Größe ist die Frage, ob Sie zueinanderpassen – mit manchen Frauen wird es eben besser passen als mit anderen. Stellen Sie ihr aber nie Fragen wie: »Ist er groß genug für dich? Hast du schon größere gesehen? Würdest du dir wünschen, dass ich einen längeren hätte?«

Enttarnter Mythos: »Heiße Frauen wollen nur mit gut bestückten Männern schlafen.«
Diese Aussage liegt meilenweit neben der Wahrheit. Obwohl Frauen manchmal Kommentare über die Länge von Penissen abgeben – allerdings in erster Linie dann, wenn der Mann abgesehen von seinem Prachtstück nicht viel zu bieten hatte –, habe ich bei meinen Befragungen von keiner einzigen gehört, die sich den Typ nach seiner Penisgröße aussuchen würde. Tatsächlich sind die meisten Freunde meiner Pin-up-Freundinnen durchschnittlich bestückt.

Wie Sie Ihr Lampenfieber überwinden

»Ich muss nach Iowa zu einer Preisverleihung fahren. Dann trete ich in der Carnegie Hall auf, natürlich ausverkaufte Vorstellung. Anschließend fahr ich über den Großen Teich, um in Frankreich eine Ehrung entgegenzunehmen. All das würde ich liebend gern gegen eine Erektion eintauschen.«

GROUCHO MARX

Sie haben Ihre Komplexe wegen Ihrer Penisgröße überwunden und stehen kurz davor, in Ihr Frappuccino-Häschen einzudringen. Sie ist nass, bereit und willig – ach was, willig ist gar kein Ausdruck ... sie bettelt geradezu darum, dass Sie Ihren Penis in sie hineinschieben. Doch da gibt es ein kleines Problem – **er** verweigert die Kooperation. »Bitte, tu mir das nicht an, nicht jetzt!«, flehen Sie ihn insgeheim an. Aber je mehr Sie flehen, umso geringer sein Enthusiasmus. Was soll Mann da tun?

Erst mal sollten Sie diesen stummen Machtkampf zwischen sich und Ihrem Penis beenden. Ihre Erektion ist nicht Ihrer Kontrolle unterworfen, da hilft weder die Kraft Ihrer Muskeln noch Ihrer Gedanken. Meistens geht es sogar nach hinten los, wenn man sich zu einer Erektion zwingen will, denn dann erreichen Angst und Wut rasch ihren Höhepunkt. Sie müssen also auf der Stelle aufhören, es zu versuchen. Wie Barbara Keesling es formulierte: »Wenn man dem Topf zusieht, fängt das Wasser nie an zu kochen. Und wenn man einem Penis zusieht, wird er nie steif.«[42]

Überprüfen Sie, ob Sie Anzeichen von Angst bei sich bemerken: rasche, flache Atemzüge, ein flauer Magen und/ oder verspannte Muskeln in Oberschenkeln und Bauch. Atmen Sie tief durch, und versuchen Sie, Ihre Beine zu entspannen, denn Verspannungen hier sind oft für Erektionsprobleme verantwortlich: Die Beinmuskeln »stehlen« das Blut, das eigentlich Ihr Penis bräuchte. Also hüten Sie sich, auf ein Erschlaffen mit dem Anspannen von Muskeln zu antworten. Es mag sich vielleicht so anfühlen, als könnten Sie Ihre Erektion wieder »aufpumpen«, indem Sie Ihre Beckenbodenmuskulatur oder den Schließmuskel anspannen, aber das Gegenteil ist der Fall. Versuchen Sie lieber, ganz locker zu lassen, auch wenn es Ihnen zunächst kontraproduktiv vorkommt, dann kommt Ihre Erektion höchstwahrscheinlich sehr schnell wieder. Erinnern Sie sich bewusst daran, die Beine zu entspannen, indem Sie sich jedes Mal leicht kneifen, sobald Sie eine Verspannung feststellen.

Der nächste Schritt besteht darin, sich auf die Empfindungen in Ihrem Penis zu konzentrieren. Masters und Johnson haben dafür den Begriff »Spectatoring« geprägt, das heißt, dass Sie denken, während Sie eigentlich fühlen oder erleben sollten. Wenn Sie also Ihren Penis betrachten, sich fragen, wie hart er wohl werden wird, und über Ihre sexuellen Reaktionen nachdenken, betreiben Sie »Spectatoring«. Sollten Sie sich also bei dem Gedanken ertappen wie: »Ob ich wohl so hart werde wie beim Onanieren? Ich wette, ich werde nicht richtig hart. O Gott, wird er jetzt etwa schlaff?«, dann sollten Sie Ihr überaktives Hirn abschalten. Sagen Sie sich, dass es völlig normal ist, wenn Sie nicht so hart werden wie beim Onanieren, schließlich liegen Sie gerade zum ersten Mal mit Ihrer neuen Flamme im Bett, und die meisten Frauen haben auch Verständnis für so etwas. Halten Sie sich vor Augen, dass Sex kein Leistungssport ist – es ist eine vergnügliche Tätigkeit –, und wenn Ihr Penis gerade nicht in der Stimmung für Leistungssport ist, dann ist es auch okay.

Der nächste Schritt sollte sein, dass Sie sich auf Ihre Partnerin konzentrieren. Spüren Sie die Weichheit und die Wärme ihrer Haut, achten Sie darauf, wie es sich anfühlt, wenn Sie sich berühren. Oder spüren Sie ihren Gerüchen und Geräuschen nach. Denken Sie an alles, was Sie an ihr sexy finden, und wenn das nicht hilft, dann bedienen Sie sich eben Ihrer schmutzigsten Sexfantasie. Auf diese Weise sollte er langsam in die Gänge kommen, aber wenn nicht, ärgern Sie sich nicht. Sagen Sie ihr, dass Sie heute nicht in Topform sind, und bieten Sie ihr an, ein wenig zu kuscheln – dieses Angebot wird sie wahrscheinlich nicht ablehnen. Und wenn Sie sowieso darauf geachtet haben, den ersten Sex so lange wie möglich hinauszuzögern, können Sie ja immer noch behaupten, dass Sie wohl doch noch nicht ganz so weit sind.

Ihre andere Option besteht darin, eine Penetration mit halberigiertem Glied zu versuchen. Viele Männer glauben, sie bräuchten eine steinharte Erektion, um in eine Frau eindringen zu können, aber das ist eine Täuschung. Nach Dr. Zilbergeld, dem Autor des Buches *Die neue Sexualität der Männer,* führen Pornos dazu, dass viele Männer und Frauen diese dargestellte »Fantasieform von Sex« verinnerlichen: Da sind Erektionen vollautomatisch, eisenhart und unterliegen fraglos der willentlichen Kontrolle des Mannes. In Wirklichkeit ist eine Erektion alles andere als das – ein Penis hat seinen eigenen Kopf, und kein Mann kann ihn zum Steifwerden zwingen. Je eifriger er es versucht, umso schlaffer wird sein bestes Stück. Doch eine Erektion muss gar nicht so hart sein, um die Penetration zu erlauben – oft reicht es schon, ihn am Ansatz des Schaftes zu fassen und zusammenzudrücken, damit das Blut sich staut. Sobald der Penis in der Vagina steckt, wird er meistens hart genug, um den Geschlechtsverkehr ausüben zu können.

Sollten sich Ihre Probleme jedoch verfestigen, auch in Situationen, die weder stressig noch neu sind, haben Sie vielleicht eine erektile Dysfunktion (ED). Keine Angst – das bedeutet nicht, dass Sie von jetzt an jedes Mal *Viagra*® einwerfen müssen, um einen Ständer zu bekommen! Manchmal helfen schon geringfügige Veränderungen des Lebensstils: Wenn Sie sich mehr bewegen, Zahnseide benutzen (das ist kein Witz!), das Rauchen und Ihren Alkoholkonsum reduzieren und Ihre Ernährung verbessern, können Sie die Qualität Ihrer Erektionen manchmal schon maßgeblich beeinflussen. Männer mit tief greifenden, hartnäckigen Potenzstörungen sollten sich an einen Urologen oder einen Sexualtherapeuten wenden. Für ED gibt es vielfältige Behandlungsmöglichkeiten.

Tipp Nummer 29

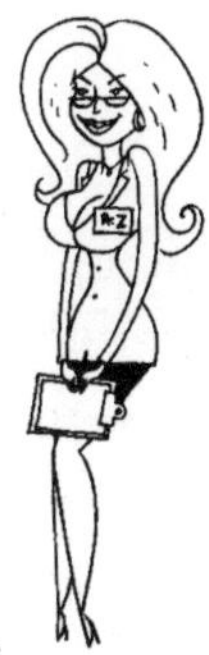

Wenn Sie vor lauter Lampenfieber keine richtige Erektion bekommen, entspannen Sie sich erst einmal. Manchmal rauben unbewusst angespannte Beinmuskeln dem Becken einfach das nötige Blut. Atmen Sie tief in den Bauch, und hören Sie auf, sich und Ihre Erektion von außen zu betrachten (»Spectatoring«). Statt negativ zu denken, sagen Sie sich einfach: Wenn er schlaff werden kann, dann kann er früher oder später auch wieder steif werden. In der Zwischenzeit nehmen Sie den Leistungsdruck von sich, indem Sie sich auf das Vergnügen Ihrer Partnerin konzentrieren. Sollten Ihre Erektionsprobleme auch außerhalb neuartiger Situationen auftreten, gehen Sie zum Arzt.

So bleiben Sie beliebig lange hart

»Sie war ein wunderbares Mädchen, und unsere Liebe war schnell und hitzig. Ich war immer recht schnell, und dann wurde sie hitzig.«

MAX KAUFMAN

»Ich habe schon mal eineinviertel Stunden Liebe gemacht. Aber das war die Nacht, in der die Uhren umgestellt werden.«

GARRY SHANDLING

Sie pumpen und pumpen, und Ihre Angebetete kommt offensichtlich auf ihre Kosten. Ihre Erregung steigert sich immer mehr, und Sie merken, wie Sie sich unaufhaltsam der ultimativen Ekstase nähern. Als Sie den Point of no Return erreicht haben, ruft sie plötzlich: »Komm noch nicht!« Zu spät. Sehr oft beklagen sich die Frauen, dass ihre Partner zu schnell kommen. Die meisten Männer versuchen ihre Erregung zu dämpfen, indem sie an etwas denken, was überhaupt nichts mit Sex zu tun hat, zum Beispiel an Fußball oder berufliche Angelegenheiten. Während das bei manchen durchaus funktionieren mag, werden andere früher oder später wieder von ihrer Erregung eingeholt – und dann reicht ein Stöhnen von ihr, um sie wieder völlig zu erregen oder sogar kommen zu lassen. Andere rufen sich negative Erlebnisse ins Gedächtnis, Todesfälle oder Steuererklärungen, aber das nimmt der körperlichen Liebe doch ein wenig die Lust, meinen Sie nicht? Eine andere Methode besteht darin, sich zu kneifen oder in ein Kissen zu beißen, um die Erregung zu dämpfen und den Orgasmus hinauszuzögern.

Wenn Sie Ihre Ausdauer steigern wollen, sollten Sie als Erstes an Ihrem autoerotischen Stil feilen – und ich rede hier nicht vom Sex auf der Rückbank ihres Wagens, meine Herren! Die meisten Männer merken gar nicht, dass ihre Art zu onanieren direkte Auswirkungen auf ihre Leistung im Bett hat. Tatsächlich sind die meisten Sextherapeuten der Ansicht, dass die vorzeitige Ejakulation auf die frühen sexuellen Erfahrungen eines Mannes zurückzuführen ist – wer beim heimlichen Onanieren Angst hatte, erwischt zu werden, hat sich »antrainiert«, möglichst schnell zum Höhepunkt zu kommen. Wenn Sie auch heute noch eher eilig onanieren, werden Sie meist Probleme beim Geschlechtsverkehr haben, weil Sie Ihrem angelernten Programm entgegensteuern müssen. Sextherapeuten sehen in solchen Onaniemustern einen der Hauptgründe für Erektions- und Ejakulationsprobleme. Denken Sie also nicht: »Ich hab noch fünf Minuten, bis mein Chef zurückkommt, da kann ich mir ja kurz einen runterholen!« Betrachten Sie die Selbstbefriedigung als Training für den Geschlechtsverkehr. Wenn Sie lernen, Ihr Tempo beim Masturbieren selbst zu regulieren, gelingt Ihnen das auch, wenn Sie später mit Ihrer Traumfrau im Bett liegen.

Suchen Sie sich einen Moment aus, in dem Sie keine Eile haben, einen Ort, an dem Sie nicht gestört werden, und onanieren Sie mit trockenen Händen bis kurz vor dem Punkt, an dem Sie ejakulieren – und dann hören Sie auf. Nachdem Sie das noch zweimal wiederholt haben, erlauben Sie sich zu kommen. Sobald Sie genug Selbstkontrolle für diese Übung besitzen, tun Sie dasselbe mit einer nassen Hand, die sich eher wie eine Vagina anfühlt. Wenn Sie sich antrainieren, bei der Selbstbefriedigung immer mehr Zeit und stärkere Stimulation für den Orgasmus zu brauchen, lässt sich das wahrscheinlich auch auf den Geschlechtsverkehr übertragen.

Eine andere Art, die Ejakulation selbst zu kontrollieren, besteht in der Stärkung Ihrer Beckenbodenmuskeln.

Vielleicht haben Sie schon mal von den »Kegel-Übungen« für Frauen gehört. Männer können von diesen Übungen für die Beckenbodenmuskeln genauso profitieren, vor allem wenn sie sich eine bessere Kontrolle über die Ejakulation wünschen. Um Ihren Beckenbodenmuskel zu finden, legen Sie zwei Finger hinter Ihre Hoden. Jetzt stellen Sie sich vor, dass Sie gerade Wasser lassen und den Strahl mittendrin anhalten wollen, indem Sie den entsprechenden Muskel betätigen. Üben Sie das Anspannen und Entspannen dieser Muskelgruppe dreimal täglich mindestens 25 Mal. Sobald Sie diese Muskeln richtig unter Kontrolle haben, können Sie beim nächsten sexuellen Zusammentreffen mit Ihrer Flamme einfach den Beckenbodenmuskel mehrfach anspannen, bis Sie merken, dass Ihre Erregungskurve leicht absinkt.

Nach dem Orgasmus lässt sich die Erektion mit der taoistischen Methode aufrechterhalten, indem man einen Akupunkturpunkt drückt, der genau in der Mitte zwischen Anus und Hodensack liegt. Sein Name ist Jen-Mo, und wenn Sie einen Finger daraufpressen, spüren Sie eine leichte Einbuchtung. Nach den Lehren des Tao kann man durch Drücken dieses Punktes kurz vor dem erwarteten Orgasmus die

Ejakulation in eine »Injakulation« verkehren, bei der der Samen »recycelt« und wieder vom Blut absorbiert wird. Auf diese Art kommt der Mann zu den angenehmen Empfindungen, die das Pumpen der Prostata mit sich bringt, und spürt auch einen Orgasmus, aber seine Erektion bleibt erhalten. Wenn Sie es ausprobieren wollen, greifen Sie das nächste Mal, wenn Sie den Höhepunkt kommen spüren, einfach von hinten zwischen Ihre Beine und drücken den Jen-Mo-Punkt. Üben Sie genug Druck aus, sodass der Samen nicht aus der Prostata und durch die Harnröhre fließen kann. Taoisten empfehlen Männern, die länger aushalten wollen, außerdem eine Prostata-Massage. Wenn Sie sich für taoistische Techniken interessieren, besorgen Sie sich eines der zahllosen Bücher zu diesem Thema.

Schließlich haben Sie auch noch die Möglichkeit, Stellungen zu wählen, die den Penis nicht so stark reizen, sodass Sie sich auf das Vergnügen Ihrer Partnerin konzentrieren können. Seitliche Stellungen oder solche, bei denen die Frau oben sitzt, erlauben Ihnen, die Stimulation zu dämpfen, wenn sie zu intensiv wird.

Eine weitere Technik, die Ihre Ausdauer und Ihre Orgasmusfähigkeit steigern soll, nennt sich CAT *(coital alignment technique),* die von dem Sexforscher Edward Eichel in den frühen 1990er-Jahren erstmals beschrieben wurde. Erfahrene Liebhaber benutzen diese Methode jedoch schon seit den Tagen des Kamasutra. Man könnte sie so beschreiben, dass der Mann etwas weiter vorn »auf dem Sattel sitzt«, sein Becken also so hoch auf den Körper der Frau schiebt, dass sein Schambein (der Knochen direkt über dem Penisansatz) direkten Kontakt mit ihrer Klitoris hat. Um diesen Effekt zu erzielen, müssen Sie Ihr Becken nicht nur zehn Zentimeter weiter nach oben schieben, sondern auch Ihre Stöße verkürzen, also eigentlich eher vor- und rückwärts schaukeln, statt den Penis herauszuziehen und wieder hineinzustoßen. Bei jeder Bewegung sollten Sie mit Ihrem Schambein an ihrer Klitoris reiben.

Tipp Nummer 30

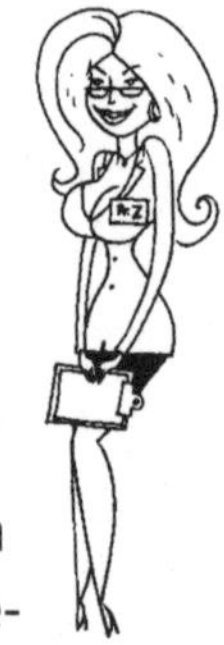

Wenn Sie zur schnellen Truppe gehören, sollten Sie als Erstes Ihren Onaniestil ändern – nicht schnell, sondern langsam und kontrolliert. Sie sollten kurz vor dem Höhepunkt innehalten und wieder von vorne anfangen. Sobald Sie gelernt haben, den entscheidenden Zeitpunkt zuverlässig zu bestimmen, versuchen Sie beim Geschlechtsverkehr in diesem Moment vom Gas zu gehen und die Stimulation zu minimieren, indem Sie sich ganz auf das Vergnügen Ihrer Partnerin konzentrieren oder die Stellung wechseln. Seitliche Stellungen oder eine Stellung, bei der sie oben sitzt, helfen Ihnen wahrscheinlich, länger durchzuhalten. Ein Training des Beckenbodenmuskels erlaubt ebenfalls eine bessere Kontrolle über die Ejakulation. Sie können auch versuchen, kurz vor dem Samenerguss den Punkt auf dem Damm zu drücken, der genau in der Mitte zwischen Anus und Hodensack liegt.

Diese Stellung bietet maximale klitorale Stimulation und hilft der Frau, den Orgasmus zu erreichen. Zusätzlich wird der Winkel, in dem der Penis eindringt, so verändert, dass die Reibung auf der Oberseite und an der Spitze am größten ist. Ein komplettes Eindringen ist auf Grund dieses Winkels schwierig bis unmöglich. Wenn Sie diese Stellung länger beibehalten, erfahren Sie eventuell nicht genug Stimulation, um Ihre Erektion aufrechtzuerhalten, es könnte also nötig sein, ab und zu in die Missionarsstellung zu wechseln.

Zu diesem Thema habe ich noch einige weitere Tipps aufgelistet – vom schnellen Notbehelf bis zu langfristig orientierten Lösungsvorschlägen.

1. Onanieren Sie vorher

Die meisten Männer kommen schneller, wenn Sie länger keinen Orgasmus mehr gehabt haben. Also lassen Sie sich ein wenig Selbstliebe angedeihen, bevor Sie mit Ihrer Traumfrau ins Bett gehen. Üben Sie, langsam zu onanieren. Steigern Sie Ihre Erregung, dann lassen Sie Ihren Penis wieder ein wenig schlaffer werden, bevor Sie von vorne anfangen. Achten Sie darauf, eventuelle Spuren Ihres Vergnügens zu beseitigen ...

2. Betäuben Sie Ihren Penis mit einer Creme, benutzen Sie einen Cockring oder ein Kondom

Diese Hilfsmittel funktionieren nicht bei allen. Eine Creme, die die Empfindungsfähigkeit herabsetzt, kann verhindern, dass Sie zu sehr erregt werden. Der Nachteil ist hierbei, dass Ihr Penis leider betäubt ist und nebenbei könnten auch die

Empfindungen Ihrer Partnerin beeinträchtigt werden. Viele Männer berichten, dass sie länger durchhalten, wenn sie ein Kondom oder einen Cockring tragen. Wenn Sie Ihre Partnerin richtig glücklich machen wollen, besorgen Sie sich einen vibrierenden Cockring, an dem ein winziges vibrierendes Ei befestigt ist, das ihre Klitoris stimulieren soll.

3. Denken Sie an Ihren grässlichen Nachbarn

Männer mit einem lebhaften Vorstellungsvermögen können einen heraufziehenden Orgasmus hinauszögern, indem sie an etwas denken, was für sie das Gegenteil von sexy ist, zum Beispiel ihr gemeiner, fetter Chef, oder etwas Trauriges wie der Tod einer nahestehenden Person. Andere gehen geistig noch einmal das Fußballspiel vom Samstag durch oder überlegen sich Schachzüge. Manche schwören auf diese Methoden, andere klagen, dass sie dadurch ihre Erektion komplett verlieren.

4. Trinken Sie etwas Alkohol

Alkohol verzögert sämtliche Reflexe und auch Ihre Ejakulation. Aber wenden Sie diese Technik nicht zu oft an, sonst bauen Sie noch eine Toleranz gegen Alkohol auf und brauchen immer größere Mengen. Und irgendwann schlafen Sie dann auf Ihrer Angebeteten ein, ohne überhaupt ejakuliert zu haben.

5. Lassen Sie Ihre Prostata untersuchen

Die Forschung hat gezeigt, dass in 50 Prozent der Fälle von frühzeitigem Samenerguss eine entzündete Prostata die Sache verschlimmert hat. Also lassen Sie nicht zu, dass Ihre Angst vor der Untersuchung Sie davon abhält, einen Arzt zu konsultieren und Ihre Prostata untersuchen zu lassen.

6. Wenden Sie die Drucktechnik an

Diese Technik wurde von Masters und Johnson entwickelt und soll von der Partnerin durchgeführt werden, aber auch Männer haben mir schon berichtet, dass sie sie erfolgreich anwenden. Wenn Sie spüren, dass Sie kurz vor dem Orgasmus stehen, drücken Sie den Penisschaft zwischen Daumen, Zeige- und Mittelfinger. Üben Sie direkt unterhalb der Eichel ungefähr 20 Sekunden lang leichten Druck aus, dann lassen Sie los und setzen die Stimulation fort. Ich habe beobachtet, dass Pornostars diese Methode anwenden, um länger durchzuhalten.

7. Benutzen Sie die Stop-and-Go-Technik

Diese Technik besteht darin, kurz vor der Ejakulation das Tempo zu verlangsamen oder innezuhalten. Das gestattet Ihnen, Ihre Erregung immer wieder so weit zu drosseln, dass Sie die Kontrolle behalten.

8. Bewegen Sie sich zu Musik

Suchen Sie sich ein Stück mit sehr langsamem Beat aus und richten Sie Ihr Tempo danach aus. Stoßen Sie langsam und konzentrieren Sie sich abwechselnd auf die Empfindungen in Ihrem Penis und dann wieder auf die Musik. Versuchen Sie, je nach Takt, immer genau ein oder zwei Stöße pro Beat auszuführen.

EMO und CAT – Wie Sie sie in jeder Hinsicht in Fahrt bringen

Der XXL-Orgasmus

»Jetzt weiß ich endlich, was ich jahrelang vorgetäuscht habe.«

GOLDIE HAWN in *Schütze Benjamin*

Als eine meiner Freundinnen vor ein paar Jahren nebenbei erwähnte, dass ihr neuer Liebhaber ihr durch manuelle Stimulation massenweise Orgasmen verschaffte, konnte ich mir den Spott nicht verkneifen. Ich wusste von der Entdeckung von Masters und Johnson, dass Frauen mehr als einen Orgasmus bei einer sexuellen Begegnung haben können, aber ich wusste auch, dass nur wenige meiner Freundinnen in diesen Genuss kamen. Doch Studien haben gezeigt, dass auf die männliche Ejakulation zwar ein jäher Abfall der Erregungskurve folgt, die Erregung der Frau jedoch auf einem vergleichsweise hohen Level bleibt, nachdem sie gekommen ist. Masters und Johnson nannten diesen Zustand »Plateauphase« und stießen bei ihren Studien auf Frauen, die durch unablässige Stimulation bis zu 20 aufeinanderfolgende vaginale Orgasmen erleben konnten. Bei der weiteren

Forschung entdeckte das Team den »multiplen Orgasmus« – besonders ausgeprägt bei einer weiblichen Versuchsperson, die einen Orgasmus von 43 Sekunden hatte, mit 25 unterscheidbaren Kontraktionen.

Doch nicht jede Frau ist in der Lage, in dieses orgasmische Nirwana vorzustoßen, sei es aus physiologischen oder psychologischen Gründen. Die Fähigkeit zu multiplen Orgasmen ist unter jungen Frauen kaum verbreitet, sie ist eher erlernt. Das deckt sich mit der Erkenntnis der Forscher, dass der sexuelle Appetit der Frau bis Mitte dreißig immer noch ansteigt, und dass eine (natürliche) Geburt die Lust der jungen Mutter auf Sexualität oft noch erhöht. Doch mit Geduld und Übung können viele Frauen lernen, mehr als einen Orgasmus zu erleben, vor allem wenn Sie einen geduldigen Liebhaber haben, der sich ihr Vergnügen zum Ziel gesetzt hat.

Wenn Sie es schaffen, mit Ihrer Traumfrau so weit zu kommen, dass sie multiple oder besonders lang anhaltende Orgasmen erlebt, können Sie sicher sein, dass sie immer wieder in Ihr Bett zurückkommen wird. Da sie diesen Kick höchstwahrscheinlich noch mit keinem anderen erlebt hat, werden Sie als der ultimative, einzigartige Liebhaber dastehen. Außerdem wird es sie überzeugen, dass Ihnen ihre Befriedigung wirklich am Herzen liegt und Sie ihr als Person so große Aufmerksamkeit schenken. Wenn Sie hier Erfolge verbuchen können, stehen Ihnen sexuell alle Türen offen. Aber wie erwerben Sie sich diese Fähigkeit?

Wie bereits erwähnt, gibt es zwei Typen von multiplen Orgasmen. Beim ersten liegen die Höhepunkte zwei bis zehn Minuten auseinander, und der Erregungszustand der Frau sinkt zwischendurch immer nur bis auf den Plateaulevel ab, um dann zu einem erneuten Orgasmus anzusteigen. Der zweite Typ ist der serielle multiple Orgasmus, bei dem die Frau einen Orgasmus nach dem anderen hat, ohne dass ihre Erregungskurve zwischendurch absinken würde. Ersterer kommt oft zustande, wenn durch orale oder manuelle Stimulation ein klitoraler Orgasmus erreicht wird und die Partner dann zu vaginalem Verkehr übergehen, bei dem es zu weiteren Höhepunkten kommt. In manchen Fällen kann nach einem klitoralen Orgasmus durch sanfte orale/manuelle Stimulation ein zweiter erreicht werden, indem man die Klitoris mit einem Sexspielzeug kräftiger stimuliert. Serielle multiple Orgasmen dagegen laufen fast immer vaginal ab. Der Schlüssel zu den kurzfristig aufeinanderfolgenden Orgasmen scheint eine ausgedehnte, abwechslungsreiche Stimulation zu sein.

Nach Angaben der Bodanskys, einem Autorenpaar, das in seinem Buch *Orgasmus XXL: Lustvoll lange Höhepunkte* den »Extended Massive Orgasm« (EMO) beschreibt, kommt eine Frau am leichtesten durch manuelle Stimulation zu einem ausgedehnten Orgasmus. Sie empfehlen, dass sie sich bequem auf den Rücken legen soll, die Beine hochgelagert und angezogen. Ihr Partner soll ihr zunächst sanft die Vulva streicheln, dann den Kopf der Klitoris mit einem mit Gleitcreme befeuchteten Finger reiben und nach einer Weile auch noch den Mittelfinger dazunehmen. Geschwindigkeit und Druck sollen sich nach ihren Vorlieben richten. Gleichzeitig kann er auch den Daumen einsetzen, um Druck auf ihre Vaginalöffnung auszuüben. Wenn die Frau spürt, dass sich der Orgasmus ankündigt, sollte sie ihrem Partner ein Signal geben, damit er das Tempo zurücknimmt. Als Nächstes soll er noch mehr Gleitcreme auftragen, mit Zeige- und Mittelfinger der anderen Hand ein V bilden, sie in die Vagina einführen, vor- und zurückbewegen und dabei auf der Elf- und Ein-Uhr-Position Druck ausüben, wobei er mit verschiedenen Geschwindigkeiten experimentieren kann. Nach einer Weile sollte er die Position seiner Finger ändern, die Punkte auf neun und drei Uhr stimulieren und mit zwei Fingern Richtung sechs Uhr nach unten stoßen. Diese Technik kann bei manchen Frauen zu ausgedehnten Orgasmen führen, wie bei Vera Bodansky, die in ihren Workshops ihre eigenen einstündigen Orgasmen vorführt!

Um Ihrer Partnerin serielle vaginale Orgasmen durch Geschlechtsverkehr zu verschaffen, müssen Sie in der Lage sein, den Akt zu verlängern und sowohl Winkel als auch Geschwindigkeit und Tiefe zu variieren. Das bedeutet, dass Sie als Erstes an den beschriebenen Techniken feilen müssen, mit denen Sie Ihren Höhepunkt zurückhalten. Sobald Sie problemlos so lange durchhalten können, wie Ihre Partnerin es sich wünscht, können Sie versuchen, die Zahl ihrer Orgasmen zu maximieren. Am besten lassen Sie sie dafür zuerst oben sitzen, wo sie sich auf die Art bewegen kann, die ihr am meisten Vergnügen bereitet. Während Sie sie reitet, können Sie ihr mit den Händen die Brüste massieren oder die Klitoris manuell oder mit einem Vibrator stimulieren.

Wenn sie lieber unter Ihnen liegt (das ist auch mein Favorit), können Sie die Missionarsstellung so abändern, dass sich ihre Chancen auf einen Orgasmus erhöhen. Die CAT-Technik, die ich Ihnen bereits beschrieben habe, ist immer noch die beste Methode, um ihre Klitoris zu stimulieren. Sie können sie auch umgekehrt ausführen, indem die Frau ihre Klitoris mit dem Schambein des Partners in Kontakt bringt und in dieser Stellung vor- und zurückschaukelt, um die Klitoris optimal zu stimulieren. Im Grunde ist es so einfacher, als wenn der Mann oben liegt, denn die Frau merkt, wann sich die Klitoris in der perfekten Position befindet. Für Frauen, die klitorale Stimulation benötigen, um beim Geschlechtsakt zum Orgasmus zu kommen, ist diese Stellung ideal.

Als Variante zu CAT kann man auch ein Kissen unter ihren Po schieben, um das Becken höher zu lagern und so ihren G-Punkt optimal zu stimulieren. Zusätzliche Stimulation mit den Fingern oder einem Vibrator, sowohl klitoral als auch anal, soll die Orgasmen ebenfalls verstärken und verlängern. Die meisten heißen Frauen, die ich befragt habe, lieben Sexspielzeug und mögen es, wenn Männer welches benutzen. Besorgen Sie sich doch das Kondom mit dem vibrierenden Ring und beobachten Sie ihre Reaktion. Die meisten Pin-up-Models haben allerdings gesagt, dass sie gerne gefragt werden, bevor der Mann ein Sexspielzeug zum ersten Mal benutzt. Experimentieren Sie auch mit verschiedenen Gleitcremes – mit Geruch, mit Geschmack etc.

Realistischerweise können Sie aber nicht erwarten, dass Sie durch die Anleitungen der Bodanskys, durch andere Techniken oder Sexspielzeuge gleich in der ersten Nacht multiple Orgasmen bei Ihrer Partnerin hervorrufen. Aber da sie die Frau ist, von der Sie schon immer geträumt haben, wollen Sie wahrscheinlich sowieso, dass sie regelmäßig in Ihrem Schlafzimmer zu Besuch ist – es sei denn, sie schreckt Sie allzu rasch mit ihrem Narzissmus oder ihrer Shoppingsucht ab.

Sie sollten sich auch bewusst machen, dass nicht alle Frauen multiple Orgasmen erreichen können, also versichern Sie ihr, dass mit ihr alles in Ordnung ist, auch wenn Ihre Bemühungen keine Früchte tragen. Das ganze Unternehmen sollte für beide Spaß bedeuten, und egal, was am Ende dabei herauskommt, sie wird Ihnen für Ihre Versuche immer dankbar sein. Sie beweisen Ihrer Angebeteten damit, dass Ihnen ihr Vergnügen und ihr Glück wirklich am Herzen liegen. Und wie bei der Suche nach dem Heiligen Gral kann der Weg dorthin bereits der Sinn des Ganzen sein.

Tipp Nummer 31

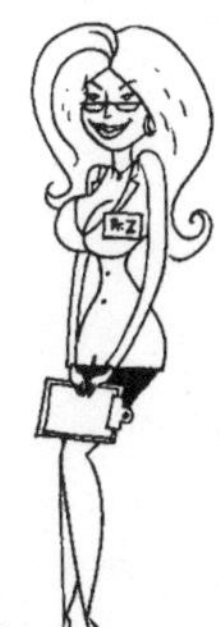

Wenn Sie ihr innerhalb kürzester Zeit aufeinanderfolgende Orgasmen verschaffen wollen, müssen Sie sie lang und abwechslungsreich stimulieren: Sie können ihre Vagina nach den Empfehlungen der Bodanskys manuell stimulieren, manuelle und orale Stimulation kombinieren oder den Geschlechtsakt verlängern, indem Sie Stellungen einnehmen, die ihre Klitoris oder den G-Punkt perfekt stimulieren (die CAT-Technik, beziehungsweise ein Kissen unter ihren Po/von hinten).

Kennen Sie ihre acht Hot Spots?

Als wäre es nicht schon schwierig genug, ihren G-Punkt zu finden, scheinen auch noch andere Regionen der weiblichen Genitalien orgasmische Kapazitäten zu haben. Nicht alle Frauen reagieren auf Stimulation dieser Bereiche, aber Sie sollten es versuchen und die Reaktionen Ihrer Traumfrau beobachten. Beginnen Sie beim Venushügel und arbeiten Sie sich von dort langsam nach unten und innen. Wenn Ihnen das zu umständlich ist, können Sie ihre Vagina auch Stück für Stück im Uhrzeigersinn stimulieren, bis Sie herausgefunden haben, wo ihre magischen Punkte sitzen.

1. Der Venushügel

Der fleischige Hügel direkt über ihrem Schambein. Manche Frauen werden gerne zuerst dort gestreichelt, bevor die Klitoris drankommt.

2. Die Klitoris

Ein knöpfchenähnliches Organ, das ihr jede Menge Vergnügen bereitet. Es sitzt dort, wo die kleinen Schamlippen zusammenstoßen, direkt über dem Harnröhrenausgang. Fast jede Frau reagiert auf klitorale Stimulation, allerdings mögen viele die Berührung weniger direkt – sie haben es lieber, wenn Sie durch die Vorhaut mit der Klitoris spielen.

3. Der U-Punkt

Das U steht für Urethra, denn dieser Punkt sitzt direkt am Eingang zur Harnröhre – unterhalb der Klitoris, zwischen dem Scheideneingang und dem G-Punkt. Um auszuprobieren, ob ihr die Stimulation des U-Punkts zusagt, legen Sie Ihren Daumen auf die Vorhaut über der Klitoris, stecken Ihren Zeigefinger in die Vagina und reiben die beiden Finger dann in einer Geldzähl-Geste gegeneinander.

4. Der G-Punkt

Er liegt vier bis acht Zentimeter tief in der Vagina, an der vorderen Wand. In erregtem Zustand ist er ungefähr zwei Zentimeter groß und kann ertastet werden, wenn man ein oder zwei Finger in die Scheide einführt und zu einer lockenden »Komm her«-Bewegung krümmt.

5. Die E-Zone (oder Epizentrum)

Liegt direkt oberhalb des Gebärmutterhalses an der vorderen Scheidenwand, ein paar Zentimeter weiter als der G-Punkt. Manche Frauen erleben hier einen Orgasmus.

6. Die AFE-Zone (von »Anterior Fornix Erogenous«)

Hierbei handelt es sich um den Bereich am oberen Gebärmutterhals. Die AFE-Zone liegt an der hinteren Scheidenwand, sozusagen gegenüber vom G-Punkt.

7. Die P-Zone

Das Perineum ist der Damm, die Zone zwischen Vagina und Anus. Viele Frauen genießen eine Stimulation dieses Bereichs, weil dabei indirekt der Anus mitstimuliert wird.

8. Die A-Zone

Das Gebiet rund um den Anus ist fast immer ein Quell des Vergnügens für eine Frau. Aber Vorsicht: Die Tatsache, dass sie hier gerne massiert wird, heißt noch lange nicht, dass sie auch Analsex mag!

Sexfantasien – dringen Sie in ihren geheimen Garten vor

Vom Träumen und Wünschen

Harry: *»Das ist alles? Ein gesichtsloser Mann reißt dir die Kleider vom Leib? Das ist die Sexfantasie seit deinem zwölften Lebensjahr?«*
Sally: *»Na ja, manchmal variiert es ein bisschen.«*
Harry: *»Inwiefern?«*
Sally: *»Ich hab verschiedene Kleider an.«*

DIALOG aus *Harry und Sally*

Es hat zwei ganz entschiedene Vorteile, die Sexfantasien Ihrer Liebsten zu erforschen: Erstens halten Sie damit Ihre Beziehung frisch, indem Sie vermeiden, dass Langeweile aufkommt, und Sie sorgen für gemeinsame Freuden im Schlafzimmer. Zweitens verhilft es Ihnen aber auch zu einem höheren Grad von Intimität. Wie ich bereits betont habe, ist Intimität und ein Gefühl der Verbundenheit enorm wichtig für die sexuelle Befriedigung der Frau, und das gilt natürlich doppelt, wenn sie sich in Sie verlieben soll. Wenn sie Ihnen ihre geheimsten Sexfantasien anvertraut, vor allem solche, die die Gesellschaft als »böse« einstufen würde, zeigt sie Ihnen damit, dass sie Ihnen mehr Vertrauen entgegenbringt und bei Ihnen mehr Intimität empfindet als bei jedem anderen Mann in ihrem Leben. Aus diesem Grunde sollten Sie ihre Enthüllungen nutzen, um die Verbundenheit zu vertiefen, die zwischen Ihnen entsteht. Das gilt in erster Linie, wenn Sie eine langfristige Beziehung mit dieser Traumfrau aufbauen wollen, deren Liebhaber Sie immerhin schon geworden sind. Aber auch wenn Sie nur regelmäßig mit ihr schlafen wollen, erreichen Sie durch eine erhöhte sexuelle Intimität, dass sie immer wieder gerne zu Ihnen zurückkommt.

Von welchen Fantasien wir hier reden? Jahrhundertelang glaubte man, dass »normale« Frauen keine Sexfantasien haben. Das bahnbrechende Werk, das der Öffentlichkeit diese private Welt der Frauen bewusst machte, war Nancy Fridays Anthologie *Die sexuellen Phantasien der Frauen* sowie die zahlreichen Folgebände. Wie in Fridays Sammlung und in den folgenden Studien deutlich wurde, bevorzugen die meisten Männer und Frauen in ihren Fantasien ähnliche Themen. Eine dieser Pionierarbeiten stellte zudem fest, welche Fantasie bei Männern und Frauen gleichermaßen beliebt sind.

Die Top Five sind:

1. Geschlechtsverkehr mit der Person, die man liebt.
2. Geschlechtsverkehr mit einem/einer Fremden.
3. Sex mit mehreren Partnern des anderen Geschlechts gleichzeitig.
4. Dinge tun, die man im wirklichen Leben niemals machen würde.

5. Zum Sex gezwungen werden/jemanden zum Sex zwingen.

Der Verkehr mit der Person, die man liebt, war in dieser Studie aus den frühern 1980er-Jahren für Männer wie für Frauen die erregendste Fantasie. In zwei anderen Studien stellte sich der Verkehr mit einem anderen Partner und die Wiederholung eines bestimmten sexuellen Erlebnisses als populärste Fantasie heraus.

In jedem Fall hat sich gezeigt, dass Männer und Frauen zwar über ähnliche Themen fantasieren, sich Ton und Stil dabei aber ganz deutlich unterscheiden. Die Fantasien der Frauen sind gefühlsbetonter, eher kontextabhängig, intimer und romantischer. Im Gegensatz zu Männern greifen Frauen seltener auf visuelle Reize zurück, sondern konzentrieren sich mehr auf den romantischen und emotionalen Gehalt, wenn sie ihre sexuellen Fantasien ausgestalten.

Untersuchungen haben gezeigt, dass Menschen, die Schuld- oder Schamgefühle wegen ihrer Sexualfantasien haben, seltener Sex haben und ihn auch wesentlich weniger genießen können. Wenn Sie also die sexuellen Fantasien Ihrer Traumfrau erkunden wollen, müssen Sie ihr vielleicht zuerst helfen, ihre Scham zu überwinden, bevor sie sich Ihnen anvertrauen kann. Das ermöglichen Sie ihr, indem Sie ihr erklären, dass ihre Fantasien ganz normal sind und sie diese einfach akzeptieren soll. Besorgen Sie Bücher von Nancy Friday oder anderen Lesestoff, der sich mit weiblichen Fantasien beschäftigt, zeigen Sie ihr, dass andere Frauen ihre Wünsche und Träume teilen, und versichern Sie ihr, dass seriöse wissenschaftliche Untersuchungen ergeben haben, wie normal solche Gedanken sind. Entsprechende Bücher können Sie auch dazu verwenden, ihr ihre Fantasien zu entlocken, indem Sie erzählen: »Bei Nancy Friday hab ich gelesen, dass viele Frauen davon träumen, gefesselt und dann so lange stimuliert zu werden, bis sie mehrfache Orgasmen erleben. Hast du dir auch schon mal so was vorgestellt?«

Sie sollten sie aber niemals zu sehr drängen, eine solche Fantasie auszuleben. Vielleicht schämt sie sich gar nicht dafür, möchte aber einfach nicht, dass die Realität in ihre Fantasiewelt eindringt – letztere ist wahrscheinlich die Welt, in der sie masturbiert. Vergessen Sie nicht, dass Fantasien ihren erotischen Reiz manchmal auch verlieren, wenn sie in die Tat umgesetzt werden. Wenn sie sich weigert, ihre Lieblingsfantasie auszuleben, möchte sie sie vielleicht ganz bewusst unerfüllt lassen. Doch wenn sie Interesse bekundet, sollten Sie sich überlegen, wie Sie ihre Träume Wirklichkeit werden lassen können. Besprechen Sie sich vorher mit ihr, damit Sie ihrer Fantasie so nah wie möglich kommen.

Die Inszenierung der Unterwerfung

»Frauen wollen von Natur aus dominiert werden.«

JAYNE MANSFIELD

Jedem Leser von Nancy Fridays Anthologie weiblicher Sexfantasien wird ins Auge fallen, wie oft Frauen hier gefesselt, versohlt oder anderweitig zum Sex »gezwungen« werden.

Studien haben ergeben, dass über 40 Prozent aller Frauen solche Fantasien haben, vielleicht sogar noch mehr, denn viele geben es ungern zu, auch wenn man ihnen Anonymität zusichert. Der allgemeine Irrglaube, dass sich in diesen Fantasien der Wunsch nach einer tatsächlichen Vergewaltigung oder Unterwerfung äußert, zeigt, dass den meisten die wichtigen Details entgehen.

In den vorher genannten Fantasien stellt sich die Frau den dominierenden Mann als einen begehrenswerten Liebhaber vor, der aus echter Leidenschaft handelt, weil ihre sexuelle Attraktivität ihn so erregt. Er wendet nur so viel Gewalt und Stimulation an, um ihren Widerstand zu überwinden und ihr letztlich doch sexuelles Vergnügen zu bereiten. Das hat überhaupt nichts mit einer Vergewaltigung gemeinsam, sondern ist Sex mit einem begehrenswerten, liebenden Partner – die Dominanz und Disziplinierung sind in dieser Fantasie nur die Mittel, die den ersehnten Höhepunkt herbeiführen. Lesen Sie einmal so einen Nackenbeißer, einen dieser kitschigen Liebesromane für Frauen, in denen Piraten die Heldinnen entführen und »schänden«, die Ritter sich wegen ihnen duellieren und sie dann »nehmen« – überall finden sich die bereits genannten Motive wieder.

Wie können Sie diese versteckten – vielleicht allzu gut versteckten – Fantasien nun erforschen? Als Erstes müssen Sie mit Ihrer Partnerin darüber reden. Sie müssen genau erfahren, wie sie sich die Szenen vorgestellt hat und wo sie ihre Grenzen zieht. Vielleicht hat sie sich vorgestellt, wie sie stundenlang gefesselt wird oder so lange versohlt, bis sie seinen Wünschen weinend und flehend nachgab. Vielleicht hat sie sich aber auch nur vorgestellt, wie sie ein bisschen symbolischen Widerstand leistet, bevor die Szene in ganz normalen Sex überging. Dazwischen besteht ein riesiger Unterschied, und Sie sollten sichergehen, dass Sie alle Parameter ihrer Fantasien ausgelotet haben, bevor Sie die Initiative ergreifen – und Ihre eigenen natürlich auch. Zweitens sollten Sie ihr versichern, dass Sie beim Ausleben dieser Fantasie niemals die von ihr gesetzten Grenzen überschreiten werden, egal, wie hilflos sie ist. Zu diesem Zweck vereinbaren Sie mit ihr ein Codewort, mit dem sie die Sitzung sofort beenden kann. Versprechen Sie ihr hoch und heilig, sofort Folge zu leisten, wenn sie dieses Wort ausspricht.

Jetzt wissen Sie also, was zu ihren Unterwerfungsfantasien gehört, aber wie inszenieren Sie sie am besten? So zu tun, als zwinge man jemanden zum Sex, ist ziemlich einfach. Das Setting, die Stimmung und das Maß an »Gewalt«, das sie sich von Ihnen wünscht, sind die Schlüsselfaktoren. Davon abgesehen unterscheiden sie sich kaum von irgendeinem anderen sexuellen Rollenspiel. Vergessen Sie aber nicht, dass Sie sie in Ihrer Rolle zwar zum Sex zwingen, im Grunde genommen aber einen »guten« Kerl spielen sollen.

Bondage-Fantasien sind genauso simpel umzusetzen. Sie fesseln sie – an ein Bett, einen Stuhl, ein anderes Objekt oder indem Sie ihre Arme einfach an ihrem Körper festbinden – und »quälen« sie dann lustvoll, mit Federn, Fingern etc. Benutzen Sie aber immer weiche Fesseln, die ihr nicht in die Haut schneiden. Der Gürtel Ihres Bademantels, ein Schlips oder ein Seidenschal eignen sich gut, Sie können aber auch ein paar Sex-Handschellen kaufen. Wenn Sie Ihre Angebetete da haben, wo Sie sie haben wollen, können Sie mit ihrem Körper spielen und alle Stimulationstechniken anwenden, die wir zuvor besprochen haben. Am Ende versichern Sie ihr, wie sehr Sie ihren Körper und das Geschenk ihrer Unterwerfung genossen haben. Schließlich sind Sie ja ein Märchenprinz – ein einfühlsamer, liebevoller »Bezwinger« ihrer Weiblichkeit.

Tipp Nummer 32

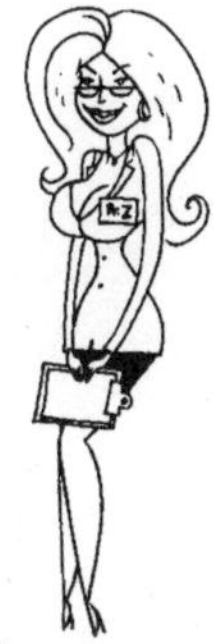

Frauenfantasien sind gefühlsbetonter, eher kontextabhängig, intim und romantisch, während sich Männer eher auf visuelle Reize verlassen. Versuchen Sie mal, über folgende Fantasien mit ihr zu reden: Geschlechtsverkehr mit der Person, die man liebt, Geschlechtsverkehr mit einem Fremden, mehrere Partner des anderen Geschlechts gleichzeitig, Dinge tun, die man in Wirklichkeit niemals tun würde oder zum Sex gezwungen zu werden beziehungsweise jemanden dazu zu zwingen. Suchen Sie sich die aus, die ihr am meisten zusagt, und verwirklichen Sie sie in einem Rollenspiel. Die meisten heißen Frauen träumen davon, von einem einfühlsamen, liebevollen Wüstling »überwältigt« zu werden, der ihre geheimsten Wünsche befriedigt.

So spielen Sie mit ihren sexuellen Fantasien

Zu empfehlen	*Nicht zu empfehlen*
So tun, als wären Sie ihr Boss	So tun, als wären Sie ihr Cousin
Reden wie ihr Lieblingsschauspieler	Reden wie ihr Ex-Mann
Nach Ankündigung eine Maske im Bett tragen	Ohne Vorwarnung eine Maske im Bett tragen
Eine andere Frau mitbringen, die ihr gefällt	Eine andere Frau mitbringen, die Ihnen gefällt
Sie zwingen, sich oral befriedigen zu lassen	Sie zwingen, Sie oral zu befriedigen
Es in Ihrem Auto tun	Es auf dem Rathausplatz tun

Die sechs beliebtesten Rollenspiele

Haben Sie keine Idee für Rollenspiele? Probieren Sie es mal mit diesen beliebten und einfach nachzustellenden Szenarien:

1. Doktor – Patientin

Doktorspiele sind nicht nur was für Kinder. Spielen Sie, dass Ihre Angebetete schwer krank ist und von Kopf bis Fuß untersucht werden muss.

2. Chef – Sekretärin

Sie haben gerade eine neue Sekretärin eingestellt, die kurze, enge Röcke trägt und sich oft bücken muss, weil sie ständig ihre Papiere fallen lässt.

3. Lehrer – Schülerin

Sie sind ein strenger Lehrer, der noch an den Sinn körperlicher Züchtigung glaubt, und sie ist die aufsässige Schülerin, die eine ordentliche Tracht Prügel verdient. Der Rest bleibt Ihnen überlassen.

4. Handwerker – Hausfrau

Sie sind ein hart arbeitender Klempner und sie eine gelangweilte Hausfrau, die nach Abwechslung lechzt. Untersuchen Sie ihre Rohrleitung, während sie sich über die Badewanne beugt.

5. Polizist – Fahrerin

Tun Sie so, als würden Sie Ihre Traumfrau rauswinken, dann legen Sie ihr Handschellen an, und überlassen Sie es ihr, wie sie den drohenden Strafzettel noch abwenden kann.

6. Sultan – Haremsdame

Sie ist die neue Konkubine in Ihrem großen Harem und muss sich richtig ins Zeug legen, damit Sie sie nicht gleich wieder weiterverkaufen.

Vom Analsex bis zum flotten Dreier – wobei spielt sie mit?

So bringen Sie sie zum Schlucken

»Frauen sind eigentlich gar nicht so anspruchsvoll. Sie wünschen sich im Bett nur eins: Dass Sie die Socken ausziehen. Und eines noch – sie wird ihre beste Freundin nie für einen flotten Dreier einladen, also brauchen Sie gar nicht weiter zu fragen.«

DENNIS MILLER

Nachdem Sie sie befriedigt haben, wie sie es sich in ihren kühnsten Träumen nicht vorgestellt hat, können Sie versuchen, sie noch einen Schritt weiterzulocken – hinein in die Welt, von der die meisten Männer nur träumen können. Eine Welt, in der heiße Frauen mit Sextoys spielen, Sperma schlucken, Analsex haben und begeistert einem Dreier mit Ihnen und einer weiteren Sexgöttin zustimmen. Wenn Sie meine Ratschläge bis hierher befolgt haben, stehen die Chancen gut, dass Ihre Traumfrau Ihnen bis ans Ende der Welt folgt.

In den Augen eines Mannes ist das Shangri-La des Oralsex eine Frau, die alles schluckt. Leider gehört Schlucken für die meisten Frauen nicht zu ihrer Vorstellung des Paradieses. Manche beklagen sich über den Geschmack des Spermas, andere fangen prompt an zu würgen, wenn sie den Samen nur im Mund haben. Was soll ein Mann also tun, um seine Geliebte davon zu überzeugen, dass sie das Zeug runterschlucken möchte?

Zu Ihrem Glück haben 95 Prozent der von mir befragten Frauen gesagt, dass sie schlucken – aber nur unter den richtigen Umständen. Der Geschmack Ihres Spermas ist dabei entscheidend für die Bereitschaft der Frau, also berücksichtigen Sie meine Ernährungstipps, dann wird sie Ihren Geschmack auch nicht unangenehm finden.

Erst einmal müssen Sie aber den Wunsch in ihr wecken – allen Widerständen und bisherigen Erfahrungen zum Trotz. Beim Kuscheln nach dem Sex oder in einem anderen romantischen Moment sollten Sie erwähnen, dass Oralsex für Sie der Gipfel sexueller Intimität ist. Bitten Sie sie, ihre großartigste Oralsexfantasie bis ins letzte Detail zu beschreiben, und versprechen Sie ihr, sie genau so in die Tat umzusetzen (– natürlich müssen Sie das dann auch durchziehen!). Dann wird sie sich höchstwahrscheinlich danach erkundigen, was sie im Gegenzug für Sie tun kann, damit Sie eine solche Intimität empfinden. In diesem Moment sollten Sie ihr eröffnen, dass Sie eine derartige Intimität nur erfahren, wenn sie schluckt.

Falls sie sich zu einem Versuch bereit erklären sollte, müssen Sie ihr die Sache aber auch ein bisschen leichter machen, indem Sie den Geschmack Ihres Samens verbessern. Daher ist es sehr wichtig, vor dem Oralsex die richtigen Lebensmittel zu essen. Isst ein Mann vor dem Blowjob bestimmte Obstsorten – vor allem Ananas, Zitrusfrüchte und Melonen –, schmeckt sein Ejakulat süßer, während fette und gewürzte Speisen es bitter machen. Fisch und Fleisch bewirken einen bitteren, fischigen Geschmack, und auch Milchprodukte mit ihrem hohen Bakteriengehalt können für unangenehmes Aroma sorgen. Wer Alkohol trinkt, sollte die Finger von chemisch verarbeiteten Spirituosen lassen, da sie das Sperma sauer machen können.

Eine vegetarische Mahlzeit, viel saures Obst und natürlich gereifter Wein garantieren ein wohlschmeckendes Ejakulat. Nur um Spargel, Brokkoli und Rüben sollten Sie einen Bogen machen, denn dieses Gemüse kann ebenfalls Unappetitliches bewirken. Ebenso Vitaminpräparate, Kaffee, Zigaretten, Knoblauch und Drogen wie Kokain. Wenn Sie all das beachten und mindestens 24 Stunden vorher auch noch anfangen, reichlich Wasser zu trinken, haben Sie schon viel dazu beigetragen, dass sie Ihr Sperma bereitwilliger schluckt.

Schließlich empfiehlt sich noch, dass sie das Ganze so rasch wie möglich schluckt, sobald sie es im Mund spürt. Auf diese Weise kann sich der Geschmack nicht allzu sehr in ihrer Mundhöhle ausbreiten, und Sie fühlen den zusätzlichen Saugeffekt des Hinunterschluckens. So ist beiden Beteiligten geholfen. Guten Appetit!

Tipp Nummer 33

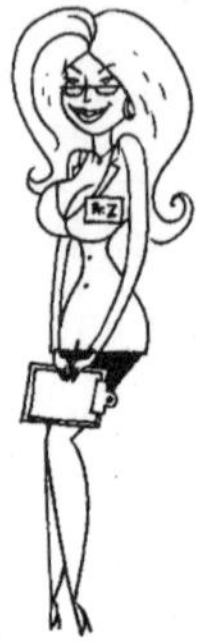

Wenn Sie Ihre Liebste zum Schlucken überreden wollen, überzeugen Sie sie davon, dass das Sperma Träger Ihrer Lebensenergie ist. Sobald der große Tag gekommen ist, trinken Sie reichlich Wasser und essen Sie viel Obst, damit das Ejakulat besser schmeckt. Sagen Sie ihr, dass sie es am besten einfach rasch schlucken soll – auf diese Weise wird sie gar nicht allzu viel vom Geschmack mitbekommen!

Analsex für Anfänger

Viele Frauen schaudert es beim bloßen Gedanken an Analsex, und das normalerweise nicht aus moralischen oder religiösen Bedenken. Vielmehr kann Analsex wirklich schmerzhaft sein, wenn er nicht richtig durchgeführt wird. Doch viele Frauen lernen ihn schätzen, wenn man sie sanft und schrittweise an die anale Stimulation heranführt.

Um ihre Neugier auf anale Erkundungstouren zu wecken, besorgen Sie sich ein Buch zum Thema, leihen Sie den Film *Der letzte Tango in Paris* aus, den umstrittenen Bertolucci-Film, dessen berühmte »Butterszene« Analsex noch populärer gemacht hat, oder einen Porno mit ansprechenden (!) Darstellungen von Analsex.

Versuchen Sie auch, sie durch vorsichtige Stimulation zu überzeugen. Beim Oralsex können Sie ihr den Damm reiben oder lecken und sich von dort bis zum Anus vorarbeiten. Umkreisen Sie den Anus mit einem Finger oder der Zunge. Wenn ihr das gefällt, streicheln Sie ihren Anus auch, wenn sie beim Geschlechtsverkehr auf Ihnen sitzt. Benutzen Sie die Pawlow'sche Konditionierung: Kombinieren Sie leichte anale Stimulation mit sexuellen Aktivitäten, die sie besonders gerne mag. Auf diese Weise schaffen Sie in ihrem Kopf eine Assoziation zwischen analer Stimulation und ihrem Orgasmus, was zukünftige Versuche leichter machen wird. Sobald sie Gefallen an analen Berührungen findet, können Sie ihren Anus mit einem reichlich mit Gleitmittel befeuchteten Finger penetrieren und sie mit der Zeit vorsichtig auf das Eindringen Ihres Schwanzes vorbereiten. Bei diesem Prozess gilt es, drei Regeln einzuhalten.

1. Ausreichend Gleitmittel

Bevor Sie ihren Anus penetrieren, sollten Sie sich ein gutes Gleitmittel besorgen. Im Gegensatz zur Vagina produziert der Anus wenig oder keine natürliche Feuchtigkeit, daher müssen Sie ein Gleitmittel verwenden, am besten auf Ölbasis, das hält länger. Der Nachteil besteht darin, dass Öl Latex angreift. Wenn Sie also planen, ein Latexkondom zu benutzen, sollten sie ein Gleitmittel auf Wasserbasis benutzen und lieber regelmäßig nachcremen.

2. Fingern

Fangen Sie mit irgendeinem Finger an (Daumen oder kleinen Finger ausgenommen), damit Sie kontrolliert vorgehen können. Reiben Sie zunächst kreisförmig rund um den Anus, dann drücken Sie mit dem Finger auf die Rosette, als würden Sie eine Klingel läuten. Drücken Sie erst ganz leicht, dann etwas fester, und lassen Sie den Finger ein, zwei Sekunden in seiner Position, bevor Sie wieder zurückfedern. Schließlich stecken Sie den Finger in den Anus und bewegen ihn vor und zurück, auch hier zunächst leicht, dann in einer stoßenden Bewegung wie bei der normalen Penetration. Versuchen Sie, ihr einen Finger in den Anus und einen in die Vagina zu schieben und die Wand zwischen Scheidenkanal und Rektum zu stimulieren.

Achtung: Stecken Sie niemals den Finger, der in ihrem Anus war, in ihre Vagina – das öffnet Scheidenerkrankungen oder Blasenentzündungen Tür und Tor! Vielleicht benutzen Sie sogar die eine Hand nur für den Anus, die andere für die Vagina.

3. Penetration

Sobald der Schließmuskel durch orale und manuelle Stimulation genug entspannt und obendrein gut befeuchtet ist, können Sie ein Sex-Spielzeug oder Ihren Penis einführen. Manche Sextoys wie Analstöpsel sind dafür gedacht, den Schließmuskel zu lockern und auf die Penetration vorzubereiten. Bitten Sie sie, sich zu entspannen und ganz ruhig zu atmen, während Sie in sie eindringen. Stimulieren Sie keine anderen erogenen Zonen während des Analverkehrs, denn dadurch könnten Sie unerwünschte Kontraktionen des Schließmuskels auslösen.

Fangen Sie nicht sofort an, wild in sie hineinzupumpen, sondern schieben Sie den Penis ein Stückchen hinein und ziehen ihn dann wieder langsam heraus, bis sie irgendwann bereit für Ihre Stöße ist. Sie kann ihre angenehmen Empfindungen noch verstärken, indem sie ihren Schließmuskel – zusätzlich zu den unbewussten Kontraktionen – bewusst zusammenzieht.

In den Köpfen der meisten Menschen hat sich die irrige Annahme festgesetzt, dass Analverkehr am einfachsten von hinten durchzuführen ist. Doch im Grunde ist die Missionarsstellung, bei der sie die Beine hochlegen kann, am besten dafür geeignet, weil sie die relevanten Muskeln auf diese Weise am besten entspannen kann. Bitten Sie Ihre Traumfrau, sich auf den Rücken zu legen und die Knie anzuziehen. Sie sollten je nach Vorliebe vor ihr knien oder liegen. Eine andere gute Stellung für Anfänger ist die seitliche: Sie liegt auf der Seite und Sie dringen von hinten in sie ein.

Wenn Sie den Penis herausziehen, tun Sie es bitte sehr langsam und behutsam, denn bei einer zu plötzlichen Bewegung kann der Schließmuskel verkrampfen.

Tipp Nummer 34

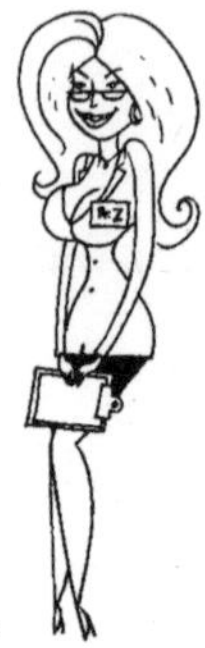

Wenn Sie Ihre Flamme überzeugen wollen, einmal Analsex mit Ihnen auszuprobieren, müssen Sie sehr geduldig und einfühlsam vorgehen. Bereiten Sie sie durch sanfte Analmassagen vor, dann befeuchten Sie ihren Anus mit einer halben Tonne Gleitmittel und versuchen, einen Finger einzuführen. Erst wenn ihr Schließmuskel völlig entspannt ist, sollten Sie versuchen, ganz, ganz langsam und behutsam in sie einzudringen.

Aller guten Dinge sind (manchmal) drei

Wie bereits im Kapitel über die Sexfantasien erwähnt, stellen sich viele Frauen vor, Sex mit mehreren Partnern gleichzeitig zu haben. Ich muss gestehen, dass ich selbst häufig solche Fantasien habe, und viele meiner Pin-up-Freundinnen haben zugegeben, insgeheim ähnliche Wünsche zu hegen. Aber ich muss Sie warnen: Die Umsetzung dieser Fantasien ist nicht ungefährlich, denn in der Vorstellung der Frau hat sie Sex mit Ihnen und einem anderen Mann, und Sie sollten ganz sicher sein, dass Sie damit klarkommen, bevor Sie jemanden zum Dreier einladen. Wenn bei der Vorstellung, Ihre Traumfrau mit einem anderen Mann im Bett zu sehen, auch nur das geringste bisschen Eifersucht oder Konkurrenzangst in Ihnen aufsteigt, oder sie befürchten, sie am Ende zu verlieren, dann lassen Sie die Finger davon!

Ihre Fantasien vom Sex mit Ihrer Angebeteten und einer zweiten Frau könnten einfacher umzusetzen sein, vor allem dann, wenn Sie merken, dass Ihre Geliebte bisexuell oder zumindest neugierig auf Sex mit einer Frau ist. Doch auch wenn sie sich bereit erklärt, sollten Sie hier vorsichtig vorgehen. Sollte sie nämlich doch eifersüchtig werden, während Sie sich lustvoll mit einer anderen vergnügen, können Sie sich eine längerfristige Beziehung mit Ihrer Flamme wahrscheinlich gleich abschminken.

Wie Sie sie überreden können

Viele Männer glauben, dass eine heiße Frau schwerer zu einem flotten Dreier zu überreden ist als eine durchschnittlich aussehende. Tatsächlich haben die meisten Pin-ups, die ich befragt habe, bisexuelle Neigungen, und viele haben es schon einmal mit einer Frau versucht. Sie sind es gewöhnt, sich vor fremden Frauen umzuziehen und einander nackt zu sehen, da ist der Schritt zur körperlichen Annäherung nicht mehr sehr weit. Sie müssen sie also vermutlich weniger dazu überreden, mit einer anderen Frau zu schlafen, sondern dazu, dabei sein zu dürfen.

1. Schritt: Wenn Sie nicht wissen, ob sie auch auf Frauen steht (wenn sie es tut, können Sie diesen Schritt überspringen)

Beginnen Sie einfach ein allgemeines Gespräch über Bisexualität bei Frauen. Erwähnen Sie eine Studie, über die sie gelesen haben, nach der die meisten Frauen den Gedanken an Sex mit einer Frau erotisch finden. Schauen Sie gemeinsam *The L Word* an oder *Kinsey – Die Wahrheit über Sex.* Fragen Sie sie, ob sie auch der Meinung ist, dass nur Frauen wirklich wissen, wie man eine Frau befriedigt. Wenn Sie nicht von selbst erzählt, dass sie lesbische Erfahrungen gesammelt hat, fragen Sie sie nach derartigen Fantasien.

Falls sie gerne Pornos mit Ihnen ansieht oder liest, können Sie sich ein Video oder ein Buch mit einer heißen Lesbenszene besorgen und Ihre Erregung offen zeigen. Wenn sie kein Problem damit hat, dass Sie den *Playboy* lesen, zeigen Sie ihr eine Ausgabe und fragen Sie, ob sie eines der Nacktmodels sexy findet. Oder warten Sie, bis Sie eine heiße Frau entdecken, wenn Sie gemeinsam unterwegs sind. Suchen Sie sich dabei eine aus, die den Vorstellungen Ihrer Partnerin entspricht – und fragen Sie sie, ob sie diese Frau nicht auch sexy findet.

Mit anderen Worten, bringen Sie sie auf den Gedanken, wie erotisch Frauen doch sind, und lassen Sie dann die Idee einfließen, dass sie vielleicht mit einer von ihnen schlafen könnte. Und schließlich erwähnen Sie, wie gerne Sie dabei zusehen würden. Versichern Sie ihr, dass Sie kein Problem mit weiblicher Bisexualität haben und niemals eifersüchtig werden würden, wenn sie mit einer Frau schläft. Sollten Sie jedoch herausfinden, dass Ihre Liebste moralische Bedenken gegen lesbischen Sex hat, sollten Sie die Idee vergessen – oder sich eine andere Frau suchen.

2. Schritt: Wenn Sie bereits wissen, dass sie auf Frauen steht

Sobald Sie ihr das Geständnis entlockt haben, dass sie gerne mal Sex mit einer Frau ausprobieren würde, ist der Moment für den nächsten Schritt gekommen. Denken Sie daran, dass sie sich ihrer Gefühle für Sie und der Unerschütterlichkeit Ihrer Beziehung ganz sicher sein muss. Sonst wäre sie wahrscheinlich zu unsicher, um eine andere Frau ins Spiel zu bringen. Wenn ihr der Gedanke gefällt, mit einer Frau zu schlafen, sie aber dabei nicht gerne beobachtet werden will, gewöhnen Sie sie an einen gewissen »Voyeurismus«, indem Sie einen Spiegel im Schlafzimmer aufstellen oder Sie beide beim Liebesspiel auf Video aufnehmen. Versprechen Sie ihr, dass Sie den Film hinterher zerstören – und tun Sie es auch! Überzeugen Sie sie, dass Sie nur zusehen wollen, weil Sie lernen möchten, wie Sie sie besser befriedigen können.

Zweifellos wird Ihre Flamme sich erkundigen, welche Rolle Sie dabei spielen wollen. Erwidern Sie, dass Sie entweder onanieren oder mitmachen möchten. An dieser Stelle sollten Sie betonen, dass Sie sich nur einmischen würden, wenn es ihr recht ist, denn ihr vorrangiges Ziel ist es ja, ihr Vergnügen zu steigern und ein tolles Erlebnis mit ihr zu genießen. Falls sie Ihnen das abkauft, können Sie die Bedingungen für den flotten Dreier aushandeln. Viel gibt es da allerdings nicht auszuhandeln: Sie sucht die andere Frau aus und sagt Ihnen vorher, wie weit Ihre Teilnahme gehen darf (das heißt, ob Sie nur zusehen, mit der anderen Frau rumknutschen oder richtigen Geschlechtsverkehr haben dürfen, und wenn ja, wer, wann mit wem darf etc.). Wenn sie Sie nur zusehen lassen will, nehmen Sie trotzdem an, denn es wird sie unglaublich anturnen, Sie onanieren zu sehen – vermutlich wird sie Sie dann ohnehin einladen mitzumachen.

Aber denken Sie an meine Warnung: Dreier können gefährlich werden. Erwarten Sie nicht, im Mittelpunkt der Aufmerksamkeit zu stehen – lassen Sie Ihre Traumfrau der »Star« dieser Show sein. Allerdings könnte sie entdecken, wie gut ihr die Sache mit der anderen Frau gefällt, und sie am Ende noch vor die Tür setzen. Sie sind auf jeden Fall gut beraten, wenn Sie der zweiten Frau nicht allzu viel Aufmerksamkeit schenken – sonst könnten Sie die erste verlieren.

Tipp Nummer 35

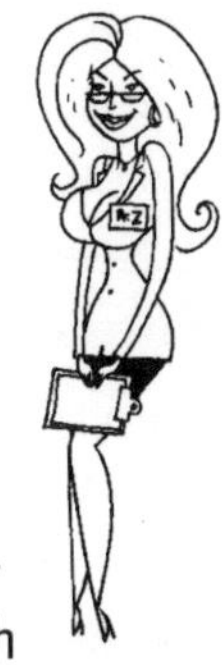

Wenn Sie Ihre Angebetete zu einem Dreier überreden wollen, müssen Sie zuerst nach ihren Fantasien fragen und herausfinden, ob sie auch von Frauen angezogen wird. Wenn ja, überzeugen Sie sie, dass Sie ihr gerne beim Sex mit einer anderen Frau zusehen würden, um zu lernen, wie Sie ihr noch mehr Vergnügen bereiten können. Dann überlassen Sie Ihrer Partnerin die Gestaltung der Regeln und suchen Sie beide eine Frau aus, mit der sie keine Probleme hat. Rechnen Sie damit, dass sie die Regeln nachträglich noch ändert! Und schenken Sie der zweiten Frau auf keinen Fall zu viel Aufmerksamkeit!

Schreiben Sie Ihr sexuelles Drehbuch neu

Alle heißen Frauen sind immer auf der Suche nach dem nächsten Kick. Es kann also gut sein, dass sie sich anderweitig orientiert, wenn Sie längere Zeit nichts Neues mehr aus dem Hut zaubern. Um die Schmetterlinge im Bauch zu bewahren, wagen Sie etwas Neues, und bemühen Sie sich, ihr sinnliche Abenteuer zu bieten. Bequemlichkeit und Vertrautheit sind Lustkiller. Wenn Sie also wollen, dass Ihre Partnerin weiterhin Herzflattern bekommt und Sie weiterhin einen Ständer, müssen Sie durch gewisse Änderungen in Ihrem sexuellen Drehbuch für ein paar Adrenalinschübe sorgen.

1. Open-Air-Sex

Raus aus dem langweiligen Schlafzimmer! Gehen Sie mal vor die Tür und poppen Sie in der freien Natur. Die abgestandene Luft in Ihrer Wohnung macht träge und müde, also lüften Sie Ihre Lungen und Genitalien mal wieder richtig aus. Das wird Ihrem Sexleben geradezu elektrisierende Impulse verleihen und ein bisschen Sonne lässt bei Ihnen und ihr den Testosteronspiegel ansteigen. Also packen Sie eine große Decke für Ihr Picknick ein oder gleich ein Zelt.

2. Aqua-Sex

Das Gefühl von Wasser auf Ihrem Körper erhöht das Vergnügen beim Sex, und außerdem sieht Ihre Angebetete tropfnass einfach unglaublich scharf aus. Der Auftrieb erlaubt Ihnen, ganz neue Stellungen auszuprobieren. Daher ist nasser Sex oft auch besonders wilder Sex. Es muss ja nicht gerade eine Jacht sein, ein Pool oder Ihre Badewanne tun's auch.

Natürlich ist nichts reizvoller als romantischer Sex am Strand, umspült von Wellen, aber wenn Sie sich keinen Urlaub in den Tropen leisten können, trösten Sie sie damit, dass es im Schwimmbecken keine tückischen Strömungen gibt und dass Sie sie auch mit dem Massageaufsatz in der Badewanne im Handumdrehen aufheizen können. Bedenken Sie aber, dass die natürliche Feuchtigkeit der Vagina unter

Wasser weggewaschen wird, also müssen Sie die Reibung mit Gleitmittel minimieren.

3. Claustro-Sex

Sex auf beengtem Raum kann ein Gefühl unerwarteter körperlicher Intimität auslösen. Wissen Sie noch, wie toll es war, als Sie mit Ihrer Freundin Petting in Ihrem ersten Kleinwagen machten? Wie sie mit den Knien unterm Kinn und den Füßen auf dem Lenkrad dalag? Versuchen Sie doch mal, es in einer Telefonzelle zu treiben – bevor die Dinger im Zeitalter des Handys endgültig aussterben. Wer gerne etwas mehr Luft zum Atmen hat, kann ja mal den Aufzug testen – drücken Sie die Stopp-Taste und probieren Sie, ob Sie vielleicht noch vor dem Sicherheitsdienst kommen. Oder loten Sie aus, wie es sich zu zweit im Schlafsack manövrieren lässt.

4. Transit-Sex

Unser halbes Leben sitzen wir im Auto oder in öffentlichen Verkehrsmitteln herum, warum sollten Sie also unterwegs nicht ein bisschen Sex haben? Lassen Sie Ihre Liebste üben, wie sie Ihnen am besten einen runterholt, während Sie im Stau stehen, oder treiben Sie es spätnachts in der U-Bahn. Oder Sie setzen sich in die letzte Bank im Bus und lassen die Vibrationen des Motors bei ihr Wunder wirken. Dann tun Sie so, als hätten Sie ihr Portemonnaie fallen lassen und tauchen unter ihren Rock. Ob sie wohl vor dem Bus am Ziel sein wird?

5. Höhen-Sex

Meistens hat man ihn in den Toiletten von Flugzeugen. Wer sich allerdings Sorgen macht, dass die Stewardess an die Tür hämmert, bevor man fertig ist, kann sich mit anderen Alternativen trösten, die für ähnlich Schwindel erregende Gefühle sorgen. So könnte es Ihrer Flamme gut gefallen, sich über das Balkongeländer zu beugen, während Sie sie von hinten nehmen. Wer es noch ausgefallener mag – und das entsprechende Kleingeld hat – kann sich einen Heißluftballon mieten und es in luftigen Höhen treiben.

6. Exhibitionisten-Sex

Fangen Sie damit an, dass Sie Sex vor dem Spiegel haben, stimulieren Sie sie dann mit Ihrem Fuß unter dem Restauranttisch und zum Schluss sind Sie vielleicht kühn genug, es an irgendeinem Ort zu treiben, an dem Sie jederzeit entdeckt werden könnten. Kinos eignen sich perfekt für solche Ausflüge in den Exhibitionismus, ohne dass Sie dabei ein Mindestmaß an Komfort aufgeben müssen. Suchen Sie sich einen Erwachsenenfilm aus, am besten einen ausländischen Film mit Untertiteln, und schreiten Sie dann auf den Plüschsitzen in der hintersten Reihe zur Tat. Vielleicht inspiriert sie das so sehr, dass sie hinterher der Star in Ihrer eigenen Produktion sein will.

7. SMS-Sex

Frauen sind nicht die einzigen, die sinnliche Reize gerne über die Ohren aufnehmen – auch Männer sind überraschend empfänglich für Dirty Talk! Aber heutzutage bedeutet Telefonsex zugleich SMS-Sex. Folgende Abkürzungen als Denkanstöße: »ZDOZM?« (»Zu dir oder zu mir?«), »FKK« (»Fahr Kondome kaufen«) oder auch »GNGN« (»Geht nicht, gibt's nicht«).

8. Rollenspiel-Sex

Viele Frauen haben schon einmal davon geträumt, sich von einem gut aussehenden Doktor gynäkologisch untersuchen zu lassen. Rollenspiele erlauben Ihnen, Ihre schmutzigsten Fantasien indirekt auszuleben. Also los, holen Sie den Arztkittel aus dem Schrank und tun Sie so, als müssten Sie sie eingehend untersuchen.

9. BDSM-Sex

Sie müssen kein Sadist sein, um Spaß an ein bisschen Spanking zu haben. Glauben Sie mir, fast jeder Frau gefällt es, sanft gefesselt und ein bisschen herumkommandiert zu werden (natürlich nur im Bett!). Holen Sie sich ein paar Fesseln – alte Krawatten oder Spielzeug-Handschellen – und zeigen Sie ihr, wer der Herr im Haus ist.

Nachglühen – bitte nicht umdrehen und losschnarchen!

So besiegen Sie die Müdigkeit

»Komm, mein Lieber, schmieg den Kopf an meine Schulter,
Deinen Kopf mit dem goldenen Haar.
Und dann segeln wir fort von hier
Ins schöne Land Nod.«

ELLA WHEELER WILCOX

Die meisten Männer möchten sich nach dem Sex am liebsten umdrehen und einschlafen. Wenn es Ihnen auch so geht, dann hat sich Ihre Partnerin sicher schon einmal darüber beklagt – falls nicht, dann steht Ihnen das garantiert noch bevor. Nach ungenügender Zungenfertigkeit und mangelnder Ausdauer ist es diese Unfähigkeit der Männer, nach dem Akt noch ein wenig Liebe zu zeigen, über die sich die Frauen am häufigsten beklagen.[43] Wenn Sie in ihren Augen der beste Liebhaber aller Zeiten sein wollen, müssen Sie es unbedingt vermeiden, Ihre Fähigkeiten dadurch zu schmälern, dass Sie in dieser kritischen Nachglüh-Phase ihre Bedürfnisse vernachlässigen.

Zu Ihrer Verteidigung sei gesagt, dass es einen physiologischen Grund dafür gibt, dass Sie nach dem Orgasmus einfach nur einschlafen möchten. Nach dem Höhepunkt wird den Muskeln so viel Glykogen entzogen, dass Sie sich körperlich einfach ausgelaugt fühlen, und Glykogenmangel sorgt für die Ausschüttung von Adenosin, das ebenfalls Schlaf auslöst. Da Männer mehr Muskelmasse als Frauen haben, werden sie auch müder – obwohl sie so gern noch ein bisschen Après-Sex hätte.

Der weibliche Körper seinerseits verlangt aus biochemischen Gründen nach dem Sex nach Kuscheln. Bei Männern wie Frauen wird während des Orgasmus Oxytocin ausgeschüttet, ein Hormon, das Gefühle von Nähe, Intimität und sogar Liebe fördert. Man fühlt sich ganz warm und benommen in Gegenwart des Partners, der diesen Oxytocin-Rausch ausgelöst hat. Dieses Hormon gehört zu den wirkungsvollsten überhaupt – vielleicht ist es sogar die chemische Grundlage für die Fähigkeit des Menschen, in Harmonie zusammenzuleben und in Gruppen, Clans und Familien Beziehungen aufzubauen. Doch der weibliche Körper produziert nach dem Orgasmus 50 Prozent mehr Oxytocin als der männliche. Während Sie das warme Nachglühen vielleicht eine Minute lang spüren, empfindet die Frau dieses Gefühl doppelt so stark und wesentlich länger.

Wenn Sie Schwierigkeiten haben, gegen den Schlaf anzukämpfen, bieten sich mehrere Möglichkeiten. Die beste wäre, aufzustehen, ins Bad zu gehen und ihr einen warmen, nassen Waschlappen und ein Handtuch zu holen, mit dem sie sich den Schweiß und andere Körperflüssigkeiten vom Körper und vor allem von den Genitalien wischen kann.

Auch wenn Sie ein Kondom benutzt haben, gibt es immer ein bisschen unerwünschte Feuchtigkeit hier und da, und wenn Sie es »unten ohne« gemacht haben, sollten Sie sich um den nassen Fleck kümmern. Eine Frau, die gerade gekommen ist, hat meistens weiche Knie und fühlt sich noch eine ganze Weile schwach und sogar ein wenig benommen – daher fällt diese Pflicht in Ihren Zuständigkeitsbereich. Wenn Sie schon mal dabei sind, können Sie sich ein bisschen kaltes Wasser ins Gesicht spritzen, kurz ein paar Liegestütze machen oder was auch immer Ihnen hilft, die Schläfrigkeit abzuschütteln. Nachdem Sie Ihre Traumfrau sanft gewaschen und abgetrocknet haben, können Sie sie zudecken und in den Arm nehmen, denn danach sehnt sie sich jetzt.

Sie können dem Schlaf auch ein Schnippchen schlagen, indem Sie eine CD mit lebhafter Musik einlegen, Ihnen beiden einen Drink mixen (nach heftigem Sex ist man ja immer ziemlich durstig) oder ein Fenster aufmachen, um frische Luft hereinzulassen. Tun Sie, was immer Sie tun müssen, um wach zu bleiben, denn diese postkoitalen Momente sind für sie genauso wichtig wie die Einlösung Ihres Versprechens, ihr auf jeden Fall einen Orgasmus zu verschaffen.

Das Bettgeflüster nach dem Sex ist noch aus einem anderen Grund von Bedeutung: Nach einem großartigen Höhepunkt und anschließendem, gemütlichem Gekuschel wird sie wahrscheinlich offener und aufrichtiger sprechen als in jedem anderen Moment Ihres Zusammenseins. Jetzt können Sie sich nach ihren sexuellen Fantasien erkundigen, erfahren, was sie über Sex, Liebe und die Männer denkt (ganz allgemein - zwingen Sie sie nie, Vergleiche anzustellen) und was sie für Träume und Ziele hat. Oxytocin fördert das Vertrauen, also wird Ihre Flamme nicht nur offener mit Ihnen sein, sondern wahrscheinlich auch eher glauben, was Sie ihr sagen. In diesen Momenten können Sie dafür sorgen, dass sie wirklich glaubt, was sie glauben soll, und auch entscheiden, wohin diese Beziehung eventuell noch gehen soll. Für viele Paare ist dieses postkoitale Bettgeflüster die Gelegenheit, bei der sie die tiefsten und effektivsten Gespräche führen. Machen Sie sich das zunutze!

Die 10 schönsten Dinge, die Sie beim Nachglühen für sie tun können:

1. Ihr einen Waschlappen besorgen.
2. Sie im Arm halten.
3. Ihr einen Drink machen.
4. Einen Snack holen.
5. Gemeinsam duschen.
6. Tagträumen nachhängen.
7. Musik hören.
8. Ein Video ansehen.
9. Ihr Rücken oder Füße massieren.
10. Ein frivoles Brettspiel für Erwachsene hervorholen.

Der Morgen danach

»Die Blicke, die man sich
übers Cocktailglas zuwirft,
sind bei weitem nicht mehr so erotisierend,
wenn man sie über der Müslischüssel tauscht.«

FRANK MUIR

Manche Männer scheinen nachts die tollsten Liebhaber zu sein, aber am nächsten Morgen verwandeln Sie sich in Monster. Ich habe in meinem Leben mehr als einen Typen abserviert, weil er sich am Morgen nach der ersten sexuellen Begegnung in einen egozentrischen, unsensiblen Trottel verwandelt hatte. Wenn die heiße Frau, die Sie mit allen Mitteln in Ihr Bett gelockt haben, mehr als ein One-Night-Stand werden soll, können Sie nicht einfach fünf gerade sein lassen, sobald die Morgensonne durchs Fenster fällt. Stattdessen beginnen in diesem Moment quasi die Vorbereitungen für Ihre nächste gemeinsame Nacht, egal, ob am selben Abend oder erst in der folgenden Woche.

Dabei ist es zunächst ja durchaus verständlich, wenn man sich am Morgen ein bisschen doof anstellt. Ich bin auch nicht gerade eine Frühaufsteherin, und auch viele meiner Modelfreundinnen sind nicht unbedingt in Topform, wenn der Morgen anbricht – vielleicht nicht einmal zur Mittagszeit. Da Ihre Angebetete weiß, dass sie am Morgen noch nicht so toll aussieht, wird sie überempfindlich auf alles reagieren, was ihr Aussehen betrifft. Das ist also der schlechteste Zeitpunkt für Witze über ein Speckröllchen oder verstrubbelte Haare. Alles Negative, was Sie in diesem Moment sagen, multipliziert sie mit ihrer Angst: Sie hat eine Höllenangst davor, sich Ihnen zum ersten Mal bei vollem Tageslicht, ohne Make-up und vorheriges Styling zu zeigen. Wenn Sie ihr nun ein ungutes Gefühl geben, sobald sie Ihnen ihr »wahres Ich« zeigt, wird sie wenig Lust haben, dieses Erlebnis irgendwann zu wiederholen. In diesen Momenten ist es äußerst wichtig, ihr zu versichern, wie wunderschön und begehrenswert sie ist. Sie müssen ja nicht allzu dick auftragen, aber zeigen Sie sich bei Tage von ihren Reizen ebenso begeistert wie in der vergangenen Nacht. Sie können zwar davon ausgehen, dass sie weiß, wie hübsch und sexy Sie sie finden. Aber beweisen Sie es ihr doch einfach mit einem Kuss oder einem ehrlichen Lächeln. Wenn sie Sie dazu ermuntert und Sie es nicht eilig haben, können diese morgendlichen Küsse auch gleich die nächste Runde einläuten: Meiner Meinung nach ist Sex am Morgen, wenn man frisch und voller Energie ist, den Ausdruck in den Augen des Partners sehen und seinen Körper bei Tageslicht bewundern kann, sogar die bessere Alternative als der übliche Sex beim Schlafengehen.

Sollten Sie keine Zeit oder Kraft für eine neue Runde mehr haben, vermitteln Sie ihr wenigstens das Gefühl, dass Sie Lust hätten. Dann hat sie noch einen Grund, zu Ihnen zurückzukommen. Wenn sie sagt: »Schade, dass wir jetzt zur Arbeit müssen, aber vielleicht ein anderes Mal ...«, dann treffen Sie sofort eine Verabredung, wann dieses andere Mal stattfinden soll. (Aber vergessen Sie nicht, dass Sie in der Anfangsphase Ihrer Beziehung nicht zu übereifrig oder ständig verfügbar erscheinen sollten, also lassen Sie bis zum nächsten Treffen ein paar Tage verstreichen.)

Manche Typen turnen ihre Sexualpartnerinnen auch ab, indem sie sich bei Sonnenaufgang übermütig und dreist geben, nachdem sie ihre Eroberung gemacht haben. Zu den Dingen, die schöne Frauen am meisten fürchten, gehört das Gefühl, dass der Mann, mit dem sie ins Bett gegangen sind, sie nur als Trophäe und beliebiges Sexobjekt gesehen hat. Mit einem Verhalten, das auf eine derartige Einstellung hindeutet, vermasseln Sie sich sofort die Tour – sei es, dass Sie sich brüsten, wie gut Sie im Bett waren oder wie viele Orgasmen Sie ihr verschafft haben, sei es, dass Sie sie mit anderen Frauen vergleichen. Ein cooler Märchenprinz prahlt nicht und redet auch nicht von seiner Leistung im Bett – vor allem nicht vor der Frau, die Zeugin dieser Leistung war.

Wenn Ihre Flamme den dummen Fehler macht, Sie nach Ihrer Meinung zu ihrer eigenen Leistung im Bett zu fragen, dürfen Sie sich auf keinen Fall negativ äußern – selbst wenn sie wie ein Klotz im Bett lag und Ihnen die ganze Arbeit überlassen hat. Im Fall, dass Sie die Dame wirklich nicht wiedersehen wollen, weil sie so mies war, laden Sie sie eben einfach nicht mehr zu sich ein. Aber Sie wollen doch trotzdem, dass sie mit einem guten Gefühl geht. Hey, es könnte immerhin sein, dass gerade diese Lusche Ihnen ihre brandheiße Freundin vorstellt, die eine wahre Tigerin im Bett ist! Also denken Sie sich ein Kompliment aus, egal was Sie von ihr halten. Einer meiner männlichen Freunde sagt: »Wenn mir überhaupt nichts Nettes einfallen will, sage ich einfach, wie geil es war, als sie beim Orgasmus gezittert und geschrien hat – ›wahre Leidenschaft‹ nenne ich das immer –, dann ist sie nämlich ganz erpicht drauf, wieder auf einen solchen Moment hinzuarbeiten.«

Für den Fall, dass Sie die Lady weiterhin sehen und ihr im Bett alles geben wollen, sollten Sie ihr am Morgen danach denselben Respekt und dasselbe Benehmen entgegenbringen wie in der Nacht, während Ihres Dates und bei Ihrem ersten Zusammentreffen. Wenn Sie zu den Männern gehören, die morgens die nötige Zeit für ein Frühstück haben, sollten Sie ihr auch unbedingt ein solches zaubern. Sollten Starbucks und Muffins Ihrer Vorstellung von einem netten Frühstück eher entsprechen, sagen Sie das ruhig ehrlich und laden Sie Ihre Flamme ein, Sie zu begleiten.

Ändern Sie Ihre morgendliche Routine jedoch nicht allzu sehr, um ihr zu gefallen. Ja, Sie haben jetzt Sex mit ihr gehabt, aber als selbstsicheres Alphamännchen hatten Sie damit ja auch fest gerechnet. Egal, was Ihr Herz in seiner Verliebtheit gerade für Purzelbäume schlägt, lassen Sie es sich bloß nicht anmerken. Zwar sind Sie jetzt in eine neue Phase Ihrer Beziehung getreten, aber ansonsten haben Sie sich nicht grundlegend verändert. Also behalten Sie einfach die Techniken bei, mit denen Sie ihr Herz erobert und sie ins Bett bekommen haben. Die Tatsache, dass Sie mit ihr geschlafen und ihr wilde Orgasmen bereitet haben, aber trotzdem ganz ruhig und unbeeindruckt bleiben, wird das Begehren Ihrer Traumfrau nur noch mehr anfachen. Wenn die Zeit gekommen ist, bringen Sie sie nach Hause oder zu ihrem Auto, bedanken sich für den wunderschönen Abend und die wunderschöne Nacht und geben ihr einen Kuss – und wenn

Sie die Lady weiterhin sehen wollen, versprechen Sie ihr, sie bald anzurufen.

Dieses Versprechen eines »baldigen« Anrufs ist neu im Programm. Indem sie mit Ihnen geschlafen hat und Ihnen Grund zu der Annahme gab, dass sie es wieder tun würde, hat sie gezeigt, dass sie Sie als potentiellen Partner für eine Liebesbeziehung sieht – Sex beinhaltet für eine Frau fast immer die Möglichkeit, dass etwas Festes daraus werden könnte –, aber sie hat sich auch verletzlich damit gemacht. Wenn Sie jetzt zu distanziert und schwer zu erreichen sind, wird sie zu dem Schluss kommen, dass Sie doch kein romantisches Interesse an ihr haben, und den Kontakt wahrscheinlich gleich abbrechen wollen. Ob Sie diese Frau nun als Vollzeit-Freundin wollen oder nicht – wenn Sie sie weiterhin treffen wollen, müssen Sie Ihr Interesse mit der Häufigkeit zeigen, die sie von einem potentiellen Partner erwartet.

Um ihr das Gefühl zu geben, dass Sie nicht nur auf Sex aus sind, sollten Sie auch Verabredungen planen, bei denen kein Sex auf dem Programm steht: ein gemeinsames Mittagessen, ein Treffen, bei dem Sie sich um ihr kaputtes Auto kümmern, ein Abendessen in der Nähe Ihres eigenen Arbeitsplatzes oder ihrem, wenn einer von Ihnen Überstunden machen muss, eine Shoppingtour (wenn Sie abends keine Zeit mehr haben etwas zu unternehmen) etc.

Doch auch wenn Sie sie als Sexualpartnerin behalten wollen, müssen Sie eine Reihe von eher romantischen Verabredungen treffen, bei denen Sie erwarten können, dass Sie am Schluss zusammen im Bett landen. Zu gegebener Zeit planen Sie ein romantisches Wochenende in einer kuschelig altmodischen Pension auf dem Land, im Ferienhäuschen Ihrer Eltern an der Küste oder in den Bergen (ohne Ihre Eltern, versteht sich), oder irgendwo anders, wo Sie sich ein Zimmer leisten können. Wenn Sie zuerst testen wollen, ob Sie gut genug zusammenpassen, können Sie ihr ja vorschlagen, ein ganzes Wochenende mit Ihnen im Bett zu verbringen – und gestalten Sie es richtig aufregend, mit vorbereitetem oder ins Haus geliefertem Essen, Blumen neben dem Bett, Champagner im Kühlschrank und einem brandneuen sexy Negligé in ihrer Lieblingsfarbe. Wenn Sie nach 48 Stunden Sex und intimen Gesprächen immer noch heiß aufeinander sind, brauchen Sie dieses Buch auch nicht mehr!

ANHANG

Nachwort

»In ihrer Schönheit wandelt sie
Wie wolkenlose Sternennacht;
Vermählt auf ihrem Antlitz sieh'
Des Dunkels Reiz, des Lichtes Pracht.«

LORD BYRON

»Der Mann ist der Jäger, die Frau ist das Wild.
Diese schlanken, schönen Geschöpfe,
Wir jagen sie um ihrer Schönheit willen.«

ALFRED LORD TENNYSON

Sie haben von ihr geträumt, sind ihr in Gedanken zu Füßen gelegen und haben vielleicht zu dem gedanklichen Bild onaniert, das Ihnen einfach nicht mehr aus dem Kopf gehen wollte. Aber Sie haben doch immer bezweifelt, dass Sie das Zeug dazu haben könnten, sie tatsächlich kennenzulernen, ihre Zuneigung zu gewinnen und morgens eng umschlungen mit ihr aufzuwachen. Doch nachdem Sie dieses Buch zu Ende gelesen haben, haben Sie Ihre Meinung hoffentlich geändert. Die heißesten Frauen sind nämlich überhaupt nicht unerreichbar – ganz im Gegenteil. Viele von ihnen haben sogar echte Schwierigkeiten, sich mit Männern zu verabreden, die ihnen gefallen, denn viele Ihrer Geschlechtsgenossen haben schlicht und einfach Angst, solche Frauen um ein Date zu bitten. Und wenn sie sich doch getraut haben, stehen sie sich am Ende selbst im Weg, weil sie nicht wissen, wie man mit einer heißen Frau umgehen muss. Auf jedes heiße Pin-up, das sich in einen Film- oder Rockstar verliebt beziehungsweise ihn heiratet, kommen zwei Models, die Männer mit ganz normalen Jobs heiraten, Männer, die ganz okay, aber keineswegs spektakulär aussehen und nicht den Ruf des notorischen Frauenhelden hatten. Ein Model aus meinem Bekanntenkreis, das von sämtlichen Fans für unerreichbar gehalten wurde, hat einen sehr durchschnittlich aussehenden UPS-Boten geheiratet!

Nun mag Ihr Aussehen, Ihr Gehalt oder was auch immer vielleicht durchschnittlich sein, aber wenn Sie dieses Buch gelesen und sich meine Ratschläge zu Herzen genommen haben, sind Sie im Umgang mit heißen Frauen absolut kein durchschnittlicher Mann mehr! Sie sind auf dem neuesten Stand der wissenschaftlichen Forschung und haben fundierte psychologische Ratschläge von einem Star-Pin-up zur Hand, das wirklich schon jeden Anmachspruch und jeden Verführungsversuch dieser Erde zu hören beziehungsweise zu sehen bekommen hat.

Die Techniken, die in diesem Buch beschrieben wurden, funktionieren bei jeder heißen Frau, die ich kennengelernt habe. Sie würden auch bei mir ziehen, wenn ich nicht wüsste, dass Sie die »Dr. Z-Methode« bei mir anwenden wollen – aber selbst wenn ich es wüsste, wäre ich wohl doch beeindruckt von Ihren Verführungskünsten und würde letztendlich mit Ihnen ausgehen!

Nun liegt es ganz bei Ihnen, ob Sie diese Ratschläge anwenden und Ihre Träume endlich Wirklichkeit werden lassen. Ausreden haben Sie jetzt jedenfalls keine mehr. Ich habe Ihnen klipp und klar gesagt, was Sie tun müssen, um sich Ihre brandheiße Traumfrau zu angeln, und ich habe Ihnen genau beschrieben, wie Sie es richtig machen. Probieren Sie's aus – und Sie werden sehen, ich werde Recht behalten!

Dr. Victoria Zdrok
Penthouse Pet des Jahres und *Playmate*

Die Autorin

Dr. Victoria Zdrok ist kein Dating-Coach wie jeder andere – vielmehr eine einmalige und beispiellose Kombination von Schönheit, Klugheit, Muskeln und ... noch ein bisschen mehr Schönheit obendrauf. Die einzige Frau, die es jemals geschafft hat, *Penthouse Pet* des Jahres **und** *Playmate* zu werden, hat nicht nur Jura studiert, sondern auch noch in Klinischer Psychologie promoviert. Sie beschreibt sich selbst als Bücherwurm, der nur anfing zu modeln, weil das Studium finanziert werden musste. Victoria glänzte auf beiden Gebieten, sowohl im Showbusiness als auch an der Universität, widerlegte damit das stereotype Vorurteil gegen blonde Sexbomben und wurde nicht nur zum Sexsymbol, sondern auch zur »Sexpertin«.

Victoria wurde in Kiew als Kind antikommunistischer Eltern geboren und träumte schon immer davon, eines Tages nach Amerika zu gehen. Nachdem sie, in der Hoffnung, ihren Traum einmal in die Tat umsetzen zu können, fleißig Englisch gelernt hatte, bekam sie im Alter von 16 Jahren als erster sowjetischer Teenager die Erlaubnis, als Austauschschülerin in die USA zu gehen. Ihre akademischen Erfolge erlaubten ihr, bereits mit 18 Jahren das psychologische Grundstudium abzuschließen. Als 19-Jährige wurde sie zu einem Studiengang zugelassen, den die Villanova Law School und die Drexel University anboten: eine Kombination aus Jura und einem psychologischen Graduiertenprogramm. Sie schloss das Jurastudium ab, wurde in den Anwaltsverband von New York und New Jersey aufgenommen, brachte daraufhin ihr Psychologiestudium zu Ende und promovierte 2003 in Klinischer Psychologie. In ihrem unermüdlichen Drang nach intellektuellen Herausforderungen bildete sich Victoria noch zur Sextherapeutin weiter - unter Anleitung der bekannten Sextherapeutin Dr. Sandra Leiblum an der Robert Wood Johnson Medical School.

Neben ihrer akademischen Laufbahn gelang es Dr. Victoria Zdrok auch noch eine rasante Karriere als Model hinzulegen. Nachdem ein *Playboy*-Scout sie im zweiten Jahr ihres Jurastudiums entdeckt hatte, wurde sie *Miss October 1994.* Danach posierte sie für *Penthouse,* wurde im Juni 2002 *Penthouse Pet* des Monats und 2004 *Penthouse Pet* des Jahres. Neben ihrer Arbeit als Pin-up hat Victoria sich als Model für Brautmode, Reizwäsche und Romancover hervorgetan, ist in Radio- und TV-Shows als Gast aufgetreten und wurde als Schauspielerin in Werbespots und Kinofilmen sowie als Promoterin für viele Produkte und Dienstleistungen einem breiteren Publikum bekannt.

Abgesehen von ihrer Popularität als kluges Sexsymbol hat Dr. Victoria Z sich durch ihre Zeitschriftenartikel, Fernsehauftritte und Radiointerviews einen gewissen Ruhm als Sexpertin, Dating-Coach und Beziehungsberaterin erworben. Sie schreibt eine monatliche Kolumne für *Penthouse* mit dem Titel »Fragen Sie Dr. Z« (über Liebe, Sex und Dating) und eine Kolumne für das *Penthouse Forum,* die sich mit Sexualität und dem Gesetz befasst. Außerdem schreibt sie regelmäßig Beiträge für andere Medien und ist Autorin des Buches *Wie man Frauen richtig Lust macht.* Dr. Zdrok hat ihre eigene Radioshow, »The Sex Connection«, und ist in diversen Unterhaltungsshows aufgetreten. Sie ist »Sexpertin« bei Fox News. Derzeit arbeitet sie an ihrer ersten eigenen Aufklärungsshow, und ihr größter Traum wäre es, die »Dr. Ruth des 21. Jahrhunderts« zu werden. Mehr über Dr. Z können Sie auf ihrer Seite *www.SexySexpert.com* nachlesen. Wenn Sie mehr über Dr. Z's Dating-Beratung wissen wollen, besuchen Sie ihre Webseite *www.CourtshipTraining.com.*

Endnoten

1. Greene, R.: *Die 24 Gesetze der Verführung.* München, 2004.
2. Asch, S. (1946): »Forming Impressions of Personality.« in *Journal of Abnormal and Social Psychology,* 41, S. 258–290.
3. Buss, D. M. und L. A. Dedden (1990): »Derogation of Competitors.« in *Journal of Social and Personal Relationships, 7,* S. 395–422.
4. Ford, C. S. und F. A. Beach: *Formen der Sexualität. Das Sexualverhalten bei Mensch und Tier.* Reinbek, 1971.
5. Campbell, K. (2002): »Today's Courtship: White Teeth, Root Beer and E-mail?« in *The Christian Science Monitor,* 14.02.2002.
6. Moore, C. (2002): »Increased Sex Appeal, by a Nose Pheromones Work, Study Says.« in *The Atlanta Journal,* 20.3.2002.
7. Shorey, H. H.: *Animal Communication by Pheromones.* New York, 1976.
8. Ford/Beach: *Formen der Sexualität.*
9. One2Oneliving, *www.one2onemag.com,* Vol. 02, No. 03, S. 17.
10. Buss, D. M.: *Die Evolution des Begehrens. Geheimnisse der Partnerwahl.* München, 1997.

11. Csikszentmihaly, I. S. und M. Csikszentmihalyi (Hgg.): *Die außergewöhnliche Erfahrung im Alltag.* Stuttgart, 1995.
12. Townsend, J. M. und G. D. Levy (1990): »Effects of Potential Partner's Physical Attractiveness and Socioeconomic Status on Sexuality and Partner Selection.« in *Archives of Sexual Behavior,* 19 (2), S. 149–164.
13. Hill, E. M., E. S. Nocks und L. Gardner (1987): »Physical Attractiveness: Manipulation by Physique and Status Displays.« in *Ethology and Sociobiology,* 8, S. 143–154.
14. Zajonc, R. B., S. T. Murphy und M. Ingleheart (1989): »Feeling and Facial Efference: Implication of the Vascular Theory of Emotion.« in *Psychological Review,* 96, S. 395–416.
15. Isen, A. M., K. A. Daubman und G. P. Nowicki (1987): »Positive Affect Facilitates Creative Problem Solving.« in *Journal of Personality and Social Psychology,* 52, S. 1122–1131.
16. Ellis, A. (2003): »Early Theories and Practices of Rational Emotive Behavior Theory and How They Have Been Augmented and Revised During the Last Three Decades.« in *Journal of Rational-Emotive & Cognitive Behavior Therapy,* 21, (3/4).
17. Maslow, A.: *Motivation und Persönlichkeit.* Reinbek, 1999.
18. Cloyd, J. W. (1976): »The Market-place Bar: The Interrelation between Sex, Situation and Strategies in the Pairing Ritual of Homo Ludens.« In *Urban Life,* 5, S. 293–312.

19. Botwin, M.D., D.M. Muss und T.K. Shakelford (1997): »Personality and Mate Preferences: Five Factors in Mate Selection and Marital Satisfaction.« in *Journal of Personality,* 65 (1), S. 107–136.
20. Feingold, A. (1992): »Gender Differences in Mate Selection Preferences: A Test of the Parental Investment Model.« in *Psychological Bulletin,* 112 (1), S. 125–139.
21. Hamida, B.S., S. Mineka und J.M. Bailey (1998): »Sex Differences in Perceived Controllability of Mate Value: An Evolutionary Perspective.« in *Journal of Personality and Social Psychology,* 75 (4), S. 953–966.
22. Buss: *Die Evolution des Begehrens.*
23. Botwin/Muss/Shakelford (1997): »Personality an Male Preferences: Five Factors in Male Selection and Marital Satisfaction.« in *Journal of Personality,* 65(1), S. 107–136.
24. Zajonc, R.B. (1968): »Attitudinal Effects of Mere Exposure.« in *Journal of Personality and Social Psychology* (Monographien), S. 9–27.
25. Knapp, M.L.: *Nonverbal Communication in Human Interaction.* New York, 1978.
26. Montepare, J.M. und L. Zebrowitz-McArthur (1988): »Impressions of People Created by Age-Related Qualities of Their Gaits.« in *Journal of Personality and Social Psychology,* 54, S. 547–556.
27. Geiselman, R.E., N.A. Haight und L.G. Kimata (1984): »Context Effects on the Perceived Physical Attractiveness of Faces.« in *Journal of Experimental Social Psychology,* 2, S. 409–424.
28. Wedell, D.H., A. Parducci und R.E. Geiselman (1987): »A

Formal Analysis of Ratings of Physical Attractiveness: Successive Contrast and Simultaneous Assimilation.« in *Journal of Experimental Social Psychology,* 23, S. 230–249.

29. Kleinke, C. L. (1986): »Gaze and Eye Contact: A Research Review.« in *Psychological Review,* 100, S. 78–100.
30. Strom, J. C. und R. W. Buck (1979): »Staring and Participants' Sex: Physiological and Subjective Reactions.« in *Personality and Social Psychology Bulletin,* 5, S. 114–117.
31. Ellsworth, P. C. und J. M. Carlsmith (1973): »Eye Contact and Gaze Aversion in Aggressive Encounter.« in *Journal of Personality and Social Psychology,* 33, S. 117–122.
32. Kleinke, C. L., F. B. Meeker und R. A. Staneski (1986): »Preference for Opening Lines: Comparing Ratings by Men and Women.« in *Sex Roles,* 15, S. 585–600.
33. Feingold, A. (1989): »Gender Differences in Effects of Attractiveness and Similarity on Opposite-Sex Interaction: Integration of Self-Report and Experimental Findings.« (Unveröffentlichtes Manuskript, Yale University, New Haven, CT).
34. McAllister, H. A. und N. J. Bergman (1983): »Self-Disclosure and Liking: An Integration Theory Approach.« in *Journal of Personality,* 51, S. 202–212.
35. Cloyd, I. W. (1976): »The Market-place Bar: The Interrelation between Sex, Situation and Strategies in the Pairing Ritual of Homo ludens.« in: *Urban Life,* 5, 293–312, S. 300.
36. Maslow, A. H. und N. L. Mintz (1956): »Effects of Aesthetic Surroundings.« In *Journal of Psychology,* 41, S. 247–254.

37. Dutton, D. G. und A. P. Aron (1974): »Some Evidence for Heightened Sexual Attraction und Conditions of High Anxiety.« In *Journal of Personality and Social Psychology,* 30, S. 510–517.
38. Ebd.
39. Pease, A. u. B.: *Warum Männer nicht zuhören und Frauen schlecht einparken. Ganz natürliche Erklärungen für eigentlich unerklärliche Schwächen.* Berlin, 2007.
40. Byrne, D.: *The Attraction Paradigm.* New York, 1971.
41. Schultz, W. (2000): »Multiple Reward Signals in the Brain.« in *Neuroscience,* S. 199–207.
42. Lehrner, J., C. Eckersberger, P. Walla, G. Potsch und L. Deecke (2000): »Ambient Odor of Orange in a Dental Office Reduces Anxiety and Improves Mood in Female Patients.« in *Physiological Behavior,* 71 (1–2), S. 83–86.
43. Keesling, B.: *Sexual Healing. The Complete Guide to Overcoming Sexual Problems.* 3. A. Alameda, 2006.
44. »Sex Differences in Sexual Needs and Desires.« in *Archives of Sexual Behavior,* 13 (1984)

Register